THOMAS SCHÄFER

Was unseren Kindern *wirklich* hilft

Unterstützung
bei sozialen Problemen
und Krankheiten

SCORPIO

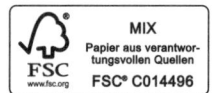

© 2015 Scorpio Verlag GmbH & Co. KG, München
Umschlaggestaltung: Sabine Fuchs, FUCHS DESIGN, Oberhaching/München
Umschlagmotiv: gettyimages, Peopleimages
Satz: BuchHaus Robert Gigler, München
Druck und Bindung: GGP Media GmbH, Pößneck
ISBN 978-3-95803-027-5

www.scorpio-verlag.de

Meinen Kindern
Lara und Lorenz

Inhalt

Dank

Meinen Dank spreche ich allen Müttern, Vätern, Kindern und Jugendlichen aus, die mit ihren sozialen Problemen und Krankheiten zu mir gekommen sind. Sie haben es mir ermöglicht, mich tiefer mit den seelischen Hintergründen der Leiden von Kindern auseinanderzusetzen. Zum Schutz all dieser Menschen wurden Namen, Orte und unwesentliche Details im Text verändert.

In der Kinder- und Jugendpsychiatrie Heidelberg weckte Professor Manfred Müller-Küppers als Erster mein Interesse für die Probleme von Kindern. Professor Helm Stierlin (Universität Heidelberg, Psychosomatik) verdanke ich die Neugier für familiensystemische Fragen. Unvergessen ist mir der tiefe Eindruck, den sowohl sein Scharfsinn als auch sein achtsamer, einfühlsamer Umgang mit Patienten auf mich als jungen Studenten ausgeübt haben. In seiner Haltung als Therapeut ist er mir bis heute Vorbild geblieben.

Anfang der Neunzigerjahre hat dann Dr. Gunthard Weber in Heidelberg für den damals nur in Insiderkreisen bekannten Bert Hellinger ein großes Seminar organisiert. Auch Helm Stierlin hat an diesem Seminar teilgenommen und damals Neugier an dieser Form der familiensystemischen Arbeit bekundet. Diese ganz neue und andere Art, auf Familiensysteme zu schauen, hat mich sogleich fasziniert und mich als Lernenden bis heute begleitet.

Bei Angelika Glöckler habe ich Mitte der Neunzigerjahre eine mehrjährige Ausbildung im Familienstellen beendet.

Dr. Peter Levine, Dr. Laurence Heller, Jeff Zeig, Dan van Kampenhout und andere haben später dann dazu beigetragen, mein eigenes Verständnis von psychotherapeutischer Arbeit zu entwickeln.

Stockach-Wahlwies, im Frühjahr 2015

Vorwort

Kindliches Leiden berührt uns tief. Wenn Kinder leiden, fragen wir unweigerlich nach dem »Warum«. Wie kann es geschehen, dass schon ein kleines Kind lebensbedrohlich erkrankt? Eine der möglichen Antworten darauf finden wir in systemischen Aufstellungen, zeigen sie doch, dass Kinder sich durch ihr Leiden der Familie in besonderer Weise zugehörig fühlen. Im Leiden der Kinder wird ihre Liebe zur Familie, manchmal sogar zu zeitlich weit zurückliegenden Familienereignissen, deutlich.

Tief in ihrer Seele fühlen sich Kinder ihren Vorfahren verbunden und leiden, wenn diese ein schweres Schicksal hatten. Mit seiner Krankheit oder seiner sogenannten »Störung« will das Kind nicht selten auf Tabuisiertes in der Familie hinweisen. Aus der innigen Liebe zu ausgeschlossenen Personen – zum Beispiel einer ersten Frau des Vaters, die im Kindbett starb, oder einem verschwiegenen Halbbruder, der ohne Unterstützung des Vaters ärmlich aufwuchs – fühlen jene Kinder mit, die aus einer späteren Ehe stammen. In diesem Fall ist es bei einer therapeutischen Arbeit für das betroffene Kind bedeutsam, den Blick auf die Ausgeklammerten zu richten und das ganze Familiensystem zu berücksichtigen. Mithilfe von Aufstellungen lässt sich die »blinde« Liebe der Kinder zuweilen in eine befreiende Liebe für alle Beteiligten wandeln.

In meiner Praxis und in meinen Gruppen arbeite ich oft mit Eltern, die sich um auffällige oder kranke Kinder sorgen und ihnen helfen wollen. Eltern haben das Recht, für ihre Kinder nach Lösungen zu suchen, solange diese noch nicht erwachsen sind.

Zuweilen arbeite ich aber auch direkt mit Kindern in meiner Praxis, und nicht selten kommen sie als junge Erwachsene mit ihren Eltern zu Aufstellungsseminaren. So können dann in der Aufstellung sowohl Eltern als auch Kinder ein heilendes Bild der Familie erleben. Von alldem berichtet dieses Buch.

Auf den folgenden Seiten finden sich jedoch nicht nur Familienaufstellungen. Auch andere kurzzeittherapeutische Ansätze kommen in meiner Arbeit zur Anwendung. Bei meinem eigenen Hintergrund als Hypnotherapeut liegt es nahe, vor allem die wichtige Arbeit Milton Ericksons miteinzubeziehen. Zum Beispiel lässt sich bei bettnässenden Kindern oft eine Geschichte oder ein Märchen erzählen, das unerwartet schnell den Prozess der Lösung in Gang bringen kann.

Schon einmal, im Jahr 2002, habe ich ein Buch über die Probleme von Kindern geschrieben.[1] Seitdem sind dreizehn Jahre vergangen. Die Art und Weise meines Arbeitens hat sich deutlich verändert, und auch inhaltlich ist viel Neues sichtbar geworden. Zwischen den Buchdeckeln dieser Darstellung finden sich Beispielgeschichten aus zwanzig Jahren therapeutischer Tätigkeit. Somit darf es nicht erstaunen, wenn der Leser sehr unterschiedliche methodische Vorgehensweisen entdeckt.

Ausführlich gehen meine Kolleginnen Barbara Innecken, Ingrid Dykstra, Sylvia Gómez-Pedra und Marianne Franke-Griksch in ihren Büchern auf die Themen »Probleme von Kindern« und »Schule und Familie« ein (im Literaturverzeichnis finden Sie Veröffentlichungen von ihnen). Marianne Franke-Griksch zeigt zudem anschaulich, wie Lehrer die ihnen anvertrauten Kinder wirksam unterstützen können, indem sie das familiäre Umfeld achtend mit einbeziehen.

Zur Wiedergabe der Familienaufstellungen in Gruppen ist noch ein methodischer Hinweis wichtig. Wenn nicht ausdrücklich anders erwähnt, ist mit Bezeichnungen wie »Schwester«, »Bruder«, »Vater«, »Conny«, »Jens« immer der betreffende Stellvertreter in der Aufstellung gemeint. Wenn ein Klient selbst an seine Stelle in der Aufstellung tritt und damit seinen eigenen Platz im Familiensystem einnimmt, wird darauf immer hingewiesen.

Da ich in Seminaren nur mit älteren Jugendlichen und jungen Erwachsenen arbeite, bevorzuge ich in meiner Praxis mit den Jüngeren eine imaginative Arbeit oder das Arbeiten mit Holzfiguren und Papierscheiben. Wie dies genau vor sich geht, wird im nächsten Kapitel dargestellt.

Über das Familienstellen

Das Familienstellen ist vermutlich über tausend Jahre alt. Der französische Philosoph Idris Lahore hat in seinen in Frankreich erschienenen Veröffentlichungen eindrucksvoll dargestellt, wie damals bei den Sufis Aufstellungen in einem religiösen Umfeld praktiziert worden sind.[2]

In Deutschland hat vor ungefähr 25 Jahren Bert Hellinger den Impuls zur Verbreitung des Familienstellens gegeben. In der Zwischenzeit haben viele Therapeuten weltweit Familienaufstellungen als Methode aufgegriffen. Sowohl Hellinger selbst als auch viele Kollegen der ersten Jahre sind jedoch methodisch nicht stehen geblieben. Seitdem haben sich unterschiedlichste Konzepte von Aufstellungen entwickelt. Mittlerweile existieren sogar Aufstellungen, die der Klient selbst »leitet« (»Aufstellungen *ohne* Therapeut«). Mit den ursprünglichen Aufstellungen hat dies nichts mehr zu tun. Was also mit dem Wort »Aufstellung« gemeint ist, hängt in der heutigen Zeit mehr denn je vom einzelnen Leiter ab, der sie anbietet. Hellinger selbst praktiziert mittlerweile das sogenannte »Geistige Familienstellen«, das jedoch zu Recht stark umstritten ist. Da ich nicht nach dieser Methode arbeite, verzichte ich hier auf ihre Darstellung.

Auch ich habe die Aufstellungsarbeit, so wie viele andere Kollegen, selbstverantwortlich in meinen therapeutischen Hintergrund integriert (Hypnotherapie nach Milton Erickson, Somatic-Experiencing-Traumatherapie nach Dr. Peter Levine, Neuro-Linguistisches Programmieren und andere). Naturgemäß stelle ich in diesem Buch die von mir angewandte Form der systemischen Aufstellungen vor, wie ich sie im Laufe der Jahre entwickelt habe. In jenen Anfangsjahren sah die Arbeit durchaus anders aus als heute. Mit jedem Aufstellungskurs lernt man als Therapeut dazu.

Weil das Familienstellen in den zurückliegenden Jahren sehr bekannt geworden ist, wird es nicht mehr notwendig sein, jeder Buchveröffentlichung zu diesem Thema eine ausführliche Einführung der Methode voranzustellen. Dennoch wäre mancher Leser, der noch nie zuvor etwas über Aufstellungen gehört hat, mit diesem Buch vielleicht überfordert. Um dem vorzubeugen, soll nun zumindest eine kurze Einführung ins Familienstellen erfolgen. Wer sich intensiver vorbereiten möchte, der sei als einführende Lektüre auf meine beiden Bücher *Wie die Seele uns durchs Leben führt* und *Was die Seele krank macht und was sie heilt* verwiesen. An dieser Stelle sollen nur die wesentlichen Dinge zur Vorgehensweise aufgezeigt werden.

Wie schon im Vorwort angedeutet, arbeite ich in meiner Praxis mithilfe von Raumankern: Papierscheiben und Holzfiguren. Selbstverständlich ist das Arbeiten mit Menschen in der Gruppe wesentlich intensiver. Kindern jedoch kann man eine Gruppe von Erwachsenen nicht zumuten. Und auch im Erstgespräch mit Eltern helfen Holzfigurenaufstellungen bestens, um sich erst einmal zu orientieren, worum es in der jeweiligen Familie geht.

Die von mir verwendeten Figuren (»Strukties«) wurden von Frau Helga Mack-Hamprecht für therapeutische Zwecke entworfen. Sie sind für die Geschlechter unterschiedlich geschnitzt (rund: weiblich, eckig: männlich) und mit Auskerbungen für die

Blickrichtung versehen. Auf dieselbe Weise arbeite ich auch mit Papierscheiben. Sowohl der Ratsuchende als auch der therapeutische Begleiter stellen sich nacheinander über jene Figuren. Auf diese Weise lässt sich körperlich wahrnehmen, wie sich das Familienmitglied auf einer tieferen psychischen Ebene fühlt. Wie gesagt, hat diese Form des Familienstellens nicht dieselbe Intensität wie die in einer Gruppe, doch auch auf solche Weise lässt sich Heilsames erfahren. Voraussetzung dafür ist jedoch, dass man sämtliche Vorannahmen aufgibt und sich innerlich sammelt. Mit innerer Aufmerksamkeit kann man dann sehr schnell eine körperliche Wahrnehmung erleben, die wichtige Hinweise für den weiteren therapeutischen Weg zu geben vermag. Glücklicherweise tun sich Kinder mit dem Einfühlen auf diesen Figuren meist nicht so schwer wie Erwachsene. Da sie noch nicht so »kopfgesteuert« sind, kann man mit ihnen oft wesentlich einfacher arbeiten.

Beim Familienstellen im Seminar schildern die ratsuchenden Eltern der Gruppe kurz ihr Anliegen. Der Seminarleiter bespricht mit den Klienten, auf welche Weise die Aufstellung durchgeführt werden kann. Nicht immer wird die ganze Familie aufgestellt. Wenn jemand beispielsweise vor der Frage steht, wie es angesichts einer lebensbedrohlichen Erkrankung eines Kindes weitergehen soll, wird aus der Gruppe möglicherweise nur jemand ausgewählt, der für die Krankheit steht, und zwei andere Teilnehmer für die Eltern.

Falls die ganze Familie aufgestellt wird, wählt der Ratsuchende sowohl für die einzelnen Familienmitglieder als auch für sich Stellvertreter aus der Gruppe aus und stellt sie nach seinem inneren Bild auf.

Anschließend setzt er sich wieder auf seinen Stuhl. Immer wieder zeigt sich daraufhin, dass völlig Fremde genau darstellen können, wie sich das jeweilige Familienmitglied in der Tiefe fühlt. Was nun häufig sichtbar wird, ist die bislang verborgene seelische Dynamik hinter einer Krankheit, einem Schulproblem oder einem psychischen Leiden.

Nachdem der Seminarleiter durch verschiedene Schritte eine Lösung gefunden hat, kann der Ratsuchende sich oft auch selbst auf die Position seines Stellvertreters begeben. Am Schluss ist es für ihn zuweilen notwendig, bestimmten Personen noch etwas Wichtiges mitzuteilen. Besonders bewegend ist es dabei, wenn junge Erwachsene zusammen mit ihren Eltern direkt im Lösungsbild stehen.

Bei vielen der zahlreichen Fallgeschichten dieses Buches findet sich am Ende ein Hinweis, wie es nach der Aufstellungsarbeit für das Kind im Leben weitergegangen ist, nicht jedoch immer. Das Feedback hat sich durch die Umstände ergeben: Häufig sehe ich Eltern oder Kinder nach einer gewissen Zeit erneut in meiner Praxis oder in einer therapeutischen Gruppe. Bei solchen Gelegenheiten erfahre ich dann oft, wie es den Kindern heute geht. Nicht selten melden sich Eltern auch nach Wochen, Monaten oder sogar Jahren per E-Mail, um mir eine kurze Rückmeldung zu geben. In einer der hier dargestellten Geschichten erhielt ich erst neun Jahre nach der Aufstellung von der Mutter einen langen Brief, in dem sie mir mitteilte, was zwischenzeitlich alles in der Familie passiert war.

Später in den Familien nachzufragen habe ich absichtlich unterlassen. Um den seelischen Prozess nicht zu unterbrechen – Aufstellungen wirken nämlich oft über Jahre hinweg –, würde ich nie aus Neugier oder »wissenschaftlichem Überprüfungsdrang« nachforschen.

Es sei hier auch noch ein Hinweis zum Umgang mit Aufstellungsbildern gegeben. Allen, die zu mir kommen, rate ich, das Aufstellungsbild in der Zeit nach dem Seminar nicht mit dem Kopf verstehen zu wollen. Es handelt sich ja ohnehin nicht um eine »Eins-zu-eins-Wirklichkeit«, sondern um ein »Bild der Seele«. Dieses Seelenbild benötigt Ruhe, damit es sich in der Stille entfalten kann. In keiner Weise stellt es eine konkrete Handlungsanweisung dar, nach der man beispielsweise etwas Konkretes tun soll, auch wenn die Aufstellung das scheinbar nahelegt. Erst wenn man nach einer längeren Zeit im Herzen eine Übereinstimmung mit dem Aufstellungsbild spürt, darf man sich in seinen Lebensentscheidungen davon leiten lassen.

Es erübrigt sich wohl der Hinweis, dass es nie gut sein kann, wider besseren Wissens, gutgläubig und ohne eigene Prüfung dem Wort oder dem Rat eines anderen zu folgen, unabhängig davon, welche Methode er auch angewandt haben mag.

Die heilsame Haltung gegenüber Kindern

Folgende Szene beobachte ich bei einer Feier zum fünfzigsten Geburtstag eines Bekannten. Das Fest findet bei bestem Wetter am frühen Abend im Garten statt. An die vierzig Menschen sitzen an Biertischgarnituren und lassen sich die Salate und Steaks schmecken. Eine Frau Anfang vierzig, Mutter von drei Kindern, füttert gerade ihren jüngsten Sohn. Sibylle, so wollen wir sie hier nennen, ist alleinerziehend und hat noch eine sechzehnjährige Tochter und den elfjährigen Marcus.

Als Sibylle beim Füttern nicht aufpasst, fällt etwas vom Salat auf den Tisch. Ihr Sohn Marcus, der ihr gegenübersitzt, lacht laut und sagt: »Meine Mama ist total dumm. Die kann gar nichts! Noch nicht mal den Kleinen füttern … Ihr brennen die Steaks in der Pfanne an, die Milch kocht über, immer bringt sie uns zu spät in die Schule … Und überhaupt: Dümmer als Mama kann man einfach nicht sein!«

Die Erwachsenen am Tisch merken auf und sind gespannt, wie Sibylle reagiert. Sie schaut etwas betreten drein und sagt dann nach einer kleinen Pause: »Ja, so ist es halt, ich bin eine Versagerin, ich bin total unfähig …« Einige der Umstehenden runzeln die Stirn. Sibylle ordnet sich tatsächlich dem Urteil ihres Sohnes unter!

Szenen wie diese kann man heutzutage vielfach beobachten.

Wie kommen sie zustande? Eindeutig ist die Frau hier in keiner Erwachsenenposition, geschweige denn in der Mutterrolle. Das Kind dagegen ist in der beherrschenden Rolle. Heute ist es fast normal, dass die Erwachsenen sich den Kindern unterordnen. Dadurch sind die Kinder gezwungen, frühzeitig »groß« zu werden. Doch sie werden dadurch arrogant und anmaßend. Sie haben keine Achtung mehr vor Erziehern und Lehrern, und nichts scheint natürlicher für sie, als Schwächere zu mobben.

Selbstverständlich machen Väter und Mütter ihren Kindern gegenüber nie alles richtig! Wie könnten sie auch? Wir sind alle nur Menschen. Doch ein solches Verhalten eines Elfjährigen ist nicht zu ignorieren. Der Junge unterwirft sich seine Mutter, er untergräbt ihre Erzieherrolle den Geschwistern gegenüber, und er stellt die Mutter öffentlich bloß.

Selbstverständlich hätte Sibylle reagieren müssen, und zwar unabhängig von allem Inhaltlichen, was der Sohn gesagt hat. Anstatt mit piepsiger Stimme zuzugeben: »Ja, so ist es halt …«, hätte sie sich erheben und ihn mit kräftiger Stimme zum Aufstehen auffordern müssen. Während der Kleine kurzzeitig von der älteren Schwester oder von einem anderen Erwachsenen versorgt worden wäre, hätte Sibylle mit ihrem Sohn in einer Gartenecke Tacheles reden können. Wie man in solchen und ähnlichen Situationen konsequent, das heißt folgerichtig, mit Kindern umgeht, ist ausführlich in den nächsten Unterkapiteln beschrieben.

Familienaufstellungen haben für Kinder umso mehr Nutzen, je deutlicher die Eltern in die richtige Haltung ihren Kindern gegenüber gehen. Geschieht dies, entsteht »gute« Erziehung fast von selbst. Die Wechselwirkung von Aufstellungen und der elterlichen Haltung zu Hause ist auf alle Fälle mitzuberücksichtigen.

Die zentrale Erkenntnis in Bezug auf Kinder und Eltern ist sehr einfach: Kinder sollen Kinder sein dürfen und Eltern Eltern. Tatsache ist jedoch, dass immer weniger Eltern in die Elternrolle gehen und immer weniger Kinder Kind sein dürfen. Kinder entwickeln sich zu verantwortungsvollen Menschen, wenn sie schon früh klare Grenzen und stabilen Halt erlebt haben. Nicht selten müssen Kinder jedoch den »Tröster« für die von der heutigen Gesellschaft überforderten Erwachsenen spielen. Sie erleben sich den Eltern gegenüber als gleichberechtigt. Kindern macht dies große Angst, denn in der Psyche sehnen sie sich danach, den Erwachsenen als stark und damit schutzgebend zu erleben. Nur so können sie nämlich im Alltag ein Sicherheitsgefühl entwickeln und psychisch reifen.

Nur wenn das Kind die Überlegenheit des Erwachsenen erfährt, fühlt es sich sicher. Doch die meisten Mütter und Väter sind nicht mehr in der Lage, ihren Kindern gegenüber in seelischer Stärke aufzutreten. Schuld daran sind unter anderem die Beschleunigung unserer Gesellschaft und ein zunehmendes Wertevakuum, in dem die Erwachsenen selbst ihren Halt verlieren.

Das unvermeidliche Resultat von alldem: Kinder testen die Grenzen immer wieder neu und auch immer intensiver, weil sie die Hoffnung nie aufgeben, doch noch eines Tages Souveränität und Stärke der Eltern zu erfahren. Das Drama der heutigen Kindheit besteht darin, dass diese Kinderhoffnung in einer immer größer werdenden Zahl von Fällen bitter enttäuscht wird.

Michael Winterhoff, ein bekannter Kinderpsychiater und Bestsellerautor, hat in den letzten 25 Jahren dramatische Verschiebungen im Eltern-Kind-Verhältnis beobachtet, die unseren Kindern schaden. Allen interessierten Eltern sei sein Buch *Warum unsere Kinder Tyrannen werden* empfohlen (siehe Literaturverzeichnis). Bestimmte Reifungs- und Entwicklungsschritte, die im späteren Alter kaum noch nachzuholen sind, werden den Kindern durch inkonsequentes Verhalten der Eltern verwehrt. Winterhoff spricht auch von einer »Machtumkehr« im Eltern-Kind-Verhältnis. In meiner eigenen praktischen Arbeit mit Kindern und Eltern kann ich das nur bestätigen.

Kinder sehnen sich nach Vorbildern und Führung, doch wir behandeln sie als »Partner«, wovon sie oft völlig überfordert sind. Mittlerweile ist dieses schädliche »Partnerschaftskonzept« in der Kindererziehung auf vielen Ebenen der Gesellschaft verankert. In manchen Gegenden ist es beispielsweise sehr schwierig, einen Kindergarten zu finden, der nicht nach dem »offenen Konzept« arbeitet und Kinder als »Partner« behandelt. Auch in den Schulen wird die Stellung der Lehrer ständig untergraben, weil die Eltern sich mit den Kindern gegen die Lehrer verbünden, anstatt gemeinsam mit den Lehrern nach Lösungen zu suchen. Doch welche Achtung sollen Kinder ihren Lehrern und später ihren Berufsausbildern entgegenbringen, wenn die Eltern sich ständig mit ihnen gegen die »Großen« solidarisieren? Dies gipfelt schön in einem Satz, den ich in Elternberatungen immer wieder höre: »Ich bin doch der Freund meines Kindes!« Ist es da verwunderlich, wenn die Kinder die Erwachsenen nicht mehr ernst nehmen?

Wegen dieser hier nur skizzierten gesellschaftlichen Entwicklung müssen wir uns auf den nächsten Seiten intensiv mit der natürlichen Haltung von Eltern gegenüber ihren Kindern beschäftigen. Und wir werden uns auch überdurchschnittlich viel Zeit dafür nehmen, das so wichtige Konsequenzprinzip in der Erziehung an Beispielen zu erörtern.

Die natürliche Haltung von Eltern zu Kindern

Manche Eltern sind verblüfft, wenn ich ihnen in der Praxis sage: »Was nützt es, wenn Sie für Ihre Tochter eine Aufstellung machen, dem Kind aber zu Hause nicht in der richtigen Haltung als Eltern begegnen?«

Jenseits familiärer Verknüpfungen, die Aufstellungen aufzeigen, ist es für die Erziehung von Kindern und Jugendlichen wichtig, einige grundlegende natürliche Bedingungen zu beachten. Kinder sind immer die Kleinen, und Eltern sind immer die Großen. Eltern »geben«, und Kinder »nehmen«. Als Erstes geben die Eltern das Leben; sie geben es, ohne dass dabei Moral im Sinne von »Gut« und »Böse« mit im Spiel ist. Elternschaft ist etwas so Großes, dass sie »jenseits von Gut und Böse« steht. Das Gefälle zwischen dem Geben der Eltern und dem Nehmen der Kinder ist in keiner Weise zu unterschätzen. Neben dem Leben geben die Eltern aber noch viel mehr: Sie geben dem Kind zum Beispiel Nahrung und Wohnung, sie widmen ihm einen großen Teil ihrer Zeit, und sie verzichten dafür auf vieles, was ihnen bislang das Leben angenehm gemacht hat. Durch ihre Fürsorge im Alltag und den eigenen Verzicht dienen die Eltern dem Leben als Ganzes.

Letztlich befolgt und erkennt ein Kind immer das als richtig an, was Vater *und* Mutter in ihrer eigenen Familie entweder gefehlt hat oder was ihnen wichtig war. Wenn sich beispielsweise die Mutter mit ihren Wertvorstellungen in der Erziehung der Kinder durchsetzt, dann folgt das Kind zwar vordergründig der Mutter, aber hintergründig ist es mit dem Vater solidarisch. Das Kind folgt auf einer Ebene dem, der sich durchsetzt, verwirklicht dann aber das Hintergründige, das nicht sein darf.

Kinder wollen es in ihrer Liebe immer *beiden* Eltern recht machen. Dies geschieht unbewusst. Man kann dies auch als ein »Sich-Verbünden« mit dem unterlegenen Elternteil betrachten. Wenn zum Beispiel ein geschiedener Vater zu seiner Tochter sagt: »Werde ja nicht wie deine Mutter! Die ist ein Schlampe und Versagerin! Die ist die Allerschlimmste!«, so solidarisiert sich das Kind mit der Mutter, denn in der Seele »ist« jedes Kind sowohl seine Mutter als auch sein Vater! Es kann gar nicht anders, als wie sie zu werden.

Wenn der Vater sagt: »Du darfst werden wie ich, und du darfst auch werden wie deine Mutter«, braucht das Kind die problematischen Seiten der Mutter nicht zu übernehmen. Das Kind nimmt von beiden Eltern, was es zum inneren Wachstum benötigt. Wenn Eltern ihre Kinder aufmerksam anschauen, können sie erkennen, wo und wie sie von ihnen geliebt werden.

Und noch etwas ist wichtig: Das, was Vater und Mutter aneinander auszusetzen haben, wird sie auch am Kind stören! Bei Erziehungsproblemen ergibt sich demnach folgende Lösung: Indem die Eltern sich achten, werden sie auch das Kind achten. Außerdem sollten sich die Eltern auf ein neues Wertesystem in der Erziehung einigen, in dem die Werte beider zum Ausdruck kommen.

Bedenkt man all diese Punkte, wird deutlich, dass Eltern von Haus aus vor ihren Kindern rangieren und ihnen damit übergeordnet sind. Zudem haben auch ältere Geschwister Vorrang vor den jüngeren, und leibliche Kinder vor Adoptivkindern. Zumindest zeigen dies Familienaufstellungen eindrücklich.

Gute Erziehung ergibt sich von selbst, wenn Eltern wirklich »groß« und Kinder wirklich »klein« sind: Eltern verhalten sich ruhig, liebevoll, souverän und in jeder Hinsicht konsequent. Des Weiteren zeigen sie durch ihr persönliches Vorbild, wohin sich das Kind entwickeln soll. Im Idealfall können sie auch Wutausbrüche der Kinder gut aushalten, denn sie haben keine Angst, deren Zuneigung zu verlieren, weil sie fest in sich selbst verankert sind.

Wer als Mutter oder Vater in sich selbst ruht, hat keine Probleme damit, sich dem Kind gegenüber folgerichtig zu verhalten. Kinder entwickeln nur dann psychische Reife, wenn man konsequent mit ihnen umgeht und ihnen verdeutlicht, dass man keine »Spielfigur« ist, auf die beliebig eingewirkt werden kann. Unsere Kinder haben einen Anspruch darauf, dass wir ihnen als eigenständige, nicht manipulierbare Erwachsene begegnen. Nur so lernen sie, später auch andere Erwachsene, Erzieher oder Lehrer in ihrem sozialen Umfeld ernst zu nehmen.

Zur Verdeutlichung sei hier ein Beispiel angeführt: Aufschlussreich in Sachen Kind-Eltern-Kräfteverhältnis ist vor allem die Beobachtung, wie Kinder ihre Eltern rufen, und wie diese darauf reagieren. Wenn das Kind durch das ganze Haus »Papa« oder »Mama« ruft, »springen« die meisten Eltern sofort herbei und fragen, was denn los sei – auch wenn sie gerade in ihrem Arbeitszimmer sitzen und mit wichtigen Dingen beschäftigt sind. Egal, ob Papa im Keller oder Mama auf dem Dachboden ist, wenn die kleine Jennifer ruft, sind sie sofort zu Diensten und erscheinen auf der Stelle … Damit ist klar, wer in der Familie der Boss ist!

Ein Gedankenspiel: Wie würde es auf Jennifer wirken, wenn Papa oder Mama nicht sofort angerannt kämen, sondern mit *normal lauter* Stimme sagen würden: »Ich verstehe dich so schlecht! Was meinst du?«? Möchte das Kind gehört werden, wäre es jetzt gezwungen, aus seinem Kinderzimmer, oder wo auch immer es gerade ist, herauszukommen und zum Erwachsenen zu gehen – nicht umgekehrt! Es ist völlig in Ordnung, wenn der Erwachsene in dieser Situation an seinem Platz bleibt und auch nach dem dritten Ruf des Kindes mit ruhiger Stimme wiederholt: »Ich kann dich so schlecht verstehen, mein Engel. Möchtest du etwas sagen?« Auf jeden Fall sollten Papa oder Mama exakt dort stehen bleiben, wo er oder sie gerade ist. Diese Sprache des Körpers ist für das Kind unmissverständlich. Durch solche elterlichen Verhaltensweisen wird ihm ganz klar vermittelt, wer hier wen braucht und wer hier »klein« und wer hier »groß« ist. Kinder müssen lernen, dass Papa und Mama zunächst einmal ihre Tätigkeit, mit der sie gerade beschäftigt sind, in Ruhe beenden, bevor sie sich ihren Sprösslingen zuwenden. Wer stets hektisch sofort sein Tun unterbricht, um dem Kind unmittelbar zu Diensten zu sein, gibt damit verhängnisvolle Botschaften.

Nach meinem Eindruck sind viele Eltern so sehr mit sich selbst beschäftigt, dass sie sich von der Kindererziehung verabschieden und nur noch mechanisch reagieren. Wie unglaublich schnell sich der Erziehungsstil in der Gesellschaft in den letzten zwanzig, dreißig Jahren verändert hat, macht eine beliebige touristische Führung in einem Museum oder einem Schloss deutlich: Heute ist es leider der Normalfall, dass sich viele Kinder ab circa drei Jahren räumlich von ihren Eltern absetzen dürfen und natürlich all das tun, was sie nicht tun sollten. Meist ist es dann der touristische Führer oder die Führerin, die die Kinder ermahnen müssen, ihre Finger bitte von Ausstellungsstücken zu lassen, nicht allein in weitere Säle vorzupreschen und so weiter. Dabei wäre all das selbstverständlich die Aufgabe der Eltern! Doch oft merkt man bis zum Schluss der Führung gar nicht, wer denn hier die Mutter oder der Vater der betreffenden Quälgeister ist, denn die Eltern haben sich von der Erziehung komplett zurückgezogen. Sie überlassen die Kontrolle über die Kinder völlig demjenigen, der sich eigentlich auf Touristisches konzentrieren sollte. Nicht selten lernt man bei solchen Führungen viel genauer bestimmte Kinder und ihr nerviges Verhalten kennen als die Themen, derentwegen man eigentlich gekommen ist. Vor noch zwanzig Jahren gab es dieses Phänomen seltener.

Ein konsequenter Umgang mit Kindern findet immer weniger statt, obwohl die Frage nach Konsequenz in jeder Hinsicht eine Schlüsselfrage ist. Aus diesem Grund möchte ich intensiv mit weiteren Beispielen auf dieses Thema eingehen.

Werner beobachtet, dass sein zehnjähriger Sohn Joel im Garten spielt. Bei sechs Grad plus hat er nur ein T-Shirt an. Er sagt ihm, er solle endlich hereinkommen und sich eine Jacke anziehen, wenn er weiter draußen spielen wolle. Doch Joel reagiert kaum. Noch nicht einmal in Werners Richtung blickt er. Er kickt gegen einen Stein und verhält sich so, als hätte der Vater gar nicht zu ihm gesprochen.

Bestenfalls wiederholt Vater Werner nach zwei Minuten den Satz noch einmal, worauf wieder nichts passiert. Anschließend ist das Thema schnell vergessen, denn Werner trat in der Situation mit kaum mehr innerer Stärke auf als eine Spielfigur ... Und Joel leidet, wenn er Pech hat, ein paar Tage später an einem Schnupfen oder einem Infekt. Was hat Joel bei dem Ganzen gelernt? Er hat gelernt, dass die Nichtbefolgung der väterlichen Aufforderung nicht die geringste erzieherische Konsequenz hat. Joel nimmt Werner als Vater gar nicht ernst. Vielmehr hat Joel erkannt, dass er den Vater steuern kann und nicht umgekehrt.

Dasselbe passiert, wenn wir ein Kind mehrmals auffordern müssen, etwas Konkretes zu tun, zum Beispiel die Jacke an die Garderobe zu hängen. Wenn ein Kind mehr als ein- bis höchstens zweimal aufgefordert werden muss, haben Eltern schon einen Teil ihrer Erziehungsautorität verloren!

Mutter und Vater haben ebenfalls verloren, wenn sie das Kind auf Knien anbetteln, indem sie aus dem Fenster in den Garten rufen: »Jetzt komm doch endlich rein, es wird alles wieder so spät ... Bitte ...« Meist ist dann nach fünf Minuten noch immer nichts passiert, und so wiederholt sich dieses entwürdigende Schauspiel: »Ach, mein Kleiner, jetzt komm doch endlich ... Ich hab dich schon vor fünf Minuten gebeten ... Deine Schwester kommt jeden Moment nach Hause und hat bestimmt Hunger ... Ich schlage vor, du kommst jetzt zum Essen rein ...«

Wer lange diskutiert, weitschweifige »Vorschläge« macht, der verliert die Achtung der Kinder und erlaubt ihnen, sich Energie bei den Eltern zu stehlen! Wer als Elternteil so bettelt, schlüpft selbst in die Rolle des Kindes und wird »klein«. Wie kann man von einem Kind erwarten, dass es ohne Zeitverzug die »Vorschläge« von Eltern ausführt, die sich so vor ihm erniedrigen?

Kann man es auch anders machen? O ja! Kehren wir noch einmal zurück zu Joel. Am nächsten Tag sieht Joels Mutter, dass ihr Sohn bei derselben Außentemperatur und Nieselregen nur mit

T-Shirt bekleidet im Garten spielt. Nachdem Joel auf ihre erste Aufforderung nicht reagiert, sagt sie mit klarer, bestimmter Stimme: »Ich zähle bis drei – wenn du dann nicht hereinkommst und dir etwas Warmes überziehst, musst du leider den restlichen Nachmittag auf deinem Zimmer verbringen. So leicht bekleidet kann man nämlich schnell krank werden.« Die Mutter zählt bis drei, und tatsächlich kommt der Junge sofort herein und zieht sich eine Jacke an. Er weiß genau, dass seine Mutter konsequent ist und ihn wirklich aufs Zimmer bringen würde. So einfach ist es! Mit Strafen hat das nichts zu tun, nur mit elterlicher Konsequenz!

Was hat Joel gelernt? Zum einen hat er eine Aufklärung darüber erhalten, welche gesundheitlichen Folgen das Spielen mit zu leichter Bekleidung im Garten haben kann. Zum anderen hat Joel seine Mutter als durchsetzungsstark erlebt. Auf die Mutter kann sich Joel verlassen. Joel kann Mama ernst nehmen, Werner als Vater jedoch leider nicht.[3]

Die Sprache zwischen Eltern und Kindern

Schauen wir etwas näher auf die Sprache zwischen Eltern und Kindern: Eltern, die den Kindern Freund und Partner sind, werden oft mit dem Vornamen angesprochen. Dabei hat der kleine Joel vielleicht viele Freunde, die Simon oder Moritz heißen, aber er hat nur einen Vater, egal, wie dieser mit Vornamen heißt. Deswegen sollten Eltern unbedingt darauf bestehen, als »Mama« oder »Papa« angesprochen zu werden und nicht mit dem Vornamen. Man kann dem Kind ruhig erklären, dass es Mama und Papa nur einmal gibt und dies etwas Besonderes ist.

Inkonsequente Eltern haben in der Regel kaum Nachdruck in der Stimme, wenn sie den Sohn oder die Tochter zu etwas auffordern. Fragt man das Kind mit leiser und schwacher Stimme, wann es denn zum Mittagessen komme, braucht man sich nicht zu wundern, wenn es gar nicht kommt! Der Ton in der Stimme hat dem Kind bereits verraten, dass ich als Elternteil innerlich aufgegeben habe und schon gar nicht mehr darauf hoffe, dass es macht, was ich ihm sage. Kinder brauchen außerdem eine direkte sprachliche Aufforderung. Es heißt nicht in Frageform: »Kommst du zum Mittagessen?«, sondern es heißt in Aussageform: »Du kommst *sofort* zum Essen!« Kinder brauchen *klare und eindeutige* Ansagen.

Vater oder Mutter können dem Kind zum Beispiel liebevoll und in ruhigen Worten erklären, dass nach drei Minuten des Nichterscheinens das Essen vom Tisch abgeräumt wird. Hat das Kind erst einmal einen Nachmittag ohne Mittagessen verbracht, wird es künftig mit Sicherheit immer pünktlich zum Mittagessen kommen! Dass es zwischendurch an diesem Tag keine Süßigkeiten gibt, sollte sich von selbst verstehen. Und natürlich handelt es sich hier keineswegs um eine Strafe, sondern lediglich um eine sich logisch ergebende Konsequenz!

Man kann sich ausmalen, dass Joel aus unserem Beispiel natürlich stets aufs Neue versuchen wird, den unterschiedlichen Handlungsansatz seiner Eltern auszunutzen. Kinder wissen immer, wie sie ihre Eltern gegeneinander ausspielen können. Dieses »Ausspielen« ist dabei ein ganz natürliches Verhalten der Kinder. Die Ursache dafür liegt selbstverständlich nicht beim Kind, sondern bei den Erwachsenen, die keine Grenzen abgesteckt haben. Mit dem »Ausspielen« wollen die Kinder die Eltern »zwingen«, sich doch noch abzusprechen und klare Grenzen aufzuzeigen.

Noch schwieriger wird das Ganze in einer Patchworkfamilie. Wenn Joels Mutter nun in Wirklichkeit die Stiefmutter ist, hat sie kaum eine Chance, für Joel etwas Gutes zu bewirken. Mit Recht wird der Stiefsohn immer wieder behaupten: »Mein Vater sieht das aber anders! Der sieht das nicht so eng wie du …« Auf Dauer wird die Stiefmutter aufgeben, und im Alltag setzt sich der partnerschaftliche Umgangsstil mit Joel durch, auch wenn es ihm schadet. Schon in einer »normalen« Familie können die unterschiedlichen Haltungen gegenüber Kindern zu schweren Ehekrisen und sogar Trennungen führen. Noch viel schneller passiert dies in Patchworkfamilien, in denen zusätzlich auch die getrennt lebenden Elternteile, zu denen die Kinder eventuell am Wochenende Kontakt haben, ihre Erziehungsauffassungen einbringen. Hier einen »roten Faden« im Umgang mit Kindern zu entwickeln ist eine große Herausforderung.

Väter und Mütter, die sich bewusst oder unbewusst dem partnerschaftlichen Erziehungskonzept verschrieben haben, erkennt man schnell an ihrer Ausdrucksweise. Zum Beispiel sagen sie dem Kind nicht, dass es sich spätestens zu einer bestimmten Uhrzeit an die schulischen Hausaufgaben setzen muss, sondern sie fragen: »*Wann* machst du denn heute endlich deine Aufgaben?« Diese Art der Formulierung vermittelt dem Kind, es könne mitentscheiden, ob die Hausaufgaben gemacht werden oder nicht. Das soll nicht heißen, dass Kinder in den sie betreffenden wichtigen Fragen keine Mitsprache haben sollen, doch viele Eltern drücken sich einfach davor, die Verantwortung für ihre Kinder zu übernehmen, weil sie sich selbst noch als Kind fühlen: Sie haben Angst, die Zuneigung ihrer Kinder zu verlieren, die ihnen unbewusst nicht selten die eigene Mutter oder den eigenen Vater ersetzen müssen. Dies zumindest hat sich in vielen Familienaufstellungen gezeigt.

Wenn man panische Angst davor hat, es sich mit den Kindern zu »verscherzen«, verliert man jedoch ihre Achtung! Sich den Kindern unterzuordnen und ihnen jeden Wunsch zu erfüllen, ist das Ende eines vernünftigen Familienklimas. Dieser für die Kinder schlimme Prozess vollzieht sich in der Regel für alle Beteiligten unbewusst. Die Eltern schwören Stein und Bein, dass sie ja nur das »Beste« für ihre Kleinen wollen, ohne dabei wahrzunehmen, welch schlimme Folgen ihre Art des Umgangs mit den Kindern hat.

Von großer Wichtigkeit ist, dass man dem Kind gegenüber ruhig und selbstsicher auftritt. Brüllen vermittelt ihm nichts Gutes, sondern nur eine Schwäche des Elternteils! Aus vielen Gesprächen mit Eltern weiß ich, dass nicht wenige Väter und Mütter Konsequenz mit Lautstärke verwechseln. Mit zunehmender Lautstärke des Erwachsenen sinkt jedoch die Achtung des Kindes vor ihm. Wer mit innerer Autorität spricht, muss keineswegs schreien! Kinder achten ihre Eltern, wenn sie sich auf ruhige und bestimmte Weise folgerichtig verhalten. Das Gebrüll der Eltern macht Kindern oft nicht nur Angst, sondern sie erleben das »Außer-sich-Sein« der Eltern mit Recht als deren Kapitulation.

Jans und Marvins ausdauerndes »Training« für Mama

Weder die elterliche Liebe allein hilft dem Kind noch das Einhalten von Regeln; erst beides gemeinsam gibt ihm Sicherheit! Eltern, die keine Grenzen setzen, werden von den Kindern als schwach erlebt. Oberflächlich betrachtet, freut sich das Kind über seine große Macht, doch innerlich leidet es. Umgekehrt ist es bei Kindern, denen man ihre große Macht wieder wegnimmt: Zunächst reagieren sie unzufrieden, doch in ihrem Inneren atmet alles auf, und oft zeigen sie dies sogar körpersprachlich. Ein Beispiel aus dem ganz gewöhnlichen Alltag einer von mir beobachteten Mutter macht dies deutlich.

Wer kennt sie nicht, jene Szenen, in denen Kinder ihre Eltern bis zur Weißglut reizen? Ein kleiner Junge, vier Jahre alt, verspritzt mit dem Löffel den Tee im Wohnzimmer und zieht seine Mutter immer wieder kräftig an ihren langen Haaren.

»Wenn du jetzt nicht aufhörst, Jan, dann geschieht was!«, schreit die Mutter.

Das Kind ist für eine halbe Minute still und brav, dann lächelt es und beginnt das Spielchen von vorn.

»Jan! Bitte! Ich sag's dir!«

Wieder ist das Kind eine halbe Minute ruhig, dann ärgert es die Mutter erneut.

»Wie oft soll ich dir noch sagen, dass du mich nervst?«

Die Stimme der Mutter überschlägt sich, wird kindlich, sie ist den Tränen nahe.

»Du bringst mich um! Wenn du jetzt nicht aufhörst, passiert was!« Nach einem Seufzer sagt Mama: »Ich flehe dich an!«

Das herzerbarmende Flehen der Mutter scheint das Kind nicht zu rühren – im Gegenteil! Es wird noch böser und ist zu Steigerungen seiner Neckereien fähig. Warum sind Kinder so »grausam«? Ganz einfach: Sie lieben uns Eltern so sehr, dass sie uns das bestmögliche Training geben!

Als Beobachter der hier geschilderten Szene verkrampft sich alles in mir. Es schmerzt mich körperlich, das mit ansehen zu müssen. Endlich, nach einer Viertelstunde, kommt eine Erleuchtung über die Mutter: »Das ist die letzte Warnung! Noch ein einziges Mal, dann musst du allein in dein Zimmer gehen!«

Wie nicht anders zu erwarten, spielt Jan seine »Psychospielchen« weiter, denn schließlich muss er wissen, ob Mutter es ernst meint! Ohne weitere Erklärung schnappt sich die Mutter energisch ihren wild protestierenden Sprössling und bringt ihn ins Kinderzimmer. Das Gespräch zwischen den Erwachsenen kann nun endlich ungestört fortgesetzt werden.

Nach einer halben Stunde schaut die Mutter dann wieder ins Kinderzimmer. Jan strahlt über das ganze Gesicht und umarmt heftig und innig seine Mama. Anschließend ist er das liebste Kind, das man sich vorstellen kann!

Alles, wonach seine Seele wirklich schrie, war das Bedürfnis, eine starke Mutter zu erleben, eine Mutter, die fähig ist, klare

Grenzen zu setzen. Erst wenn das Kind »große«, starke Eltern erlebt, fühlt es sich geborgen und sicher. Um dieses Ziel zu erreichen, lohnt sich aus dem Blickwinkel des Kindes auch ein »größerer Aufwand«, bis Mama das »Konsequenztraining« bestanden hat!

Wer denkt, all das funktioniere nur bei Vierjährigen wie im obigen Beispiel, der täuscht sich. Auch der sechzehnjährige Marvin lässt sich von einer »größer« werdenden Mama beeindrucken, obwohl er sie so noch kaum kennt: Die alleinerziehende Mutter hatte Marvin in die Rolle des Ersatzpartners schlüpfen lassen. Dies wurde schon bei einem Telefonanruf in der Praxis deutlich. Sie sagte ihrem Sohn: »Liebling, machst du bitte das Radio etwas leiser, ich telefoniere gerade.« Das »Liebling« war voller »Schmelz« und in die Länge gezogen, so wie man es aus schnulzigen Liebesfilmen kennt.

Marvin, der Junge in unserem Beispiel, hatte extrem viel Macht. Anette, die Mutter, fürchtete sich zuweilen sogar vor ihm! Alle wichtigen Entscheidungen traf er. Deutlich wurde das beispielsweise bei einem Autokauf: Obwohl die finanzielle Situation der kleinen Familie keineswegs rosig war, bestimmte Marvin, welches Auto zu kaufen war. Es war ein recht teures Auto – und die Mutter gehorchte …

Doch finanzielle Nöte ließen Anette bereuen, dass sie ihren Sohn die Entscheidung hatte treffen lassen. Sie schmiedete den Plan, seinen Urlaub mit einer Jugendgruppe zu »nutzen«, um das Auto heimlich wieder zu verkaufen und ein preiswerteres zu beschaffen. Doch sie hatte fürchterliche Angst: »Was wird mein Sohn mit mir anstellen? Er wird nur toben und schreien, und dann wird alles nur noch schlimmer. Wie soll ich ihm das nur erklären?«

»Gar nicht!«, gab ich ihr zur Antwort. »Sie machen, was Sie für richtig halten, und stellen ihn vor vollendete Tatsachen.

Wenn er Erklärungen von Ihnen will, erwidern Sie mit ruhiger, freundlicher Stimme: ›Ich tue, was ich für richtig halte.‹ Danach können Sie sogleich das Thema wechseln.« Es ist gut für Anette, die Angelegenheit wie eine Nebensache zu behandeln.

»Aber das ist ja Revolution! Wie soll er das verstehen, wenn ich plötzlich die Zügel in die Hand nehme? Die ganzen Jahre war doch er der Boss und nicht ich. Ich kann mir nicht vorstellen, dass das funktioniert!«, rief sie aus.

»Einfach machen!«, riet ich ihr. »Wir werden dann darüber reden, wie es war.«

Sie machte es tatsächlich und war ziemlich erstaunt, was geschah: Der Sohn protestierte zwar ein wenig, doch er lachte und bestand nicht mehr auf das teure Auto. Von Wut konnte gar keine Rede sein! Anette wollte in seiner Mimik sogar deutlich erkannt haben, dass er über ihre plötzliche Stärke erleichtert war! Diese Erfahrung wird ihr helfen, ihrem Sohn gegenüber in Zukunft zwar liebevoll, aber doch als Elternteil und nicht in der Rolle des Kindes aufzutreten. Die Psyche des Jungen kommt dadurch jedenfalls etwas zur Ruhe. Ähnlich wie der vierjährige Jan im obigen Beispiel zeigte auch Marvin deutlich, wie sehr er sich innerlich freut, dass »Mama« nun endlich »groß« ist!

Wie verhält man sich nun konsequent, wenn die alltäglichen Herausforderungen etwas komplizierter sind? Wie verbindet man Liebe mit Konsequenz, ohne sich auf Machtspielchen einzulassen und »auszurasten«? Dazu ein weiteres Beispiel, in dem inhaltlich deutlich wird, dass Konsequenz mit folgerichtigem Denken zu tun hat. Die Folgen kindlichen Fehlverhaltens sollen dabei nicht die Eltern tragen, sondern stets die Kinder; ansonsten verdient all das den Namen »konsequente Erziehung« nicht.

Kai bummelt morgens vor Schulbeginn

In autoritären Erziehungsmodellen wird oft die Strafe in den Mittelpunkt gestellt. Sicherlich haben Strafen zuweilen ihre Berechtigung, aber viel wichtiger ist das konsequente Verhalten der Eltern. Am Beispiel »morgendliches Bummeln« soll gezeigt werden, wie man durch logisches Nachdenken die richtige Strategie im Umgang mit Kindern entwickelt.

Wenn der elfjährige Kai morgens nicht aus dem Bett kommt, kann man ihm sagen: »Falls du auch weiterhin zu spät zum Frühstück kommst, wecke ich dich ab sofort eine Viertelstunde früher, damit du mehr Zeit hast, dich auf den Tag vorzubereiten.« In vielen Fällen wird diese Ankündigung oder das tatsächlich erlebte frühere Wecken das Problem schnell beseitigen.

Falls nicht, kann man zum Beispiel sagen: »Ab sofort werde ich dich jetzt nicht mehr drängen, mit allem rechtzeitig fertig zu werden … Auf dem Esstisch und auch in deinem Zimmer steht eine Uhr, sodass du immer im Blick hast, wie spät es ist. Nur du allein trägst die Verantwortung, pünktlich zur Schule zu kommen. Auch die Folgen trägst du, nicht ich!«

Auf gar keinen Fall dürfen Mama oder Papa den Sohn mit dem Auto doch noch schnell zur Schule fahren, wenn er den Bus oder den Zug ständig verpasst. Die Kinder sollen die Folgen des Verschlafens und Bummelns tragen, nicht die Eltern, denn sonst kann das Kind keine Lernfortschritte machen!

Auch wenn es Ihnen als Vater oder Mutter nicht leichtfällt: Kümmern Sie sich überhaupt nicht mehr um das Kind! Gehen Sie einfach völlig normal Ihren gewohnten Tagesaktivitäten nach. Falls es absehbar ist, dass das Kind zu spät in die Schule kommt, rufen Sie (selbstverständlich ohne dass das Kind es mitbekommt!) in der Schule an und informieren Sie den Lehrer beziehungsweise die Lehrerin, dass Ihr Kind später kommen wird, weil es bummelt.

Besprechen Sie mit dem Lehrer, was es nun zu erwarten hat. Verbünden Sie sich mit der Lehrkraft – nicht mit dem Kind, wie dies leider heute fast immer häufiger die Regel ist. Am besten wäre, der Lehrer oder die Lehrerin würde das Kind ruhig und gelassen beim verspäteten Betreten des Klassenzimmers fragen, warum es denn so spät komme. Bei vielen Kindern reicht ein einziges Erlebnis dieser Art, um zukünftig pünktlich in der Schule zu sein! Denn es macht wenig Freude, vor allen Mitschülern über sein morgendliches Bummeln Auskunft zu geben. Falls Kai den Lehrer anlügen und irgendwelche plausiblen Ausreden erfinden sollte, kann dieser ganz gelassen antworten: »Komisch, deine Mutter hat mir am Telefon eben ganz andere Dinge erzählt …« Die Lehrkraft wird die Lacher auf ihrer Seite haben, und das Kind wird sich bestimmt in Zukunft nicht mehr so bloßstellen wollen.

Erfahrungsgemäß reichen die hier skizzierten Vorschläge völlig aus, um das Problem dauerhaft zu lösen. In einer Vielzahl von Fällen hat dieses »Rezept« vorzüglich funktioniert.

Je intensiver die Eltern sich mit der Schule verbünden, desto schneller wird sich der Erfolg einstellen. Wichtig ist, dass zwischen Lehrer und Eltern kein Blatt passen darf. In dem Moment, in dem sich Schüler und Eltern gegen die Lehrer verbünden, wird es immer negative Folgen haben! Wie sollen Lehrer unsere Kinder pädagogisch unterstützen, wenn wir sie als unfähig hinstellen, schlecht über sie reden und sie gemeinsam mit den Kindern auslachen? Wie sollen Kinder ihre Lehrer noch achten, wenn die Eltern diese offen vor den Kindesohren abgewertet haben? Meiner Beobachtung nach kommt genau das jedoch leider sehr häufig vor.

Kinder, die selbst erfahren haben, dass sie Lehrer nicht gegen die konsequenten Eltern und Eltern nicht gegen die Lehrer ausspielen können, werden in der Regel ein wunderbares Sicherheitsgefühl im Alltag und in der Schule entwickeln. Und selbstverständlich (!) werden sie auch deshalb in der Berufsausbildung keine Probleme mit ihren Vorgesetzten haben.

Falls der sehr unwahrscheinliche Fall eintreten sollte, dass auch die oben geschilderte Konsequenz unserem Kai nicht helfen sollte, pünktlich zu sein – was dann? Vater und Mutter können Kai ernst und sachlich (!) fragen, warum er es denn immer noch nicht schaffe, pünktlich im Klassenzimmer zu erscheinen. Wenn er zur Antwort gibt, dass die Schule so »anstrengend« sei und er öfter »Auszeiten« brauche, können die Eltern ihm antworten: »Da es dich solche Anstrengung kostet, morgens pünktlich in der Schule zu sein, und da du dich mit allem völlig überfordert fühlst, musst du jetzt deine Kräfte stark schonen! Wir verstehen sehr gut, dass du Rücksicht auf dich nehmen möchtest! Da die Schule (selbstverständlich!) Vorrang vor dem Spielen hat, haben Mama und Papa eine Entscheidung für dich getroffen: Vorläufig kannst du nicht mehr mit anderen Kindern nachmittags spielen (oder die Spielekonsole bedienen, Computerspiele spielen oder eine andere Lieblingsbeschäftigung ausüben). Denn deine ganze Energie muss zunächst einmal der Schule zugutekommen. Erst wenn es in der Schule wieder normal läuft, können wir dir zumuten, wieder PC-Spiele zu machen, dich mit Freunden zu treffen ...«

Um pädagogisch wirken zu können, muss man in der Tat ran an die »heiligen Kühe« der Kinder (Lieblingsbeschäftigungen beschneiden)! Wie sollen sie uns denn sonst als Eltern ernst nehmen? Dazu gehört auch, dass die Spielekonsole oder andere technische Lieblingsgeräte für eine gewisse Zeit eingezogen werden!

Man könnte der Ansicht sein, ich schreibe hier über Selbstverständliches. Das ist keineswegs so! Leider haben nämlich auch Menschen, die beruflich mit den Problemen unserer Kinder beschäftigt sind, nicht selten bedenkliche Vorstellungen davon, was eine »gute« Eltern-Kind-Haltung ausmacht. Ein erschütterndes Beispiel aus meiner Praxis: Eine Mutter hatte einen zwölfjährigen Sohn, der vor allem in der Schule immer wieder die Grenzen verletzte und sehr aggressiv und aufsässig war. Er war deswegen bei einem Kinderpsychotherapeuten in Behandlung. Die Mutter erzählte, dass der Therapeut sie immer wieder ermahnte, ja nicht zu »streng« mit dem Sohn zu sein, um ihn nicht zu überfordern: »Lassen Sie ihm bitte ab sofort Dinge durchgehen, die Sie ihm früher nicht gestattet hätten. Die Situation verschlimmert sich nur, wenn Sie zu konsequent in der Erziehung sind ... Er braucht Schonung ...« Man kann sich ausmalen, welch schlimme Folgen dieser therapeutische Rat hatte.

Anstatt besser, wie vom Kindertherapeuten erhofft, wurde die Situation selbstverständlich immer schlimmer: Der Sohn schwänzte häufig die Schule, machte seine Hausaufgaben gar nicht mehr, erledigte seine häuslichen Pflichten nicht und so weiter. Gerne wollten ihn die Eltern mit schmerzhaften Konsequenzen konfrontieren: Der Vater schlug zum Beispiel vor, der Sohn dürfe sich erst dann mit seinen Freunden treffen, wenn er die Hausaufgaben gemacht habe, und auch die Smartphone-Nutzung müsse zeitlich begrenzt werden. Der Kindertherapeut redete den Eltern ihr Vorhaben jedoch aus, weil er befürchtete, dass die Situation nur noch schlimmer werde, wenn man den Sohn zu sehr »reize«. Offensichtlich war dieser Kinder- und Jugendlichentherapeut tief der »partnerschaftlichen Pädagogik« verschrieben. Ach, hätte der Vater doch seinem Bauchgefühl getraut ...

Mit dem »Gereiztwerden« war es nämlich genau umgekehrt: »Gereizt« wurde das Kind gerade dadurch, dass es *keine* Konsequenzen seiner Eltern mehr spüren durfte. Statt Vater und Mutter zu stärken, schwächte der Therapeut die Erziehenden. Die Folge war, dass der Sohn mit der Zeit völlig die Achtung vor den

Erwachsenen verlor, seine Lehrerin anspuckte und schließlich die Situation so eskalierte, dass ein Schulwechsel notwendig wurde. Dem Sohn wurde nicht die geringste Chance gegeben, Verhaltensalternativen zu entwickeln. In seiner Hilflosigkeit war er gezwungen, immer schlimmer zu reagieren, weil Kinder nie die Hoffnung aufgeben, irgendwann doch noch auf starke Erwachsene zu treffen, die ihnen Liebe, Halt, Sicherheit, Verständnis und Konsequenz entgegenbringen.

Gerade die sogenannten »schwierigen« Kinder sollten genauso wie alle anderen das erhalten, wonach sie sich wirklich sehnen: konsequentes Verhalten der Erwachsenen, gepaart mit Liebe und Geduld. Wenn natürlich selbst Pädagogik- und Psychotherapieprofis das Gegenteil davon verkünden, kann dies bei Eltern nur Verunsicherung auslösen! Die Rechnung dafür zahlen leider unsere Kinder, die durch die Inkonsequenz der Eltern »gezwungen« werden, aggressiver zu reagieren.[4]

Die alltägliche Inkonsequenz von Mama und Papa

Wenn Väter und Mütter sich für eine konsequente Erziehung entschieden haben, ist es aber auch wichtig, der eingeschlagenen Richtung treu zu bleiben. Nach Lust und Laune jeden Tag anders zu verfahren würde die Kinder verwirren. Beispielsweise ist es konsequent, wenn Mama den grellroten Cityroller von Tochter Nina für drei Tage in den Holzschuppen schließt, weil diese ihn an der Straße oder vor dem Hauseingang hat liegen lassen. Die Tochter wusste durch die Vorankündigung der Eltern, dass sie ihren Cityroller immer in die Garage stellen soll. Wenn sie dies nicht mache, würde er für drei Tage »verschwinden«. Soweit die Theorie ...

Was jedoch passiert, wenn Mama beim nächsten Mal einfach stillschweigend den liegen gelassenen Cityroller selbst zur Garage bringt? Vielleicht ist sie müde, oder es ist ihr heute zu dumm, den Roller in den Holzschuppen zu schleppen und dann anschließend auch noch Nina mit ihrem Versäumnis zu konfrontieren. Was lernt Nina durch das Verhalten ihrer Mutter? Sie lernt: »Eigentlich kann ich meinen Cityroller doch überall liegen lassen, denn Mama bringt ihn ja schlussendlich selbst an den vorgesehenen Platz. Außerdem kann ich ihn gleich morgen direkt wieder benutzen, wenn Mama vergisst, ihn wegzuschließen ...«

Nina wird den Cityroller so lange immer wieder liegen lassen, bis sie hundertprozentig herausgefunden hat, wie denn nun ihre Eltern letztlich verfahren. Sind sie konsequent oder inkonsequent? Wenn wir uns als Eltern den Luxus leisten, uns aus irgendwelchen Gründen an unterschiedlichen Tagen unterschiedlich konsequent zu verhalten, verunsichern wir unsere Kinder sehr. Sie wissen dann überhaupt nicht, woran sie mit uns sind. Unsere Kinder sollten es uns aber wert sein, dass wir ihnen einen stabilen Rahmen vermitteln. Ein solcher Rahmen ist durch ein berechenbares Verhalten der Eltern geprägt. Kinder haben das Recht, zu wissen, woran sie bei Vater und Mutter sind!

Leons Wäscheproblem ist ein weiteres Beispiel: Seine Mutter Rita kam mit einem psychosomatischen Problem in meine Praxis. Eines Tages sucht Rita Rat in einer Erziehungsfrage: »Immer bin ich es als Mutter, die die übers Zimmer verstreuten, stinkenden Klamotten meines zwölfjährigen Sohns Leon innerlich nicht mehr aushalten kann. Außerdem will ich eine Maschine Wäsche waschen. Also gehe ich in sein Zimmer, sammle alles ein und wasche Wäsche. Denn obwohl ich ihm hundertmal am Tag sage, er soll die Wäsche ins Bad tragen, macht er es nicht! So geht das seit Jahren. Ständig bitte ich ihn auf Knien, endlich Ordnung zu halten und seine alten Kleider selbst in den Bastkorb im Bad zu werfen, der für die Wäsche vorgesehen ist ...«

»Und dabei verlieren Sie ständig Energie …«, unterbreche ich Sie.

»Genau!«, bestätigt Rita.

Ich schlage ihr die Anwendung des Konsequenzprinzips vor. Nicht sie als Mutter soll die logischen Folgen des kindlichen Verhaltens tragen, sondern das Kind. Ich sage ihr: »Sie sind jetzt tapfer und halten den Gestank in seinem Zimmer aus! Außerdem halten Ihre Augen auch das Chaos in seinem Zimmer aus – und zwar dauerhaft. Es wird nur noch die Wäsche gewaschen, die im Korb liegt. Das müssen Sie ihm natürlich ankündigen. Da es noch einen Ehemann gibt und noch zwei Schwestern, müsste eigentlich genug Wäsche auch ohne Leon zusammenkommen …«

Rita ist entsetzt: »Ja, aber dann hat er schließlich am Tag X keine Wäsche mehr!«

»Genau!«, bestätige ich. »Das ist sogar meine Hoffnung! Das ist die logische Konsequenz! Und dann warten Sie einfach mal ab …«

Es passierte, was passieren musste. Eines Tages rief Leon seine Mutter und klagte, dass er keine saubere Jeans und keinen Pulli zum Anziehen habe. Wieso hat Mama vergessen, Wäsche zu waschen? So eine Schlampe! Soll er jetzt mit schmutzigen Sachen in die Schule gehen, oder was?

Rita reagierte, wie ich es mit ihr vorher besprochen hatte. Sie konfrontierte ihn in völlig sachlicher Sprache mit dem Konsequenzprinzip: »Ich hatte klar angekündigt, unter welchen Bedingungen ich Wäsche wasche. Du wusstest es!« Leon war außer sich und wurde wütend. Doch Rita reagierte ungerührt: »Da kannst du jetzt nur auf dich selbst wütend sein. Ich habe mit deinem Problem nichts zu tun. Deine Schwestern sind ja auch fähig, ihre schmutzigen Klamotten in den Korb zu werfen.« Leon fragte seine Mutter noch einmal wütend, was er denn jetzt anziehen solle, und Rita antwortete in demonstrativer Gelassenheit: »Keine Ahnung … Vielleicht leihen dir deine Schwestern ja was …« Natürlich wusste sie, dass er niemals »Mädchenklamotten« anziehen würde. Stillschweigend zog er schließlich seine schmutzigen Kleider für die Schule nochmals an.

So funktioniert Lernen mit der logischen Konsequenz! Eltern übertragen Kindern altersgerecht die Verantwortung für das, was sie selbst erledigen können. Wenn sie es nicht tun, müssen sie sich schmerzhaft mit den Folgen im Alltag auseinandersetzen. Diese Methode hat einen großen Vorteil für Sie: Sie sparen unendlich viel Energie. In Bezug auf die Wäsche braucht Mama nur noch die Kraft, um die Wäsche vom Korb in die Maschine zu stopfen und sie zu starten. Seit dieser Lektion musste Rita ihrem Sohn nie mehr hinterherlaufen und Kleider aufräumen. Dass sie sich nicht mehr ärgern muss, ist bei alldem der größte (energetische) Gewinn. Leon jedenfalls hat seine Wäsche in der Folge *vorbildlich* und »zeitnah« ins Badezimmer gebracht. Er hatte keine Lust, noch einmal mit »müffelnden Klamotten« in die Schule zu gehen!

Die alltägliche Inkonsequenz vieler Eltern schadet unseren Kindern in vielerlei Hinsicht. Auf das oft zitierte Smartphone-, Computer- und TV-Problem will ich hier gar nicht eingehen, weil dies andere vor mir schon zur Genüge getan haben. Da es mir persönlich ein Anliegen ist, möchte ich aber einen kleinen Exkurs zum Thema »Ernährung« einfügen, weil gerade hier unsere Kinder einiges durch die Inkonsequenz der Erwachsenen »auszulöffeln« haben.

Die »Beschleunigung« unserer Gesellschaft zeigt sich zweifellos auch im Verfall der Ess- und Tischkultur. Ein gemeinsames Essen am Tisch, bei dem jeder bis zum Schluss sitzen bleibt, ist in vielen Familien nicht mehr die Regel. Dabei könnte und sollte ein gemeinsames Essen, bei dem man sich miteinander austauscht, ein sozialer Haltepunkt für alle sein.

Stattdessen kommt und geht in vielen Familien jeder, wann er will, bedient sich am Kühlschrank nach Lust und Laune und hat kaum einen Blick für die anderen Familienmitglieder übrig. Wenn sich Erwachsene so verhalten, muss man sich nicht wundern, wenn auch die (schon etwas größeren) Kinder kommen und gehen, wann sie wollen.

Eine Gesellschaft im Geschwindigkeitsrausch scheint auch kaum noch etwas anderes als Mikrowellenessen und Fastfood – bei völligem Verzicht auf frisch gekochtes Gemüse –, zu ermöglichen. Wie ich aus eigener Erfahrung als Familienvater weiß, ist in der vierten Grundschulklasse die Bedeutung des Wortes »Mangold« den meisten Schülern völlig unbekannt! Die Kinder denken, es wäre ein Ritter aus dem Mittelalter oder eine Comicfigur … Außer Erbsen, Karotten und Paprika kennen viele Kinder nur erschreckend wenige Gemüsesorten. Viele wachsen sogar mehr oder minder »gemüsefrei« auf. Da nicht wenige Eltern die Verantwortung für die Abfassung des Speiseplans völlig an die Kinder übergeben haben – man dürfe den Kindern ja nichts »aufzwingen« –, wird die nächste Generation bestimmte Gemüsesorten möglicherweise nur noch aus historischen Romanen kennen …

Überhaupt nicht bedacht wird jedoch, welche Folgen die Dominanz der Kinder über die tägliche Essensauswahl, nämlich viel Fettes und Süßes, für sie und ihre Zukunft hat: Der ganze Organismus übersäuert immer mehr, was langfristig zu erheblichen gesundheitlichen Beeinträchtigungen führen kann.

Selbstverständlich greift es zu kurz, wenn man behauptet: »Der Mensch ist, was er isst.« Trotzdem darf man fragen, ob in einem krankheitsanfälligen, chronisch übersäuerten Körper ein entspanntes, soziales Denken entstehen kann.

Egal, ob es um Schulaufgaben, Computerspiele oder die Ernährung geht, oft wird der Umgang mit den Kindern auch noch dadurch erschwert, dass Väter und Mütter unterschiedliche pädagogische Vorstellungen haben. Bekanntermaßen scheitern nicht wenige Ehen an den unterschiedlichen Erziehungsvorstellungen der Eltern.

Auch das Beispiel von Stella und Ralph zeigt, wie mühsam der Alltag mit Kindern sein kann, wenn die Erziehenden an entgegengesetzten Enden des Seils zerren. Insbesondere dann, wenn der eine den Kindern gegenüber konsequent und der andere inkonsequent auftritt, führt dies zu großer Verwirrung bei allen Beteiligten.

Stella und Ralph: »Wir müssen für unseren Sohn aufstellen«

Ralph und Stella kommen in meine Praxis, weil es Probleme mit dem vierzehnjährigen Sohn Marco gibt. Stella berichtet, mit ihrem Sohn sei es so schlimm geworden, dass man dringend eine Familienaufstellung für Marco in einem Kurs machen solle. Ihr Mann Ralph sieht das jedoch ganz anders. Er findet die Situation »nicht so schlimm«.

Nun will ich detailliert von Stella wissen, was denn so problematisch sei. Stella berichtet, Marco verachte sie sehr. Sie vermutet, dass dies aus der Herkunftsfamilie von Ralph komme … Das müsse ihrer Ansicht nach in einer Gruppe aufgestellt werden. Außerdem trinke Marco auch Bier … Für Ralph ist das »alles ganz normal«. Marco sei in der Pubertät, und in seinem Alter habe er auch schon mal ein Glas Bier getrunken. Ich frage Ralph, warum Marco seiner Ansicht nach seine Mutter verachte. Jetzt redet sich Ralph in Rage. Er beklagt sich darüber, dass seine Frau Marco nicht loslasse. Für ihn ist es furchtbar, wenn eine Mutter ihrem Vierzehnjährigen regelmäßig das Schulbrot schmiert oder ihm ständig das Essen nachträgt, wenn er nicht bei Tisch erscheint. Mit rotem Gesicht fragt er mich, ob es wirklich normal sei, einem Jugendlichen die Schulsachen für den nächsten Tag zu richten. Er selbst würde sich jedenfalls nicht zum »Diener« des Kindes machen: »Wie soll Marco mich denn ernst nehmen, wenn ich dauernd vor ihm auf die Knie falle? Ich jedenfalls fühle mich von Marco geachtet, und ich habe auch keine Probleme mit ihm, er mit mir auch nicht! Bei mir weiß er jedenfalls, wo es langgeht: Wenn er nicht zum Essen da ist und ich gerade die Regie führe, dann fastet er halt mal!«

Ralph hat zweifellos den Nagel auf den Kopf getroffen. Stella fängt an zu weinen … Ich frage Stella, ob das alles stimme und was sie dazu zu sagen habe. Schluchzend und kleinlaut gibt sie zu, ihr Mann habe recht. Sie meine es »zu gut« mit Marco.

Ralph bekräftigt dies, indem er sagt: »Sie erstickt ihn mit ihrer Liebe! Sie läuft ihm nach!«

Schonend mache ich Stella klar, dass sie etwas bei ihrem Sohn sucht, mit dem er absolut überfordert ist. Vielleicht sollte sie sich einmal therapeutisch anschauen, was ihr eigentlich fehle, damit sie es in Zukunft nicht mehr bei ihrem Sohn suchen müsse.

Als hätte Stella mir gar nicht zugehört, wirft sie ein, es sei jetzt wichtig, für Marco eine Gruppenaufstellung zu machen.

Ralph schüttelt den Kopf. Er sei zu allem bereit, wenn es wirklich notwendig sei, aber für solche Probleme brauche man doch keine Familienaufstellung.

Ich gebe Ralph völlig recht. Es geht um hausgemachte Probleme, die man allein mit der richtigen elterlichen Haltung lösen kann. Dann füge ich noch hinzu: »Wenn Sie es wünschen, können wir kurz mit Holzfiguren und Papierscheiben prüfen, ob tatsächlich eine Aufstellung nötig ist«

Ralph und Stella sind damit einverstanden. Zu einem Dreieck angeordnet, legen wir eine Holzfigur für Marco sowie eine rote und eine grüne Papierscheibe im gleichen Abstand auf den Boden. Rot wird definiert als: »Es braucht zum jetzigen Zeitpunkt keine Aufstellung: Es genügt, konsequent zu sein.« Grün soll bedeuten: »Es gibt wichtige familiensystemische Ursachen, die die Eltern für ihren Sohn in der Gruppe aufstellen sollten.«

Damit wir uns nicht gegenseitig irritieren und beeinflussen, spüren wir der Situation getrennt voneinander nach, ohne den anderen unser Ergebnis zu verraten. Sowohl ich als auch Ralph spüren auf der Position des Kindes einen eindeutigen Sog zur roten Scheibe. Stella dagegen ist orientierungslos. Sie sagt, sie sei im Moment völlig verwirrt und könne weder nach rechts noch nach links einen Zug wahrnehmen.

Als therapeutischer Begleiter sage ich dem Ehepaar, dass meiner Ansicht nach Ralph die Situation richtig wahrgenommen habe. Es brauche zum jetzigen Zeitpunkt keine Aufstellung. Aber vielleicht solle Stella sich bei Gelegenheit dem psychischen Thema stellen, das in dieser Sitzung aufschien.[5]

Bei der Beratung dieses Elternpaares wurde sehr schnell deutlich, wer von den beiden konsequent in der Erziehung ist und wer nicht. Regelmäßig verweigern Kinder jenen Elternteilen, die inkonsequent sind, die Achtung, in diesem Fall der Mutter. Da man aber gern den Balken im eigenen Auge nicht sieht, erkennt man das Problem leicht zu Unrecht beim Partner!

Kommen wir zu einem provozierenden vorläufigen Fazit zum Thema »Eltern und Kinder«: Welchen Nutzen können Familienaufstellungen haben, die wir für unsere Kinder in einem Seminar durchführen, wenn wir dann zu Hause, im Alltag, inkonsequent mit ihnen umgehen?

Nicht selten habe ich schon erlebt, dass Eltern nach einer Aufstellung auch ohne Hinweise meinerseits automatisch in die richtige Haltung ihren Kindern gegenüber gehen. Wie erklärt sich das? Familienaufstellungen zeigen immer wieder, dass Kinder sich nur dann sicher und gut fühlen, wenn sie »klein« sein dürfen und wenn sie gleichzeitig ihre Eltern als »groß« erleben. Wenn Eltern diese Erfahrung innerhalb eines Seminars tief verinnerlichen, können sie dem Kind gegenüber glücklicherweise auch von allein in die richtige Haltung kommen!

Die Folgen falscher Rollenbilder für Schule und Ausbildung

Wenn Eltern sich schon lange in den hier dargestellten falschen Rollenbildern bewegen und sich den Kindern unterordnen, kann dies nicht ohne Konsequenzen bleiben. Diese Unterordnung der Erwachsenen erwarten die Kinder nämlich später auch in der Schule oder am Arbeitsplatz. Spätestens im Berufsleben werden sie jedoch mit der Wirklichkeit konfrontiert. Da kommt es immer öfter vor, dass Ausbilder und Lehrherren mit jungen Menschen zu tun haben, die aus dem Elternhaus eine ernste Beziehungsstörung mitbringen. Nicht selten führt diese Beziehungsstörung dazu, dass der Jugendliche, respektive junge Erwachsene, seine Ausbildung aus diesem Grund abbrechen muss.

Welches Ausmaß diese gesamtgesellschaftliche Entwicklung bereits angenommen hat, zeigt beispielsweise eine Online-Umfrage der Industrie- und Handelskammer Oberbayern unter 1250 Betrieben für den Ausbildungsjahrgang 2009. Der Grund für die Nichtbesetzung von Lehrstellen war 2007 zu 44 Prozent »mangelnde Ausbildungsreife«. 2008 waren es schon 52 Prozent, und 2009 gab es einen Anstieg auf 57 Prozent. Wer diese Zahlen verharmlost, will ein gigantisches Problem nicht erkennen, das auf uns zurollt, auch wenn sich die Situation zwischen 2012 und 2014 leicht verbessert hat. Dennoch findet sich auch in der Umfrage von 2014 die Kapitelüberschrift: »Mangelnde Ausbildungsreife weiterhin Ausbildungshemmnis Nr. 1«. Dabei werden nicht nur fehlende Deutsch- und Mathematikkenntnisse beklagt, sondern ausdrücklich auch die mangelnde soziale Kompetenz!

Für besonderes Aufsehen sorgten im März 2010 und im Mai 2012 die Ausbildungsumfragen des Deutschen Industrie- und Handelskammertages[6]: Zahlreiche Lehrherren beklagten fehlende Disziplin und Belastbarkeit bei den jungen Menschen, aber auch ganz normale soziale Verhaltensweisen könne man von vielen Jugendlichen heute kaum noch erwarten. »Es gibt Auszubildende, die gar nicht daran denken, uns zu informieren, wenn sie verschlafen haben. Das hat in den vergangenen Jahren deutlich zugenommen«, so die Ausbildungsleiterin einer großen Firma in Baden-Württemberg.[7] Aber auch in den Berufsschulen nehmen unentschuldigte Fehlzeiten immer mehr zu.

Ebenfalls zur mangelnden Ausbildungsreife der Jugendlichen gehört, dass viele junge Menschen immer mehr nach dem Lustprinzip orientiert sind (»null Bock«). Sie weisen eine geringe Frustrationstoleranz auf, bedienen sich bei Problemen einfacher Schuldzuweisungen und können sich immer schlechter in ihr menschliches Gegenüber einfühlen.[8] Auch können sie ihre eigenen Gefühle nicht richtig ausdrücken und wissen beispielsweise schon beim Bewerbungsgespräch nicht, wie man angemessenes Verhalten zeigt. Überspitzt formuliert: Ein Teil der Jugendlichen entwickelt regelrecht autistische Züge! In der Tat lässt sich durch umfangreichen Konsum von Videos und Gewaltspielen im Internet keine soziale Kompetenz aufbauen!

DIHK-Sprecher Martin Wansleben hob hervor, dass mittlerweile eine steigende Anzahl von Firmen dazu gezwungen sei, eine Art von Nachhilfe für ihre Auszubildenden zu organisieren: »Die Unternehmen werden immer mehr zu Reparaturbetrieben« dessen, was Elternhaus, Schule und Gesellschaft nicht mehr zu leisten vermögen.[9] Auch die ehemalige CDU/FDP-Bundesregierung hatte auf diese Situation reagiert. Im Juni 2010 beschloss sie ein bundesweites Programm für mehr als tausend ehren- und hauptamtliche »Berufslotsen«, die den Jugendlichen schon ab der siebten Klasse eine berufliche Orientierung vermitteln und ihnen helfen, die Schwächen der späteren Bewerber aufzufangen. Bis zu sechzigtausend Hauptschüler sollten mit diesem Programm angesprochen werden. Was jedoch damit wirklich erreicht werden kann, bleibt aus meiner Sicht fraglich.

Betriebe und Berufsschulen können die Schüler nur so übernehmen, wie sie ihnen »übergeben« werden. Was aber passiert in unseren Schulen? Beim Klassenabschlussfest seiner dreizehnjährigen Tochter erlebte einer meiner Freunde Folgendes im Klassenzimmer des städtischen Gymnasiums, in dem dicht gedrängt Eltern und Schüler saßen: Zunächst wurden von zwei Schülerinnen Fotos an die Wand projiziert, um die Klassenfahrt noch einmal Revue passieren zu lassen.

Dann war Daniel an der Reihe. Er schnappte sich das Mikrofon und grinste. Was nun begann, hätte nach wenigen Momenten gestoppt werden müssen: Daniel leistete sich vor den Eltern, Mitschülern und zwei anwesenden Lehrern eine fortwährende Beleidigung der Lehrkräfte. Etliche Lehrer, die die Schüler unterrichtet hatten, wurden verunglimpft. Selbstverständlich hat jeder Lehrer menschliche Schwächen, und natürlich ist es auch in Ordnung, bei einem Klassenabschluss Lehrer mal durch den Kakao zu ziehen. Doch es darf niemals unter die Gürtellinie gehen! Ist es hinnehmbar, dass ein solcher Vortrag von sexuellen Anspielungen nur so wimmelt und Lehrer unflätig und obszön beschimpft werden? Ist es wirklich in Ordnung, wenn ein Dreizehnjähriger öffentlich über die unrasierten Beine seiner Schwimmlehrerin herzieht und auch über ihre Slips spekuliert?

Mein Bekannter blickte in die Gesichter der Klassenlehrerin und der stellvertretenden Klassenlehrerin: Nicht die geringste Betroffenheit war erkennbar! Dass der »Vortragende« und einige seiner Klassenkameraden wahrnehmbar alkoholisiert waren, schien ebenfalls niemanden aufzuregen!

Ein Vater, der neben ihm saß, reagierte ähnlich betroffen wie er. Doch ansonsten gaben die Eltern auf all das keine Regung von sich, noch nicht einmal ein Kopfschütteln. Wäre es nicht in der Verantwortung der Klassenlehrerin gewesen, vor der Veranstaltung einen Blick auf die Skripte ihrer »Zöglinge« zu werfen? Noch vor zwanzig, dreißig Jahren wäre hier in den meisten Fällen der Klassenlehrer sofort eingeschritten und hätte den Schüler aufgefordert, sich wieder zu setzen. Doch ganze fünfzehn Minuten mussten sich die Beteiligten allerlei unmögliche Obszönitäten anhören, ohne dass jemand einschritt – und jede Zote wurde durch das Gegröle der männlichen Mitschüler kommentiert. Ballermann live!

Natürlich hat sich der besagte Vater gefragt, ob er nicht selbst hätte aufstehen und versuchen sollen, das unwürdiges Spektakel zu unterbinden. Doch das Ergebnis wäre absehbar gewesen: Da er zweifellos in einer Minderheitenposition war, hätte er sofort fast alle Schüler, Lehrer und Eltern gegen sich gehabt! Während der Grundschulzeit seiner Kinder hatte der Betreffende schon entsprechendes Lehrgeld gezahlt und dieses Mal lieber den Mund gehalten. Nach Jürgen Schindler leben wir offenbar längst in einer »Rüpel-Republik«, wie er mit vielen Beispielen in seinem gleichnamigen Buch dargestellt hat.[10]

Eine Darmstädter Berufsschullehrerin ist der Auffassung, die Schüler wüssten nicht, wie man sich im Gespräch verhält. Sie wüssten nicht, »wie man jemanden ausreden lässt. Die wissen nicht, dass man in Bewerbungsgesprächen den Kaugummi aus dem Mund nimmt (…), dass man seine Jacke und Mütze ablegt. Und wenn man es ihnen sagt, machen sie es trotzdem nicht, weil das wahnsinnig uncool ist.« Die Regeln würden deswegen nicht beachtet, weil sie nicht bekannt seien, so die Lehrerin. Niemand habe sie den Jugendlichen vermittelt!

Wen wundert es also, dass Lehrer ganz oben auf der Liste der Berufsgruppen mit Burn-out stehen? Eine veröffentlichte Umfrage der Deutschen Angestellten Krankenkasse (DAK) aus dem Jahr 2012 besagt, jeder sechste Lehrer sei ganz sicher, dass seine psychische Kraft nicht bis zum Pensionsalter reichen würde. Ungefähr 44 Prozent haben zumindest Zweifel daran.

An einem deutschen Gymnasium ereignete sich im Jahr 2009 Folgendes: Dort war eine Lehrerin angestellt, die mutwillige

Boykotteure ihrer Schulstunden am Ende zu sich rief, um sie zur Besinnung zu bringen. An einem Freitagnachmittag knöpfte sie sich einen ihrer hartnäckigsten Fälle erneut vor. Dem Schüler war an diesem Tag jedoch offenbar nicht nach einer Standpauke. Er schnappte sich einfach den Schlüsselbund der Lehrerin, stürmte aus der ansonsten leeren Klasse, schloss die Pädagogin von außen ein und schmiss danach die Schlüssel in eine Mülltonne. Erst am Abend wurde die Lehrkraft, eine junge Mutter, vom Hausmeister befreit.

Der Schulrektor rief anschließend eine Konferenz ein, zu der auch die Eltern geladen wurden. Doch wie so oft in den letzten Jahren zu beobachten, drehten diese den Spieß einfach um: Die Pädagogin sei doch selbst schuld, sie möge doch bitte schön aufhören, den Sohn nach dem Unterricht ständig zu sich zu rufen. Somit werde der Sohn sich auch nicht entschuldigen. Wenn ihm irgendwer an der Schule Schwierigkeiten bereite, werde man einen Anwalt mit der Angelegenheit beauftragen. Im Falle eines Falles werde man auch die Kosten für den Psychologen einfordern, den man zurate gezogen habe, weil der Junge so sehr unter der Lehrerin zu leiden gehabt habe ... Was ist danach passiert? Nichts!

Miriam Hanke, eine Kulturbeauftragte, die an verschiedenen Schulprojekten zum Thema »Umgangsformen« mitgewirkt hat, kommt zu der Erkenntnis, dass sie im Zweifelsfall mit den Kindern noch fertig geworden wäre, jedoch nicht mit den Eltern! Nach drei Jahren solcher Schulprojekte hat sie ihre Tätigkeit entnervt eingestellt.

Man könnte manchmal meinen, wir seien unterwegs in eine Gesellschaft von »Zombies«. Wenn man Mordprozesse junger Erwachsener oder Jugendlicher aus jüngster Vergangenheit aufmerksam verfolgt, fällt Folgendes auf: Vom Richter nach dem Motiv befragt, antworten die jungen Täter oft identisch etwas wie: »Mir war langweilig ...«, »Es hat sich zufällig halt so ergeben, ich wollte niemanden töten …«, »Ich weiß es auch nicht …« oder »Mir ging es nicht um Geld, ich wollte einfach meinen Spaß haben …«

In all diesen Fällen entdecken wir Züge mangelnder Empathie beziehungsweise fehlender sozialer Wahrnehmungsfähigkeit, wie sie auch ähnlich beim Asperger-Syndrom oder bei Autismus auftritt. In der Tat haben wir es mit intensiven gesellschaftlichen Veränderungen zu tun. Diese Entwicklung wird sich wohl in Zukunft in allen Industrieländern verstärken, denn überall werden ungesunder Individualismus und Egozentrik gefördert, indem man den Kindern und Jugendlichen das Konsequenzprinzip vorenthält und sie auch schutzlos dem Suchtpotenzial der neuen Medien überlässt. Längst nicht alle Väter und Mütter haben sich zum Beispiel ernsthaft Gedanken darüber gemacht, welche Folgen es hat, wenn ihre Zwölfjährigen unkontrolliert mit ihren Smartphones auf übelste Porno- und Gewaltseiten gehen.

Kinder gehören sich selbst – Eltern auch

Auf den vorangegangenen Seiten haben wir erfahren, welche Folgen es für den Einzelnen und die Gesellschaft hat, wenn Eltern sich vor Kindern kleinmachen. Damit kein falsches Bild entsteht, muss aber auch aufgezeigt werden, dass Eltern in keiner Weise über Kinder »verfügen« dürfen. Kinder sind nicht der »Besitz« der Eltern – sie gehören sich selbst! Umgekehrt gehören auch die Eltern in erster Linie sich selbst. Eltern haben eine Verpflichtung, ihr eigenes Leben und ihre eigenen Bedürfnisse nicht zu vergessen. Damit beide Punkte klarer werden, soll hier jeweils ein Beispiel angeführt werden.

Janine: »Er gehört mir!«

Janine kommt mit ihrem Mann in einen Kurs. Wie sie in der Eingangsrunde erzählt, geht es ihr um den achtzehnjährigen Sohn, den sie die meiste Zeit allein aufgezogen hat. Ihr Mann, der sie begleitet, ist erst seit drei Jahren der Stiefvater des Kindes. Vom Vater des Jungen hat sich Janine neun Jahre zuvor getrennt. Er lebt 700 Kilometer entfernt am anderen Ende der Republik, sodass Silvan seinen Vater selten zu Gesicht bekommt. Vor einem Jahr ist Silvan nun ausgezogen. Er lebt jetzt bei seiner Freundin, die im Haus ihrer Eltern eine Einliegerwohnung hat.

Während des Kurses sieht und hört man kaum etwas von Janine. Weder wird sie in eine Stellvertreterposition gewählt, noch tauscht sie sich in den Kurspausen mit den anderen Teilnehmern aus. Meist hält sie sich mit ihrem Mann abseits.

Am Sonntagnachmittag ist Janine die letzte (als »aktiv« angemeldete) Teilnehmerin der Gruppe, die noch nicht aufgestellt hat. Als der Seminarleiter ihren Namen sagt, steht sie mit einem Ruck auf und geht mit zackigen Schritten auf ihn zu. Sie setzt sich neben ihn und blickt in Richtung ihres Mannes.

»Heinz muss raus!«, sagt sie in einem Ton, der keinen Widerspruch duldet.

Da Heinz nicht der Vater des Kindes ist, hat der Seminarleiter nichts dagegen, und so verlässt Heinz den Saal.

»Es geht um Silvan?«, fragt der Seminarleiter.

Janine nickt heftig. »Silvan ist vor einem Jahr zu seiner Freundin gezogen. Es war eine Nacht-und-Nebel-Aktion. Ich kam von der Arbeit nach Hause, und er war weg, einfach so. Ich war völlig am Ende … Anschließend hat er den Kontakt mit mir auf ein Minimum reduziert. So geht das nicht weiter.«

»Warum ist er gegangen?«

Janine seufzt. »Ich rief ihn an und fragte, was los ist. Er meinte nur: ›Ich habe die Schnauze voll von dir. Da bin ich gegangen.

Damit du keine Szene machst, habe ich es schmerzfrei durchgezogen.‹«

Janine versucht zu lachen, doch ihre gutturalen Laute klingen eher verzweifelt.

»Und jetzt?«, frage ich.

»Ich will wissen, was hier der Hintergrund ist. Seine Freundin Kathi ist an allem schuld. Sie hat ihn mir weggeschnappt.«

Die Art und Weise, wie Janine ihre Augen bei diesen Worten rollt, lässt erkennen, wie sie über Kathi denkt. Sie hält sie offensichtlich für eine »Schlampe«.

Der Seminarleiter: »Bist du einverstanden, wenn wir zwei Personen aufstellen? Du wählst jetzt aus der Gruppe jemanden für dich und jemanden für Silvan und stellst sie auf.«

Janine nickt, wählt die Stellvertreter und stellt sie eng nebeneinanderstehend auf.

Sogleich fasst sich Silvan an den Hals und schluckt: »Ich halte es hier kaum aus. Es ist furchtbar eng. Ich muss weg hier.« Er geht drei Schritte fort von der Mutter. Als die Mutter ihm folgen will, flüchtet Silvan in eine weit entfernte Ecke des Raumes. Auch dahin folgt ihm Janine.

Silvan ballt die Fäuste und schreit laut: »Scheiße! Scheiße! Kümmere dich um deinen eigenen Mist und lass mich in Frieden!«

Endlich hört die Mutter auf, den Sohn zu bedrängen. Sie weicht drei Meter zurück.

Silvan: »Das ist mir immer noch zu eng. Ich fühle mich an ihrer Kette …«

Einem inneren Impuls vertrauend, bittet der Seminarleiter eine Frau aus der Gruppe, sich neben Silvan zu stellen. Die beiden strahlen sich an. Dann nehmen sie sich an der Hand und lachen leise.

Die Mutter weicht weiter zurück. Sie beißt buchstäblich die Zähne zusammen. Plötzlich bricht etwas aus ihr heraus. Wie ein

Stier läuft sie auf die fremde Frau zu, die verdattert zur Seite springt. Janine steht nun zwischen Silvan und der Frau.

Böse blickt die Mutter zur Frau und sagt: »Er gehört mir! Mir, mir, mir, mir, kapier das doch endlich! Lieber bringe ich mich um, als dass du ihn bekommst!«

Ein Raunen geht durch die ganze Gruppe. Die fremde Frau ist so eingeschüchtert, dass sie nichts sagen kann. Silvan schüttelt fassungslos den Kopf.

Der Seminarleiter setzt sich neben die »richtige« Janine und fragt: »Weißt du, wen diese fremde Frau darstellt?«

»Keine Ahnung«, haucht Janine.

»Ich glaube doch, dass du das weißt!«, beharrt der Seminarleiter.

»Es ist Kathi«, sagt sie mit kaum hörbarer Stimme.

»Genau«, antwortet der Seminarleiter. »Und was sagst du inhaltlich zu dem, was du hier siehst?«

Janine zuckt die Schultern. »Was soll ich sagen …?«

Der Seminarleiter: »Soll ich die Aufstellung hier beenden, oder sollen wir einen Schritt weitergehen? Vermutlich gibt es bei dir eine Vorgeschichte aus deiner Herkunftsfamilie, weswegen du den Sohn wie deinen persönlichen Besitz betrachtest.«

Janine (trotzig): »Ich möchte nicht, dass du meine Eltern dazustellst, die interessieren mich nicht …«

Der Seminarleiter: »Soll ich die Aufstellung hier beenden, oder hast du noch Fragen? Willst du in deine eigene Rolle gehen?«

Janine schüttelt den Kopf und senkt ihn. Dann vergräbt sie den Kopf in den Händen.

Der Seminarleiter schweigt und wartet ab. Janine sagt nichts mehr. Der Seminarleiter blickt auf die Aufstellung. Auch Janines Stellvertreterin verbirgt ihren Kopf in den Händen. Silvan gibt sich einen Ruck und geht nun um die Mutter herum zu Kathi. Sie stellen sich nebeneinander, nehmen sich wieder an den Händen und strahlen sich erneut an.

Der Seminarleiter zu Silvan: »Wie geht es dir?«

Silvan: »Ich möchte Kathi nehmen und mit ihr hier weggehen. Was mit Mama ist, interessiert mich nicht.«

Kathi nickt zu diesen Worten, und so gehen die beiden in eine andere Ecke des Raumes, wo sie aus dem Fenster auf eine große Wiese schauen können.

»Endlich«, seufzt Silvan. Kathi schaut ihn verliebt an.

Der Seminarleiter blickt zu Janines Stellvertreterin: »Wie geht es dir, wenn du siehst, dass es deinem Sohn bei Kathi gut geht?«

»Ich brodele«, kommt es aus ihr heraus, »aber es bleibt mir im Moment nichts übrig, als ohnmächtig zuzusehen.«

Der Seminarleiter wendet sich zur »richtigen« Janine auf dem Stuhl: »Soll ich das Bild so stehen lassen, wie es jetzt ist?«

»Ja«, antwortet sie.

Der Seminarleiter bittet alle, aus den Rollen zu gehen und sich zu setzen. Anschließend setzt er sich nochmals neben Janine und schweigt. Janine wird unruhig und kratzt sich an der Wange.

»Kann ich zu meinem Platz zurück?«, fragt sie.

»Weißt du, was passieren kann, wenn du deine Einstellung zu Silvan nicht grundlegend änderst?«, fragt der Seminarleiter Janine.

»Du wirst es mir sicherlich gleich sagen«, entgegnet sie scharf.

»Nein, nicht unbedingt«, sagt der Seminarleiter kopfschüttelnd. »Wenn es dich nicht interessiert, dann halte ich lieber den Mund.«

Janine schaut auf den Boden und seufzt: »Doch, es interessiert mich.«

»Wenn erwachsene Kinder später den Kontakt zu ihren Eltern ganz abbrechen, liegt das zuweilen daran, dass diese es nicht mehr ertragen, als persönlicher Besitz angesehen zu werden. Da hilft dann nur noch der Abbruch als seelische Notbremse … Es liegt an dir, wie eure Beziehung sich weiterentwickelt.«

Janine mustert den Seminarleiter kritisch: »Kann ich jetzt aufstehen und endlich zu meinem Stuhl zurück?«

Der Seminarleiter nickt und sagt: »Ja, tu das.«

Da sie vergisst, ihren Mann wieder zurück in den Kursraum zu
holen, erinnert der Seminarleiter sie kurz daran.

Niemals darf man als Aufstellungsleiter mehr »wollen« als der
Klient. Sehr wahrscheinlich gibt es hier eine familiäre Hinter-
grundgeschichte, die mit dem unfassbaren Verhalten Janines als
Mutter verbunden ist. Doch Janine hat klar zu erkennen gegeben,
dass sie daran kein Interesse hat. Die Zeit ist noch nicht reif …
Eindeutig zeigt diese Aufstellung: Kinder gehören nur sich selbst!
Eltern schädigen die Beziehung zum Kind, wenn sie es mit einem
persönlichen Gegenstand verwechseln. Da bleibt dem Kind nur
die »seelische Notbremse«. Wie das folgende Beispiel zeigt, gehören aber auch Erwachsene sich selbst!

Maja: Das berufliche Opfer

Kinder fühlen sich nur dann gut, wenn es auch ihren Eltern gut
geht und wenn diese keine unverhältnismäßigen persönlichen
Opfer bringen müssen. Wenn Eltern ein sehr großes Opfer bringen, leidet das Kind seelisch. Dies zumindest ist meine Erfahrung
durch Aufstellungen.

Seit sieben Monaten ist Maja von ihrem Mann getrennt. Ihr
gemeinsamer elfjähriger Sohn Luka lebt bei seinem Vater. Mutter
und Sohn sehen sich jedoch häufig, weil Maja in einem Nachbar-
dorf wohnt.

Vor Kurzem wurde Maja eine Stelle bei einem Parfümkonzern
angeboten. Als Chemikerin hat sie schon immer von einem solchen Job in der Entwicklungsabteilung eines berühmten Kon-
zerns geträumt. Die Sache hat jedoch einen Haken: Die Firma
befindet sich in Niedersachsen und ist damit mehrere Hundert

Kilometer entfernt vom Wohnsitz ihres Sohnes. Luka könnte sie auf diese Weise nicht mehr so häufig sehen.

All das erzählt Maja vor den Teilnehmern einer Aufstellungsgruppe. Der Seminarleiter fragt Maja, was sie denn jetzt konkret aufstellen möchte. Maja runzelt die Stirn und spricht nun über das »Kontra« jenes tollen beruflichen Angebots. Sie liebt ihren Sohn Luka. Wer könnte es nicht nachvollziehen, dass das für ein Mutterherz schwer ist? Kann sie das dem Sohn »antun«?

Es werden nun Stellvertreter für ihre bisherige Heimatstadt, für den Parfümkonzern, den Sohn und Maja ausgewählt. Maja wählt einen Mann für den Konzern, eine Frau für die Stadt der Familie, eine Frau für sich selbst und einen Mann für Luka.

Maja sitzt gebannt auf dem Stuhl und schaut zu. Als sie Zeuge wird, wie Luka die Mutter (Stellvertreterin) anlächelt, legt sie die Hand auf ihren Mund. Damit hatte sie offensichtlich nicht gerechnet. Noch mehr überrascht ist sie, als sie zuschaut, wie Luka sich neben den Konzern stellt. Immer noch geht es ihm gut!

Majas Stellvertreterin schaut hin und her zwischen der Heimatstadt und dem Konzern, während der Konzern keine besonderen Regungen zeigt. Es wird jedoch deutlich, wie zerrissen sich Maja fühlt: Immer noch pendelt ihr Blick zwischen dem Kind und dem Konzern.

In der weiteren Aufstellung sagt Luka spontan, er möchte, »dass Mama glücklich wird mit der neuen Aufgabe«. Außerdem ist er der Ansicht, dass sie ja weiterhin in direktem Kontakt bleiben werden, zum Beispiel in den Ferien und auch mal zwischendurch.

Die »richtige Maja« sitzt auf dem Stuhl und schüttelt den Kopf. Sie wischt sich eine Träne weg.

Der Seminarleiter fragt Maja, ob sie ihren Platz in der Aufstellung persönlich einnehmen will.

Maja: »Ist das notwendig?«

Der Seminarleiter: »Nein, nein … Du kannst die Lösungsbilder genauso gut hier vom Stuhl aus in dich aufnehmen. Doch bitte sprich innerlich immer mit, wenn deine Stellvertreterin spricht!«

Maja nickt.

Unterdessen ist der Konzern in Bewegung gekommen. Sein Stellvertreter hat spontan den Arm um Maja gelegt. Maja lächelt zurück …

Und die richtige Maja hält sich erneut ungläubig die Hand vor den Mund. Parallel zu alldem hat sich Luka neben seine Heimatstadt gestellt. Die Heimatstadt legt nun ebenfalls den Arm um das Kind. Man sieht, dass es Luka gut geht.

Der Seminarleiter fragt Luka dennoch, wie er sich fühle.

»Ich freue mich so für Mama!«, strahlt Luka.

Maja hält es kaum noch auf ihrem Stuhl: »Kann ich jetzt doch meinen Platz in der Aufstellung einnehmen?«, fragt sie den Seminarleiter.

»Natürlich«, entgegnet dieser.

Die Stellvertreterin setzt sich, und Maja nimmt ihre Position ein.

Maja schaut Luka an. »Du bist wirklich nicht böse, wenn ich nach Niedersachsen gehe?«, fragt sie ihren Sohn eindringlich.

»Du bleibst doch meine Mama! Und wir sehen uns doch auch weiterhin!«, antwortet Luka.

Maja kann es kaum fassen. Weinend umarmt sie ihren Sohn ganz fest.

So wie immer am Ende einer Aufstellung fragt der Seminarleiter die Klientin, ob ihr noch etwas fehle, sie eine Frage habe oder ob die Aufstellung hier beendet werden könne.

Maja seufzt erleichtert: »Wir können es hiermit belassen. Danke euch allen! Ich habe es verstanden …«

In der Tat fühlen Kinder sich gut, wenn es auch ihren Eltern gut geht. Was die Aufstellung in Bezug auf Majas Zukunftspläne verdeutlicht hat, darf man verallgemeinern: Nie sollte man sich, auch bei Umzugsplänen, dem vermeintlichen Kindeswohl unterordnen: »Ich kann doch nicht umziehen, denn meine Tochter und mein Sohn verlieren ja ihre Freunde in der Nachbarschaft, in der Schule ...« Ist es also besser, wenn Eltern auf ihr persönliches Glück verzichten, um dem Wunsch der Kinder nachzugeben? Selbstverständlich müssen stets die individuellen Umstände des Kindes berücksichtigt werden. Wenn beispielsweise ein Jugendlicher mitten im Schulabschlussjahr steckt, kann auch die Rücksichtnahme der Erwachsenen das richtige Handeln sein!

Elternschaft und ihre Wirkungen auf das Kind gründen nicht allein auf quantitativer, sondern auch auf qualitativer Präsenz! Maja wird ihrem Sohn bei den selteneren Treffen wesentlich mehr als Mutter geben können, denn sie wird dem Kind dann als innerlich erfüllte und zufriedene Frau gegenübertreten. Und sie wird nicht ständig an die verpasste Traumstelle in Niedersachsen denken. Das würde sie im Alltag am alten Wohnort sehr belasten.

Es ist sogar möglich, dass man in einer solchen Situation das Mutterdasein unbewusst abzulehnen beginnt und seinem Kind nur noch irritiert begegnet: »Was hätte beruflich aus mir ohne das Kind werden können, wenn ...«

Innerlich höre ich manchen Leser schon fragen: »Und wie wäre die Aufstellung verlaufen, wenn Luka erst fünf oder sechs Jahre alt gewesen wäre?« Aus zwanzig Jahren Erfahrung mit Aufstellungen darf ich sagen: »Genauso!«

Bis zu ihrem Erwachsenendasein müssen die Kinder den Eltern »folgen«, nicht umgekehrt die Eltern dem Kind! Die Kinderseele weiß das, wie unzählige Aufstellungen immer wieder zeigen. Wenn Väter und Mütter zu große Opfer für die Kinder bringen, kann das die Kinder stark verunsichern. Für Eltern, die verinnerlicht haben, dass sie die »Großen« sind und die Kinder die »Kleinen«, ergibt sich im Alltag das richtige Handeln ganz von allein.

Der systemische Blick in der Kindertherapie

Eltern können eine Reihe von Fachleuten für und mit ihren Kindern in Anspruch nehmen: Kinderärzte, Kinder- und Jugendpsychiater, Kinder- und Jugendlichenpsychotherapeuten, Ergotherapeuten, Heilpädagogen und Logopäden. Ich kann nur dazu ermutigen, je nach Bedarf diese Hilfen auch tatsächlich in Anspruch zu nehmen. Zum Glück leben wir nicht mehr in einer Zeit, in der es als »Schande« gilt, therapeutische Unterstützung zu suchen.

Um Kindern erfolgreich helfen zu können, ist es oft auch sehr nützlich, familiensystemische Hilfe zu nutzen. Dieses Buch enthält zahlreiche Beispiele dafür, wie Kindern schnell und effektiv geholfen werden konnte, indem die Eltern eine Aufstellung für sie durchführten. Je nach Fall und Umständen sind drei Möglichkeiten des Vorgehens zu prüfen, die ich mit den Eltern stets vorab zu klären versuche:

>> Das Kind benötigt eine von den oben vorgestellten therapeutischen Hilfestellungen, die im Wesentlichen kindzentriert arbeiten.
>> Es ist sinnvoll, wenn parallel vorgegangen wird: Die Eltern stellen für ein Kind auf, und gleichzeitig nimmt das Kind professionelle einzeltherapeutische Hilfe in Anspruch.

» Die Eltern führen für das Kind eine Familienaufstellung durch und warten erst einmal ab, ob weitere Hilfe vonnöten ist. Es ist auch zu prüfen, ob das Kind schon alt und reif genug ist, um selbst an einer Aufstellungsgruppe teilzunehmen – meist in Begleitung der Eltern. Siebzehn Jahre sollten die Jugendlichen dafür mindestens alt sein. Doch in jedem Fall muss das vorher individuell geprüft werden! Mit jüngeren Kindern kann man mit Papierscheiben und Holzfiguren in der Einzeltherapie arbeiten, aber auch spielerisches und imaginatives Vorgehen hat sich bewährt.

Bei schweren Erkrankungen, zum Beispiel bei Psychosen, ist die Hilfe von Kinder- und Jugendpsychiatern unverzichtbar. Wie Familienstellen und traditionelle Psychiatrie zusammenwirken können, sehen wir im Kapitel »Psychosen und Schizophrenie«. In meinen Gruppen kam es auch schon mehrfach vor, dass der behandelnde Psychiater mit dem Kind und den Eltern zusammen zum Seminar erschien. Das ist sicherlich der Idealfall.
Die Therapie von Kindern und Jugendlichen wird erfolgreich sein, wenn nicht allein das Kind im Brennpunkt der Aufmerksamkeit steht, sondern auch sein Umfeld und sein Familiensystem. Da die Kinder die schwachen Mitglieder der Familie sind, spüren sie als Erste, was das System als Ganzes braucht. Häufig benötigt das Familiensystem die Anerkennung und die Achtung von Schwerem, das in der Vergangenheit geschah. Dieses Leidvolle gelangt in der Ahnenreihe über die Eltern zu den Kindern.
Wenn nun die Eltern nicht bereit sind, über den Tellerrand der von den Kindern gezeigten Symptome hinauszublicken, wird sich selten etwas zum Guten verändern. Dies soll nicht heißen, dass eine auf die Gegenwart und auf Verhaltensänderung zentrierte Therapie des Kindes keine Linderung und Lösung erzielen kann. In mehreren Kapiteln dieses Buches, zum Beispiel in dem Abschnitt über das Bettnässen, werden wir in der Tat sehen, dass

bei leichteren Störungen eine kindzentrierte Therapie ausreichend sein kann. Doch gerade wo es um Schweres oder gar um Leben und Tod geht, ist eine zusätzliche Perspektive hilfreich, die auch ferner zurückliegende Schicksalsschläge in der Familie berücksichtigt.

Wie wichtig bei erkrankten oder verhaltensauffälligen Kindern eine familiensystemische Sichtweise ist, zeigen die Erfahrungen des französischen Psychiaters François Tosquelles, der Leiter eines psychiatrischen Krankenhauses ist. Wenn ein psychotisches Kind in seinen Symptomen deutlich gelindert oder gar als geheilt entlassen worden war, dauerte es nicht lange, bis ein weiteres Kind derselben Familie psychotisch wurde und in die Klinik kam. Die französische Psychologin Anne Ancelin Schützenberger beruft sich auf Tosquelles und kommt zu dem Schluss, dass wir, wenn wir eine Einzelperson behandeln ohne eine Mehr-Generationen-Perspektive einzunehmen, in der Therapie oft nur wenig erreichen können.[11] Dem kann ich mich nur anschließen.

Ein leitender Psychologe eines deutschen Heims für verhaltensauffällige Jugendliche und auch solche, die versucht hatten, sich umzubringen, berichtete mir unter vier Augen über seine Arbeit: In jener Einrichtung wird vor allem mit Methoden der Verhaltenstherapie gearbeitet; Belohnung und strenge Bestrafungen werden je nach gewünschtem Verhalten eingesetzt. Tatsächlich finden sich für die Statistik erfreuliche Heilungsquoten. Dennoch war der Psychologe sehr unzufrieden: »In den traurigen Augen der ›geheilten‹ Kinder sehe ich, dass sie immer noch so unglücklich sind wie zu Beginn der Therapie. Doch die Symptome, derentwegen sie zu uns gekommen waren, sind nach dem Aufenthalt bei uns tatsächlich verschwunden.« Hier stellt sich die Frage, ob für das, was man »Heilung« nennen kann, das Wegbleiben der Symptome als alleinige Entscheidungsgrundlage ausreicht oder ob Heilung nicht als ein ganzheitlicher Begriff verstanden werden muss.

Manchmal sieht ein Behandler das Kind als Einzelwesen, dessen Rechte und Bedürfnisse es zu schützen und zu verteidigen gilt – auch gegen die Eltern. Zuweilen versucht der Therapeut sogar, sich mit den Kindern gegen die Eltern zu verbünden. Eine solche Therapie kann letztlich nicht gelingen, denn in der Tiefe sind Kinder *immer* solidarisch mit ihren Eltern. Therapie mit Kindern darf nicht nur auf die Kinder, sondern muss auch auf die Eltern und ihre Verbindung zum Familiensystem schauen.

Die Art und Weise, wie in der Psychotherapie bisweilen Systemisches ausgespart bleibt, kann schon nachdenklich stimmen. Vor fast zwanzig Jahren kam eine Frau in meine Praxis, die unter schweren Depressionen litt. Sie hatte bereits jahrelange Therapien mit verschiedenen Therapeuten hinter sich, ohne dass eine Besserung erzielt worden wäre. Die Eltern dieser Frau hatten das KZ Auschwitz überlebt, doch mehrere Verwandte waren ermordet worden. Auf meine Frage, ob dieser schwere Familienhintergrund in ihrer Psychotherapie eine Rolle gespielt habe, sagte sie nein. Die Mehrzahl der Therapeuten hatte überhaupt nicht danach gefragt, was im Stammbaum vorgefallen war. Und jene, die es taten, hatten es nicht in Beziehung zur Depression der Frau gebracht ...

Für mich ist es unvorstellbar, dass solche Ereignisse in der Familie ohne Einfluss auf Spätergeborene bleiben. Jeder systemisch arbeitende Therapeut wird das bestätigen. Wer therapeutisch mit Kindern arbeitet, sollte deshalb ihre Familiengeschichte kennen und unbedingt die Zusammenarbeit mit den Eltern suchen.

Es folgt nun die Geschichte von Peter, die dieses Spannungsfeld zwischen kindzentrierter und systemischer Zugangsweise anschaulich machen soll.

Was heißt hier »systemisch«? –
Die kriminelle Energie von Peters Mutter

Peter, vierzehn Jahre alt, ist sprach- und entwicklungsverlang-samt. Seine Mutter heißt Bianca. Ärzte und Therapeuten waren sich bei der Bestimmung von Peters Störungen bislang uneins. Ein Arzt war der Meinung, Peter sei leicht geistig behindert. Ein Psychiater jedoch widersprach dem. Peters langsames und unge-naues Sprechen sei kein Beleg für eine geistige Behinderung. Er sah in Peter zwar einen entwicklungsverlangsamten Jungen mit Verhaltensauffälligkeiten, doch geistig behindert sei er nicht.

Trotz Biancas Bemühungen wurde Peter nicht in einer übli-chen Grundschule zugelassen. Nach dem Besuch einer Sprach-heilschule kam er auf eine Schule für Lernbehinderte. Mit dem Schreiben und Sprechen ging es nur mühsam voran.

In einem ersten Gespräch erzählt Bianca über die zurücklie-genden Jahre. In der Kleinkindphase sei ihr Mann Bruno mit dem Kind immer ungeduldiger geworden: »Jetzt fang endlich mal an zu sprechen. Es wird Zeit!«, habe der Vater immer wie-der gesagt. Mit etwas Zeit und Geduld konnten die Eltern dann ab dem vierten Lebensjahr ihren Sohn zumindest ein wenig ver-stehen.

Bianca versucht im Gespräch, ihrem Mann die Schuld für Pe-ters Störung in die Schuhe zu schieben: »Peter hat durch Brunos Ungeduld einen Schock erlitten. Deswegen hat er sich erst so spät dem Lernen und Sprechen geöffnet.« Als ich vorsichtig ein-werfe, dass Peter doch schon von Anfang an sprachliche Proble-me gehabt habe, wehrt Bianca ab.

Überhaupt fällt in ihrer Schilderung auf, dass sie immer ande-re für Peters Probleme verantwortlich macht. Alle Therapeuten, die Peter bislang betreut haben, hätten ihn nicht richtig geför-dert, Fehldiagnosen gestellt und dadurch die Probleme des Kin-des nur noch verschlimmert. Peter habe es auch nie lange bei ein und demselben Therapeuten ausgehalten. Seine mangelnde Konzentrationsfähigkeit und seine Aggressionen hätten oft zu einem schnellen Ende der Behandlung geführt, weil man angeblich keine Geduld mit ihm gehabt hatte. Überhaupt seien alle Therapeuten bislang »äußerst unfähig« gewesen.

»Und was erwarten Sie jetzt von mir?«, frage ich die Mutter. »Meinen Sie, ich mache es besser als die anderen vor mir? Ich bin nur ein gewöhnlicher Behandler, so wie alle anderen auch.«

Eine Bekannte hatte Bianca erzählt, dass es im Bereich des Neuro-Linguistischen Programmierens (NLP) und der Kinesiologie Übungen gebe, die Erwachsenen und besonders auch Kindern mit Schreib-, Sprach- und Lernschwierigkeiten helfen können. Von Familienaufstellungen hält Bianca jedoch gar nichts ... Sie will, dass ich mit Peter solche kurzzeittherapeutischen Übungen mache. Sie selbst hat den Eindruck, Peter könne viel besser sprechen und lernen, doch er wolle einfach nicht. So habe sie ihn schon als kleines Kind öfter heimlich dabei beobachtet, wie er relativ fehlerfrei mit sich selbst Sätze übte, die er sich dann, im Beisein der Eltern und anderer, jedoch nicht zu sprechen traute.

Des Weiteren soll ich, wie Bianca sich ausdrückt, bei seinen »Blockaden im Unterbewussten« helfen: Seine Aggressionen sollen abgebaut werden, sodass sein Verhalten anderen Kindern und auch den Lehrern gegenüber sozialer werde. Noch in diesem ersten Gespräch mit Bianca gehen wir den Familienstammbaum durch. Dabei gibt es relativ wenig Auffälliges zu verzeichnen: Bianca hat sich neun Jahre zuvor von ihrem Mann Bruno scheiden lassen; Peter wuchs dann bei ihr auf, doch Bruno habe regelmäßig Kontakt zu seinem Sohn. Sie sieht den Kontakt von Vater und Sohn nicht gern, denn Bruno zahle den Unterhalt nicht immer pünktlich.

Im Stammbaum des Mannes sei alles »normal«, sagt Bianca. Er ist der jüngste von sechs Geschwistern und stammt aus einem behüteten Elternhaus. Von Schicksalsschlägen in der Familie, auch von weiter zurückliegenden, weiß sie nichts zu berichten. Bei ihr selbst sei ebenfalls alles »normal«: Bianca ist das mittlere von fünf gesunden Kindern. Die Eltern hatten früh geheiratet. Sowohl die Eltern als auch Bianca und ihr Mann hatten keine früheren Partner gehabt, nur einige flüchtige Beziehungen. Auch bei den Geschwistern von Vater und Mutter ist nichts Schwerwiegendes zu berichten. Alles sei »normal«: Es gebe weder Behinderungen, noch sei jemand an einer Krankheit früh gestorben oder im Krieg geblieben.

Mir fällt auf, wie wichtig Bianca der Umstand ist, alles sei »ganz normal«. Die häufige Erwähnung dieses Wortes lässt mich stutzig werden, sodass ich nach der Sitzung den Eindruck habe, hier könnte etwas Wesentliches verschwiegen worden sein. Doch noch ahne ich nicht, was auf mich zukommen wird.

Als Bianca ihren Sohn zum ersten Mal in die Praxis bringt, sehe ich einen verschüchterten Lausbub, hinter dessen Ängstlichkeit ein verschmitztes Lächeln durchscheint; sein ansonsten oft aggressives Verhalten ist zumindest in diesem Moment verflogen. Bianca hatte mich vorgewarnt: »Dieses Kind verpasst seinen Lehrern oft ›Bodychecks‹. Passen Sie gut auf sich auf! Seine gute Laune kann blitzschnell umschlagen, und er tritt wie wild um sich. Passen Sie auf sich auf!«

Peter ist nun allein mit mir. Um sein Vertrauen zu gewinnen, frage ich nach den Dingen, die ihm Spaß machen.

»Nichts macht mir Spaß«, nuschelt er vor sich hin, ohne mich anzuschauen.

»So geht's mir manchmal auch«, stimme ich ihm zu, »mir ist manchmal auch alles zu viel.«

Jetzt platzt es aus ihm heraus: »Diese blöde Tanner. Sie hat mich heute wieder geärgert, die dumme Kuh!«

Ich habe Mühe, Peters verwaschene Sprache zu verstehen.

Oft wiederhole ich Worte und Sätze, um mich zu vergewissern, dass ich ihn richtig verstanden habe. Es stellt sich heraus, dass »Frau Tanner« seine Lehrerin in der Schule für Lernbehinderte ist. Er erzählt mir, sie sei unzufrieden mit ihm.

Peter schaut mir nun zum ersten Mal offen ins Gesicht, wenn auch noch etwas ängstlich und abwartend. Ich probiere es jetzt noch einmal: »Was macht dir denn Spaß, Peter? Ich habe mich in deinem Alter sehr für Fußball interessiert.«

Diesmal habe ich mehr Glück. Peter springt auf den fahrenden Zug auf: »Fußball, ja!« Er ist Fan von Werder Bremen. Peter fragt mich, ob ich das auch sei. Ich sei doch wohl hoffentlich kein Fan von Bayern München. »Ich hasse die Bayern!«, ruft er leidenschaftlich aus.

Wahrheitsgemäß antworte ich, dass Bayern München noch nie mein Fall war und mein Herz für Borussia Mönchengladbach schlägt.

»Die mag ich auch!«, bekennt Peter, und wir tauschen uns aus, was wir an unseren Mannschaften mögen und wie sie zuletzt gespielt haben.

Auch Tiere liebt Peter: »Ich liebe alle Tiere!« Peter strahlt. Delfine und Falken haben es ihm besonders angetan. Zu Hause hat er ein Meerschweinchen, das »Pümmi« heiße, und einen Wellensittich, der einen für mich unaussprechlichen Namen trägt. Ich wiederhole den Namen, und Peter prustet vor Lachen, weil ich so ungeschickt im Sprechen bin! Er erklärt ihn mir, doch ich verstehe ihn immer noch nicht, und Peter muss wieder laut lachen: »Fockter« klingt der Name gesprochen.

An dieser Stelle führe ich Timo ein. Timo ist ein »erfahrenes« Plüschtier in meiner Praxis, ein Koalabär. Ich zeige Peter das Stofftier, und er will es sofort in den Arm nehmen. Er reißt es mir fast aus der Hand und drückt es fest an seine Wange: »Der ist lieb«, sagt er ein bisschen traurig. Die anderen Stofftiere interessieren ihn im Moment nicht. Wie Peter mir noch berichtet, mag er auch »Wettrennen«. Er läuft in der Schule oft mit anderen Kindern um die Wette.

Es klingelt an der Tür. Bianca ist gekommen. Schneller als gedacht, ist unsere erste Stunde vorbei. Am nächsten Morgen findet sich auf meinem Anrufbeantworter Biancas Stimme: »Peter hat es gut bei Ihnen gefallen. Er freut sich schon jetzt, dass er nächste Woche wiederkommen darf.« Auch ich freue mich auf die nächste Stunde mit dem Jungen.

In der zweiten Sitzung begrüßt mich Peter schon recht vertraut. Er erzählt mir wieder von der Schule. Er hat sich mit einem anderen Jungen gestritten, und »die Tanner« hat dem anderen Jungen recht gegeben: »Diese blöde Kuh ...« Peter verrennt sich in seine aggressive Stimmung, und selbst das Spielen mit den Stofftieren holt ihn nicht wieder heraus; im Gegenteil: Peter nimmt Timo in die Hand und schlägt ihn mir auf den Kopf: »Diese dumme Tanner!«

»Ich bin aber nicht Frau Tanner!«, protestiere ich. »Und Timo auch nicht.«

»Macht nichts«, meint Peter und haut weiter auf mich ein. Langsam gebe ich ihm körperlich Widerstand und halte Timo immer etwas fester, wenn er ihn auf mich niedersausen lässt. Schließlich befinden wir uns in einer Art Ringkampf. Peter macht das Spaß. Es freut ihn offensichtlich, dass ihm jemand eine sanfte Kraft entgegensetzt. Plötzlich lacht er auf und hält inne. Er blickt mich offen an.

»Deine Mama will, dass ich ein paar Sprachübungen mit dir mache. Sie meint, es könnte gut für dich sein«, nutze ich die Gelegenheit aus. »Betrachte es einfach als ein Spiel. Timo wird uns bei dem Sprachspiel helfen.«

»Ja, Timo, Timo«, stimmt Peter lebhaft zu.

Wir legen Timo in den Mund, was er sagen soll. Anschließend beginnt Peter auf Blanko-DIN-A4-Bögen zu schreiben, auf liniertem Papier ist es ihm zu schwer. Peter schreibt ungefähr sechsmal so große Buchstaben, wie es sonst üblich ist. Für mich ist es verblüffend, wie gut es geht. »Wenn ich will, ist es nicht so schlecht«, sagt Peter. Anschließend führe ich mit ihm einige leichte Übungen aus dem Bereich NLP und Kinesiologie durch.

In den nächsten Sitzungen läuft es ähnlich. Peter entwickelt immer mehr Vertrauen zu mir, und wenn ihm die Sprach- und Schreibübungen zu viel sind, malen wir auch mit Buntstiften. Einmal malt er auf meinen Vorschlag hin seine Eltern und sich. Die Mutter ist links, der Vater rechts, und er selbst steht in der Mitte zwischen den beiden. Diese Position findet man häufig, wenn die Eltern geschieden sind: Das Kind steht zwischen den Eltern.

Während die Eltern auf dem Bild klein sind, hat sich Peter als Kind doppelt so groß gemalt! Diese »Pufferposition« verdeutlicht oft, dass das Kind als »Brücke« für die Erwachsenen dient. Es befindet sich in einer Rolle, die für ein Kind buchstäblich viel zu groß ist. Solche Kinder versuchen, zwischen den Großen auszugleichen, doch der seelische Preis dafür ist hoch; sie sind psychisch meist gefährdet.

Es ist Zeit, ein weiteres Gespräch mit Bianca zu führen. Ich will sie auch darauf ansprechen, warum Peter seinen Vater so verachtet. Peter hat nur verächtliche Handbewegungen und Ausdrücke für ihn übrig, wenn von seinem Vater die Rede ist.

In dem dann stattfindenden Gespräch erzählt Bianca, dass es Peter gut gehe und er sich immer noch auf die Sitzungen freue. Plötzlich verfällt sie in Selbstmitleid: »Ach, wenn ich den Peter nicht hätte, dann wäre ich wohl schon längst nicht mehr auf der Welt. Das Leben macht doch gar keinen Sinn!« Die Tränen rinnen ihr über die Wangen. Bianca macht einen verwirrten Eindruck. Sie erzählt davon, dass sie Bruno ja immer noch ein klein wenig liebe, aber er würde wohl bald sterben.

»Hat er eine lebensbedrohliche Krankheit?«, frage ich.

Bianca verneint. Sie hat einfach die Fantasie, dass er bald stirbt.

»Wieso sollte er sterben?«, hake ich nach.

Bianca meint, er könne ja durch einen Unfall sterben. Sie beginnt über ihre gescheiterte Ehe zu reden, und es fällt auf, dass sie jedes Mal, wenn sie über Bruno spricht, laut lacht. Sie verachtet ihn! Wünscht sie ihm den Tod? Und wenn ja, warum?

Bianca zupft sich verlegen an der Nase: »Ach, wissen Sie, ich muss Ihnen da was sagen ... Bruno ist gar nicht der richtige Vater von Peter!«

Endlich kommt es heraus! Demnach ist tatsächlich nicht alles so »normal«, wie es im ersten Gespräch schien. Und dann folgt eine außergewöhnliche Geschichte.

Während ihrer Ehe hatte Bianca ein Verhältnis mit ihrem Chef angefangen, das bis zum heutigen Tage besteht. Sie wollte ein Kind von ihm, womit dieser auch einverstanden war. Die Zeugung von Peter war also kein unbeabsichtigtes Ereignis, sondern es geschah willentlich! »Ich wollte unbedingt ein Kind von ihm!«, sagt Bianca. Sie hatte nicht das geringste Problem damit, Peter ihrem Mann unterzuschieben!

Für beide spielte es keine Rolle, dass sie jeweils verheiratet waren. Der Chef hat aus seiner auch heute noch bestehenden Ehe drei Kinder. Doch Peter hat nicht nur diese drei älteren Halbgeschwister, die er noch nie zu Gesicht bekommen hat, sondern zusätzlich noch ein viertes, ebenfalls älteres: Der Chef hat zusammen mit einer anderen Frau ein weiteres uneheliches Kind in die Welt gesetzt.

Sowohl von Peter wie auch diesem anderen außerehelichen Kind weiß die Ehefrau bis heute nichts. Bruno, Biancas geschiedener Mann, hat ebenfalls bis dato keine Ahnung, dass Peter gar nicht sein Sohn ist. Bianca hat ihren Mann hintergangen: Nicht nur, dass sie ihn betrog; sie zeugte mit einem anderen Mann absichtlich ein Kind und hatte schon *vorher* geplant, es Bruno unterzuschieben! Einige Jahre später ließ sie sich dann scheiden und erhält seitdem *widerrechtlich* Unterhaltszahlungen von ihm. Hier ist kriminelle Energie mit im Spiel! Bianca und ihr Liebhaber leben intensiv auf Kosten Dritter.

Biancas Fantasien, Bruno könne doch demnächst bei einem Unfall sterben, erscheinen somit in einem neuen Licht. Wenn Bruno stürbe, wäre ihr Gewissenskonflikt endlich beendet, wie sie vielleicht meint. Sie wünscht und sehnt seinen Tod herbei! Des Weiteren werden nun auch Peters unkontrollierte Wutausbrüche nachvollziehbar. Bei ruhiger Betrachtung wird klar, wer in diesem Familiensystem wirklich ein Recht auf Wut hat: Bruno! Ihm wurde übelst mitgespielt. Peter jedoch solidarisiert sich mit seiner Mutter: Da sie verachtend über Bruno denkt und spricht, macht er es ebenso, auch wenn er tief in seiner Seele ahnen mag, wie sehr seinem Stiefvater Unrecht geschieht. Ebenfalls ein Recht auf Wut hat in diesem Familiensystem die Ehefrau des Chefs.

In Peters Aggressionen, Lern- und Verhaltensproblemen kanalisiert sich mutmaßlich einiges von dem, was im Familiensystem keinen Platz finden darf. Seinen wirklichen Vater erlebt Peter im Durchschnitt einmal im Monat bei einem kurzen Treffen. Der Chef wird Peter als »Onkel« vorgestellt. Peter hat seinen Vater seit seiner Geburt nie länger als zehn Minuten ohne Unterbrechung erlebt.

Wie soll ein Kind bei einer solch unglaublichen Täuschung im Familiensystem »normal« bleiben? Ein Kind, das seit seiner Geburt mit so vielen Lügen, so viel verkehrter Wirklichkeit konfrontiert ist und das in einer Familie lebt, in der die Realität ängstlich ausgesperrt bleibt, *muss* darauf reagieren: Wie kann ein Kind seinen Wahrnehmungen in solch einer Umgebung trauen? Beispielsweise weiß die Seele des Kindes, wer tatsächlich der Vater ist, doch seine fünf Sinne vermitteln ihm seit Jahren, dass es sich um einen unbedeutenden fremden »Onkel« handelt, der ihn ab und zu für zehn Minuten sieht. All das vermag ein Kind kaum in seinem Inneren zusammenzubringen!

Es kann einem wirklich die Sprache verschlagen …

Ich erläutere Bianca in ruhigen Worten, warum man diese Familiengeschichte bei der Behandlung von Peter nicht aussparen darf. Bianca erkennt, dass ich mir nicht vorstellen kann, auf dieselbe Art und Weise weiterzuarbeiten wie bisher: Sie sollte sich den seelischen und finanziellen Folgen ihres Tuns stellen und ihrem geschiedenen Mann Bruno die Wahrheit sagen. Sie kann Rückgrat beweisen und Schritt für Schritt die Wirklichkeit in ihr Leben lassen. Zudem hat auch Peter ein Recht, zu erfahren, wer sein wirklicher Vater ist, und er muss auch das Recht erhalten, ihn irgendwann mit »Papa« anzusprechen.

Außerdem wäre es für ihn heilend, wenn er seine älteren Halbgeschwister kennenlernen würde. Ihnen fühlt er sich vermutlich in großer Schuld verbunden. Dies jedenfalls zeigen Familienaufstellungen von ähnlichen Fällen. Indem die Halbgeschwister sich kennenlernen dürfen, wird etwas in der Psyche der Betroffenen geheilt und gelangt zur Ruhe. Ich versichere Bianca, ich sei mir klar darüber, dass man all diese Schritte nicht überstürzt, sondern behutsam angehen müsse und dass ich sie dabei unterstützen und begleiten würde.

Es wäre auch sehr hilfreich, wenn Bianca sich therapeutisch den Verhältnissen in ihrer Herkunftsfamilie zuwende. Es ist zu vermuten, dass sich hinter der eigenwilligen Geschichte der Gegenwartsfamilie eine weitere, nicht weniger außergewöhnliche der Herkunftsfamilie verbirgt.

Bianca reagiert wütend auf meine sachlich und ruhig vorgetragenen Gedanken. Nie würde sie all diese Dinge tun, von denen ich spreche! Sie zählt auf, welche schlimmen Folgen es hätte, wenn die Wahrheit Wahrheit sein dürfte. Es gebe dann zum Beispiel kein Unterhaltsgeld mehr von Bruno! Sie wolle das Geld aber weiter (widerrechtlich) regelmäßig erhalten.

»Gibt es nicht noch andere Gesichtspunkte außer Geld?«, werfe ich ein. Mir ist übrigens auch bewusst, dass Bianca genügend eigenes Geld besitzt und das Geld letztlich nur ein vorgeschobener Grund ist!

»Nein, nein, das geht auf keinen Fall«, fährt sie fort und findet immer neue Argumente. Sie vergisst dabei, dass ihr Chef und Liebhaber ein wohlhabender Mann ist, der bislang finanziell von allem völlig unberührt blieb. Immer wieder weist sie darauf hin, was die Leute wohl von ihr denken würden, wenn die wahren Verhältnisse bekannt würden. Sie spricht, als ob ihr die Meinung »der Leute« wichtiger sei als die Gesundheit und das Schicksal ihres Sohnes.

Mühsam unterbreche ich ihren Redeschwall erneut: »Ist es nicht vielleicht schlimmer, so weiterzumachen wie bisher, gerade für Peter, als sich mit neuen Lösungsmöglichkeiten auseinanderzusetzen? Als schwächstes Mitglied in der Familie hält Peter den Rücken hin. Wie kann ich als Therapeut zustimmen, eine solch verschobene Wirklichkeit aufrechtzuerhalten, und dieses Spiel mitspielen? Können Sie das nachempfinden, was ich sage?«

Bianca schweigt und schüttelt den Kopf.

Ich frage sie: »Wenn Sie jetzt fünf Jahre in die Zukunft vorausschauen – welche Dinge erscheinen Ihnen dann wichtig? Finanzielle Angelegenheiten oder ein unbeschwerter, fröhlicher Peter? Wie werden sich die Dinge in fünf Jahren entwickelt haben, wenn Sie alles so lassen, wie es jetzt ist? Und wie wird sich die familiäre Situation und auch Peters Situation verändern, wenn Sie jetzt alle Karten auf den Tisch legen?«

Bianca will nicht antworten, sie schüttelt nur den Kopf. Dann bittet sie mich um einige Tage Bedenkzeit. »Ich melde mich bei Ihnen«, sagt sie zum Abschied.

Noch in derselben Woche kommt Peter wieder zu mir. Ich ahne, dass ich ihn heute zum letzten Mal sehe. Wir haben ein gutes und besonders intensives Treffen.

»Bis nächste Woche!«, sagt Peter lächelnd zum Abschied.

Auch ich sage: »Bis nächste Woche«, denn alles andere wäre eine Überschreitung meiner Rechte als therapeutischer Begleiter und eine Missachtung von Biancas Mutterrolle. Sie ist für ihn wichtig, ich jedoch bin völlig unwichtig für Peter. Selbstverständlich darf ich Peter nicht sagen, dass wir uns womöglich nicht mehr wiedersehen werden, auch wenn dies sehr schade ist. Mir ist auch klar, dass Peter eine weitere traumatische Wunde dadurch erhält, und mir dämmert ebenso, warum all die vielen Therapeuten vor mir scheitern mussten. Für Erklärungen aller Art ist allein Bianca zuständig, niemand anders.

Einige Tage später meldet sich Bianca am Telefon. Sie schmeichelt mir: »Peter geht so gern zu Ihnen! Er kann es kaum bis zum nächsten Mal abwarten, am liebsten käme er zweimal die Woche«. Es folgt eine kleine Pause. »Sie werden doch die Therapie nicht einfach abbrechen? Das können Sie dem Kind doch nicht antun? Er macht so gute Fortschritte bei Ihnen.«

In der Tat hat Peter Fortschritte gemacht. Doch in ruhigen Worten erkläre ich Bianca, dass ich es Peter nicht antun kann und vor mir selbst auch nicht verantworten könnte, wenn ich im Bewusstsein einer Lüge so weiterarbeiten würde wie zuvor.

»Peter kann doch wiederkommen? Oder? Das wäre ein Verbrechen am Kind, wenn Sie jetzt das Ganze beenden würden«, beharrt Bianca, als hätte sie gar nicht gehört und verstanden, was ich soeben gesagt habe. Ich erkläre nochmals unmissverständlich, was hier wirklich das Problematische ist und dass wir auch gern noch einmal in Ruhe darüber reden können, falls sie dies wolle. Weder von Bianca noch von Peter habe ich jemals wieder gehört.

Ein Therapeut, der sich hier weiter allein auf das Kind konzentriert, wird meiner Ansicht nach der Gesamtsituation nicht ausreichend gerecht. Wer Kindern in schwierigen Lebensumständen helfen will, darf das Familiensystem, in das sie eingebunden sind, nicht ausblenden.

Theoretisch wäre hier auch eine andere Lösung möglich gewesen. In einem Gespräch hätte ich Bianca einen meiner beiden »Aufträge« zurückgeben und so weiterhin Sprachübungen mit Peter machen können: Biancas Aufträge bezogen sich erstens auf die Verbesserung des Schreibens, Sprechens und Lesens und zweitens auf die Verminderung von Peters Aggressionen und die Erweiterung seines sozialen Verhaltens. Mir war jedoch die Verzahnung von Peters Problemen zu offensichtlich, als dass ich mich innerlich auf eine solche »Lösung« hätte einlassen können. Viele noch folgende Fallgeschichten werden zeigen, dass man den Blick immer auf das ganze Familiensystem richten muss, wenn man Kindern tatkräftig helfen möchte. Wer sich als Behandler mit der Lüge der Familie verbündet, der verrät das Kind.

Soziale Probleme

Extreme Wut

Gründe, wütend zu werden, gibt es für Kinder wie Sand am Meer. Hier gehe ich auf einige Ursachen ein, die ich häufig beim Familienstellen gefunden habe.

Oft hat die Kinderwut mit der Dynamik zwischen den Eltern und ihrem »Vorleben« zu tun. Wie wir in den Abschnitten über Neurodermitis, Asthma und Allergien noch sehen werden, können sich Kinder, die mit einem früheren Partner der Eltern verbunden sind, dem gleichgeschlechtlichen Elternteil oft nicht richtig öffnen. Hat beispielsweise ein Mann seine frühere erste Freundin geschwängert und dann sitzengelassen, wird oft eines seiner Kinder (aus der späteren Beziehung) genau diese Wut der Fremden übernehmen und sie den Eltern gegenüber ausdrücken. Die Wut wird aufgelöst, indem der Vater sich seiner früheren Beziehung stellt und Verantwortung übernimmt. Das Kind braucht dann nicht mehr die Wut der früheren Freundin des Vaters auszudrücken.

Ein Mann stellte seinen ständig extrem aggressiven neunjährigen Sohn auf. Dessen Mutter fühlte sich im ersten Aufstellungsbild »unsichtbar« von anderen »beobachtet«. Es stellte sich heraus, dass der Mann vorher vier Frauen hatte, die bald nach ihrer Hineinnahme in die Aufstellung ihrer Wut dem Mann gegenüber freien Lauf ließen, da sie sich von ihm hereingelegt fühlten. Ab diesem Zeitpunkt empfand sich der Sohn augenblicklich von der Wut befreit, die er im ersten Bild noch in sich gespürt hatte.

Sehr häufig stellt die Wut des Kindes auch einen Protest dagegen dar, von einem Elternteil verwechselt zu werden. Eine Frau trug extreme Machtkämpfe mit ihrer elfjährigen Tochter aus. Die alleinerziehende Mutter hatte sich vor Jahren von ihrem Mann getrennt und dem Kontakt des Kindes zum Vater einen Riegel vorgeschoben. Ihre ganze Wut auf den Mann projizierte sie nun auf die Tochter. Das Kind protestierte natürlich nicht nur gegen diese Übertragung, sondern war zusätzlich wütend über den »Vater-Diebstahl«. Als Drittes trug das Mädchen auch noch die Wut des Vaters auf die Mutter, weil diese ihn geschickt juristisch ausgetrickst hatte, sodass er seine Tochter kaum noch sehen konnte. Welches Kind sollte da nicht – mit Recht – »explodieren«? In einem anderen Fall wünschte eine Alleinerziehende ihrem Exmann den Tod. Mit dieser Energie hatte sich die extrem tobende siebenjährige Tochter verbunden. Den Tod des Vaters konnte sie nicht zulassen ... auch nicht in den Gedanken ihrer Mutter.

Kinder reflektieren den Eltern mit ihren Aggressionen auch ungelöste Probleme, die diese mit ihren eigenen Eltern haben. Ein Junge, mit dem es ständig Autoritätskonflikte und extremen Streit gab, musste der Mutter deren Vater ersetzen, anstatt Kind sein zu dürfen. Im ersten Aufstellungsbild kuschelte sich die Mutter an ihren Sohn, als sei er ihr Vater. Nach einigen Fragen kam heraus, dass sie stets wütend auf ihren Vater war, weil er nicht die geringsten Gefühle zeigen konnte. So gern hätte sie einen Vater gehabt, mit dem sie hätte kuscheln können. Der Vater (Großvater des Kindes) hatte knapp ein KZ überlebt und war völlig traumatisiert.

In einer anderen Aufstellung spiegelte ein achtjähriger »explosiver« Junge dem Vater dessen eigene Vaterbeziehung wider. Der Mann hasste seinen Vater, weil er viel von ihm geschlagen worden war. Durch die Wut seines Kindes erhielt er einen Hinweis darauf, was er psychotherapeutisch aufzuarbeiten hatte.

Nicht selten geht es bei Wut um die Übernahme von Schuld: Ein vierjähriger, stets aggressiver, provozierender Junge war in der Aufstellung verbunden mit unzähligen wütenden Opfern seines Großvaters, der im Krieg Bomberpilot gewesen war. Ein ebenfalls vierjähriges Mädchen tobte ständig und »rastete« regelmäßig »aus«. »Sie geht dauernd durch die Decke!«, sagte die Mutter. In der Aufstellung hörte die Wut der Tochter schlagartig auf, als drei abgetriebene Kinder aus drei unterschiedlichen früheren Partnerschaften der Mutter dazugenommen wurden.

Wie gesagt, sehnen Kinder sich nach starken Eltern, die ihnen Grenzen setzen, denn Grenzen verleihen Sicherheit. Falls Eltern sich stattdessen, wie heute oft zu beobachten, ihren Kindern unterordnen, ihnen sofort jeden Wunsch erfüllen und sie wichtige Familienfragen entscheiden lassen, dann werden Kinder psychisch unsicher. Wenn Kinder sich in Schule und Elternhaus alles erlauben dürfen und keine Konsequenzen für problematisches Verhalten erfahren, »testen« sie die Grenzen der Eltern immer intensiver und »brutaler«. Mit ihrer Wut »schreien« sie förmlich danach, endlich starke Eltern zu haben.

In der nun folgenden Aufstellung hat die Wut eine Funktion in Bezug auf die elterliche Beziehung, aber vor allem hat sie einen systemischen Hintergrund.

Thilo, siebzehn Jahre, verprügelte den Vater

Thilo lässt sich von niemandem etwas sagen. In den ständigen Streitereien der Eltern ergreift er stets für seine Mutter Renate Partei, gegen Winfried, seinen Vater. Mehrfach ist er schon gegen den Vater tätlich geworden. Einmal trug dieser sogar einen Schlüsselbeinbruch davon!

Renate und Winfried wünschen sich sehnlichst, dass nach so vielen Jahren »Krieg« endlich wieder Friede in die Familie kommt. Es werden die Eltern und Thilo aufgestellt. Anonym wählt der Seminarleiter einen Mann und stellt ihn noch zusätzlich ins Bild. Dieser Mann kommt sofort auf Renate zu und stellt sich neben sie.

Der Seminarleiter: »Dieser Fremde stellt Thilos extreme Wut dar.«

Renate reagiert betroffen. Aus ihrem Stammbaum ist jedoch nichts Besonderes bekannt.

Der Stellvertreter für die Wut deutet weit hinter die Mutter: »Dort hinten spüre ich etwas, mit dem ich verbunden bin …«

Der Seminarleiter wählt fünf Frauen aus der Gruppe aus, die sich hintereinander Renate in den Rücken stellen. Jede Frau steht für eine Generation der mütterlichen Seite.

Die »Wut« geht nun langsam an den insgesamt sechs Frauengenerationen vorbei. Als der Stellvertreter vor der letzten von ihnen stehen bleibt, ballt er die Fäuste: »Ich könnte ihr so was von in die Fresse hauen«, entfährt es ihm spontan.

Doch Renate weiß nichts über schlimme Vorkommnisse aus dem mütterlichen Stammbaum, die so weit zurückreichen.

Die weibliche Ahnin hält sich den Bauch: »Mir ist kotzübel. Ich kann mich kaum noch auf den Beinen halten.« Einige Augenblicke später sinkt sie auf die Knie. Der Stellvertreter für Thilos Wut geht jetzt ebenfalls auf den Boden, doch seine Wut vermindert sich.

Renate kommt in ihre eigene Rolle. Nach Aufforderung verbeugt sie sich mit der Hand auf dem Herzen vor der Ahnin und der Wut, die natürlich eine konkrete Person darstellt: »Ich achte das Schlimme, das passiert ist. Ich werde nicht nachforschen, was es war … Bitte schaut freundlich auf meine Kinder[12] und mich.«

Die Wut und die Ahnin reagieren erleichtert. Anschließend legen sich die Wut und die Ahnin nebeneinander auf den Boden und blicken sich konzentriert an.

Thilo hat aufmerksam zugeschaut. Er sagt: »Als Mama sich verbeugt hat, ist in mir etwas geplatzt, wie eine Eiterblase … Ich fühle mich viel freier. Und ich wünsche mir endlich eine starke Mutter.«

Renate kommt zurück zu ihrem Mann und zu Thilo. Sie sagt dem Kind: »Dir gegenüber mache ich es, so gut ich kann. Halte dich bitte raus, wenn Papa und ich streiten. Es geht dich nichts an!«

Thilo nickt: »Ja, das entspannt mich sehr! Ich brauche jetzt nicht mehr für Mama Partei zu ergreifen.«

Der Seminarleiter zu Winfried und Renate: »Da ist etwas Mörderisches, was über Renate zu Thilo gekommen ist. In eurem Streit hat sich Thilo dann an diese uralte Gewalttat aus dem Stammbaum angeschlossen. Er rächt sich für etwas Fürchterliches. Doch die Rache gilt eigentlich nicht Winfried, sondern sie gilt dem, was bei Renates Ahnin geschehen ist.«

Winfried ist mittlerweile auch in die eigene Rolle gekommen. Nun sagt er seinem Sohn: »Du warst sehr aggressiv mir gegenüber. Aber ich erkenne an, dass es nicht persönlich gegen mich gerichtet war. Du hast das Schwere aus Liebe zu Mama getragen!«

Thilo kommen die Tränen. Spontan fällt er seinem Vater um den Hals und umarmt ihn lange. Dann sagt er dem Vater: »Es tut mir leid!«

Ein Jahr später gibt mir Winfried die Rückmeldung, dass die Beziehung zu Thilo deutlich besser geworden sei und seine Wut nachgelassen habe. Beide Eltern gehen davon aus, dass die Beziehung zum Sohn sich noch weiter entkrampfen wird.

Soziale Isolation

Wenn Kinder in der Schule Mobbingopfer werden, sieht man in den Familien verschiedene Hintergründe. Am häufigsten erlebe ich, dass das Kind ständig zwischen den Eltern »vermitteln« muss. Auf diese Weise wird es »groß« und mutiert zum »Schiedsrichter«. Im Kindergarten und im Klassenverband wird dem Kind sehr schnell auf unangenehme Weise gezeigt, dass es hier nicht mehr allen anderen sagen kann, wo es langgeht ...

»Moderator« der elterlichen Beziehung zu sein ist eine Überforderung des Kindes und bringt es in falsche Rollenbilder. Eltern sollten ihre Probleme allein oder mit Unterstützung eines professionellen Helfers lösen, nicht mithilfe des Kindes.

Jenseits des Mobbings können Kinder aber auch freiwillig in eine soziale Isolation gehen, wovon das folgende Beispiel handelt.

Fabienne, fünfzehn Jahre, ist ständig allein und hat keine Freunde

Selma kommt allein zu einem Kurs und möchte ihrem jüngsten Kind helfen, der Tochter Fabienne. Schon lange macht es ihr Sorgen, dass die Tochter vom sozialen Leben abgeschnitten ist. Im ersten Bild sieht man, wie der Vater auf eine Stelle am Boden stiert und Fabiennes Symptom (in der Rolle ist eine Frau) sich neben Selma stellt.

»Hast du ein Kind verloren?«, fragt der Seminarleiter.

»Ja, eine Totgeburt vor Fabienne.«

»Man sieht, dass du auf keinen Fall auf dieses Grab schauen möchtest, dein Mann aber schon!«

Der Seminarleiter wählt eine Frau aus der Gruppe aus und bittet sie, sich auf den Boden zu legen.

Der Vater geht langsam auf das tote Kind zu und kniet sich zu ihm. Selma dreht sich demonstrativ weg von ihrem Mann und dem toten Kind. Dann geht sie zu Fabienne und stellt sich neben sie.

Fabienne wird unruhig und kratzt sich. Man sieht, dass sie die Nähe der Mutter kaum aushält.

Der Seminarleiter zu Selma (sitzt auf einem Stuhl): »Weißt du, warum deine Tochter sich kratzt und es kaum noch aushält neben dir?«

Selma schüttelt den Kopf.

Der Seminarleiter zu Fabiennes Stellvertreterin in der Aufstellung: »Schau deine Mama an und sag ihr: ›Ich bin nicht deine Freundin, sondern nur dein Kind. Ich brauche eine starke Mama. Und mein toter Bruder braucht dich auch!‹«

Nachdem Fabienne das getan hat, sagt der Seminarleiter zu Selma: »Anstatt sich dem Schmerz zu stellen, flüchtest du zu deiner Tochter und tust so, als ob nichts wäre!«

Während dieser Worte nickt der Ehemann kräftig mit dem Kopf. Er wirft ein: »Meine Frau fehlt mir! Ich warte darauf, dass sie mit mir gemeinsam um das Kind trauert.«

Selma kommen nun die Tränen: »Ich dachte, es ist alles gelöst mit dem Kind …«

Der Seminarleiter bittet Selma, ihren Platz in der Aufstellung einzunehmen und als Erstes zu dem toten Kind zu gehen. Es folgt ein längeres Ritual, in dem Selma und ihr Mann ihrem Kind einen Platz in ihrem Herzen geben. Selma schafft es, ihren Schmerz endlich zuzulassen, wobei sie von ihrem Mann unterstützt wird.

Zu ihrer Tochter sagt Selma bewegt: »Dein totes Geschwisterchen fühlt sich jetzt nicht mehr allein! Und auch du brauchst nun nicht mehr allein zu sein.«

Fabienne fühlt sich befreit. Die Stellvertreterin für Fabiennes Isolation meint: »Ich möchte jetzt verschwinden. Ich spüre, dass ich nicht mehr gebraucht werde.«

Fabiennes soziale Isolation spiegelt die Isolation des toten Kindes wider. Außerdem war Fabienne »Trösterin« der Mutter und konnte deshalb nicht in eine Kindrolle gehen, was ihr in Gruppen von Gleichaltrigen Probleme bereitete. Neun Monate später gibt mir Selma die Rückmeldung, dass Fabienne jetzt endlich Freunde gefunden habe und sozial integriert sei.

Kontaktabbruch

Erwachsen gewordene Kinder brechen nicht selten den Kontakt zu ihren Eltern ab, wenn diese sie sexuell oder »energetisch« missbraucht haben. Unter »energetischem Missbrauch« verstehe ich den Umstand, dass Eltern ihr Kind als »Ersatzpartner« benutzen und über das Kind ihren Selbstwert definieren.

Kinder nehmen auch von ihren Eltern Abstand, wenn diese ihnen gegenüber gewalttätig waren oder ihnen den anderen Elternteil vorenthalten haben. Was passiert, wenn Eltern ihr Kind als »persönlichen Gegenstand« betrachten, über den sie frei verfügen können, haben wir schon im Fall von Janine im Kapitel »Kinder gehören sich selbst – Eltern auch« gesehen.

Wenn Kinder sich jedoch entschlossen haben, die Eltern zu hassen und ihnen den Tod zu wünschen, müssen Eltern Abstand von den Kindern halten. Sie können der freiwilligen Entscheidung der Kinder nur zustimmen, so schmerzhaft es auch sein mag. Dasselbe gilt, wenn Kinder anmaßende Forderungen an Eltern stellen und diese erpressen wie im Fall von Kilian.

Kinder brechen den Kontakt zu Eltern oft auch ab, wenn diese sich zu sehr in ihr Leben eingemischt haben und sie ihnen etwas nicht verzeihen können. Eine Tochter brach den Kontakt zu den Eltern als Neunzehnjährige ab, nachdem diese sie mit siebzehn Jahren zu einer Abtreibung gezwungen hatten. Die Tochter konnte den Eltern das nicht verzeihen.

Isolde und Luca: Die Rache

Isolde hat ihren erwachsenen Sohn schon viele Jahre nicht mehr gesehen. Sie möchte wissen, warum er den Kontakt abgebrochen hat. Luca lebte seit seinem ersten Lebensjahr mit der Mutter allein, da sich die Eltern getrennt hatten.

Isolde stellt sich und den Sohn in einer Gruppe auf. Anonym wählt der Seminarleiter einen Mann aus und stellt ihn dazu. Sofort geht der Sohn neben den Mann und strahlt ihn an.

»Weißt du, wer der Mann ist?«, fragt der Seminarleiter.

»Keine Ahnung«, antwortet Isolde.

»Das ist Lucas Vater.«

Isolde zuckt die Schultern.

Luca strahlt den Vater immer noch an: »Ich habe mich an Mama gerächt! Sie hat mir den Vater vorenthalten!«

Der Seminarleiter zu Isolde: »Was sagst du dazu?«

Isolde: »Ich mochte Lucas Vater nicht besonders ... Ich selbst bin auch ohne Vater aufgewachsen. Noch nicht einmal ein Foto von ihm hatte ich.«

Der Seminarleiter stellt Isoldes Eltern dazu.

Isolde kommt nun in ihre eigene Rolle. Auf Vorschlag des Seminarleiters sagt sie Luca: »Ich habe es mit dir gemacht wie meine Mutter mit mir!«

Luca nickt, macht jedoch klar, dass sein Platz nur neben dem Vater ist.

Auf bewegende Weise nimmt Isolde nun Kontakt zu ihrem Vater auf und lässt ihren Kindheitsschmerz zu.

Nach der Aufstellung sagt der Seminarleiter zu Isolde: »Wenn du in nächster Zeit an Luca denkst, dann stell dir bitte innerlich vor, dass dein Vater hinter dir und Lucas Vater hinter deinem Sohn steht. Warte einfach ab, was geschieht.«

Isolde ist bereit, das auszuprobieren.

Elias und Irmtraud: Seit fünfzehn Jahren Kontaktabbruch

Irmtraud hat vier erwachsene Kinder. Der Dritte, Elias, lebt in Australien und will keinen Kontakt mit den Eltern. Er hält jedoch Kontakt zu seinen Geschwistern.

Es werden Vater, Mutter und Elias aufgestellt. Die Mutter zieht es zu einer entfernt gelegenen Stelle. Sie zittert. Elias stellt sich ihr in den Weg, er will sie aufhalten.

»Was ist passiert?«, fragt der Seminarleiter.

Irmtraud erzählt von zwei Abtreibungen. In beiden Schwangerschaften hatte sie jeweils eine Krankheit, sodass die Ärzte sie vor die Wahl stellten: »Sie oder das Kind?« Irmtraud hasste ihren Mann dafür, dass er sich zweimal den Ärzten gegenüber für Irmtraud und gegen das Kind ausgesprochen hatte.

Irmtrauds Stellvertreterin nickt, als sie das hört. Parallel dazu geht Elias zu den jetzt in die Aufstellung dazugekommenen Abtreibungen, einen Mann und eine Frau, und legt sich zu ihnen. Er sagt der Mutter: »Ich mache das für dich!«

Der Vater hält das Ganze kaum noch aus. Er geht zum Sohn und reicht ihm die Hände zum Aufstehen. Elias lässt sich aufhelfen. Anschließend sagt Irmtraud ihrem Mann unter Tränen: »Ich übergebe dir Elias. Er braucht deine Stärke!« Irmtraud kommt in ihre Rolle und wiederholt die Sätze.

Der Vater nimmt den Sohn und stellt sich mit ihm in eine entfernte Ecke, während Irmtraud sich einem Ritual den toten Kindern hingibt. Obwohl die beiden toten Kinder möchten, dass Irmtraud zu ihrem Mann zurückgeht, will diese bei ihnen liegen bleiben.

Zum Ende gibt der Seminarleiter Irmtraud den Hinweis, dass sie dem Mann von der Aufstellung erzählen solle.

Das Feedback kommt genau zwei Tage nach dem Kurs. Ohne dass Elias im Entferntesten Kenntnis über die Aufstellung gehabt hätte, rief er eine seiner Schwestern an und bat sie: »Spontan habe ich entschieden, zu Mama und Papa wieder Kontakt aufzunehmen. Bitte leg ein gutes Wort für mich ein!« So kam es dann auch …

Das Beispiel zeigt anschaulich: Wenn ein Familienmitglied aufstellt, hat dies auch Wirkungen auf die anderen Mitglieder der Familie!

Lina und Jolanda: Die Zustimmung

Jolanda hat eine Tochter, die seit vielen Jahren den Kontakt zu den Eltern abgebrochen hat. Weder ihr Mann noch sie verstehen die Hintergründe.

Vater, Mutter und Tochter Lina werden aufgestellt. Deutlich sieht man, dass die Mutter vor Lina zittert.

Der Seminarleiter zu Jolanda: »Wenn ein Elternteil vor einem Kind Angst hat und zittert, ist meist etwas ganz Bestimmtes passiert. Ich teste das jetzt mal.«

Der Seminarleiter wählt eine Frau aus der Gruppe und stellt sie dazu. Sofort strahlt die Tochter die Fremde an und stellt sich neben sie.

Der Seminarleiter: »Die Fremde bedeutet: ›Ich wünsche der

Mutter den Tod, so sehr hasse ich sie.‹ Man sieht deutlich das Bündnis der beiden.«

Jolanda ist fassungslos. Der Vater wankt jetzt ebenfalls. Spontan sagt er Lina: »Ich stehe dir als Vater nicht zur Verfügung!« Er nimmt seine Frau an der Hand. Beide drehen sich um, sodass sie die Fremde und Lina nicht mehr sehen. Beide Eltern atmen auf, denn es geht ihnen nun körperlich besser; sie wollen sich entfernen. Jolanda stimmt dieser schweren »Lösung« zu.

Nun kommt Jolanda in ihre eigene Rolle. Im Gegensatz zu ihrer Stellvertreterin beginnt sie zu weinen.

Der Seminarleiter zu Jolanda: »Deine Stellvertreterin war schon ein Stück in der Zukunft: Deswegen ging es ihr jetzt gut. Du wirst dich noch auf diese Zukunft zubewegen und in diese Lösung hineinwachsen, auch wenn es für dich nicht ganz einfach ist.«

Jolanda: »Es bleibt mir nichts anderes übrig … Aber warum hat sie den Kontakt abgebrochen?«

Der Seminarleiter: »Das spielt überhaupt keine Rolle im Moment. Wenn jemand seinen Eltern den Tod wünscht, kann man therapeutisch nichts machen! Verflucht der Apfel den Baum, von dem er fiel? – Das ergibt keinen Sinn.«

Niklas und Kilian: Die Erpressung

Kilian kommt in meine Praxis, weil er und seine Frau nicht wissen, wie sie sich gegenüber ihrem jüngsten Sohn verhalten sollen. Dieser stellt sie vor die Wahl: »Entweder ihr zahlt mir jetzt mein Erbe aus, oder ich breche den Kontakt mit euch ab!«

Vor dem Spiegel stehend, sagt Kilian zwei Sätze, macht jedoch dazwischen eine kleine Pause: »Ich zahle dir dein Erbe aus.« Und: »Wir als Eltern allein bestimmen, wann das Erbe ausgezahlt wird, nicht du, und den Folgen stimmen wir auch zu!«

Den ersten Satz bringt Kilian kaum über die Lippen. Er stottert und schüttelt den Kopf dabei. Beim zweiten Satz wird es ihm zwar schwer ums Herz, doch er kann ihn mit normaler Stimme aussprechen.

Kilians Kommentar: »Ich merke, dass wir uns nicht erpressen lassen dürfen. Wenn er freiwillig in die Wüste will, dann soll er gehen!«

Dem habe ich nichts mehr hinzuzufügen. Nie dürfen sich Eltern von Kindern erpressen lassen! Nachgeben bei Erpressungen hat die Folge, dass das Kind noch anmaßender wird und die Eltern-Kind-Beziehung noch tiefer entgleist! Das zumindest ist meine Beobachtung.

Wenn Kinder »klammern«

Falls Kinder sich wie Mühlsteine um den Hals ihrer Eltern hängen, toben und schreien, wenn diese das Haus verlassen, dann ist das fast immer ein ernstes Warnsignal! In der Regel zeigt sich in Aufstellungen, dass das Kind Angst um den betreffenden Elternteil hat: Es befürchtet, von diesem verlassen zu werden. Aus Sicht des Kindes hilft nur Gefühlsterror, um den geliebten Menschen in seinem Leben zu halten.

Johannes, siebzehn Jahre, lässt die Mutter nicht los

Obwohl schon dem Kindesalter entwachsen, klammert Johannes an seiner Mutter: »Er klebt wie Kaugummi an mir!«, beklagt sich Mathilde in einem Kurs. Ihr Ehemann Lauritz bestätigt dies. Viele Jahre gehe dies nun schon so, sagt er und rollt die Augen.

Im ersten Bild der Aufstellung zeigt sich, was sich fast immer in solchen Fällen zeigt: Die Mutter will »verschwinden«, und der Sohn stellt sich ihr in den Weg.

Der Seminarleiter zu Mathilde: »Du siehst weder deinen Mann noch das Kind. Du willst nur fort … Wohin?«

Mathilde: »Ich war immer ein Papakind. Vor sechs Jahren ist mein Vater qualvoll an einer schweren Krankheit gestorben. Vielleicht ist es das?«

Es kommt nun ein Mann für Mathildes Vater in die Aufstellung, der sich auf den Boden legt. Ohne zu zögern, legt sich Johannes sofort neben seinen Großvater und lächelt ihn an.

Lauritz wird auf seinem Stuhl immer nervöser: »Kann ich jetzt in meine Rolle gehen?«, platzt er dazwischen.

Der Seminarleiter: »Na klar! Komm!«

Lauritz geht in seine Rolle, und sofort eilt er auf den Sohn zu, breitet die Arme aus und will ihm aufhelfen. Unsicher blickt Johannes zu seiner Mutter und dem Großvater.

Mathilde ermuntert ihren Sohn: »Geh zum Papa. Der Opa wartet auf mich, nicht auf dich!«

Mathilde kommt in ihre eigene Rolle und wiederholt diese Sätze. Anschließend lässt Johannes sich aufhelfen. Vater und Sohn sehen dem Geschehen danach aus vier Meter Entfernung zu. Es zeigt sich, dass es für Mathilde nicht einfach ist, ihren Vater gehen zu lassen. Sie hat seinen Tod noch nicht verkraftet. Zwar ist eine Lösung für Johannes gefunden, aber noch nicht für sie.

Die Aufstellung wird hier beendet. Der Seminarleiter sagt Mathilde: »Wenn du einverstanden bist, stellen wir morgen deine Mutter und deinen Vater auf. Dann kannst du einen Schritt weiter gehen als heute!«

Mathilde stimmt zu. Am nächsten Tag des Kurses findet eine intensive Aufstellung zum Tod ihres Vaters statt, in der beide ihren Frieden finden.

Sechs Monate später informiert mich Mathilde, dass das Klammern des Sohnes aufgehört habe. Auch eine Asthmaerkrankung, die die Eltern im Kurs gar nicht erwähnt hatten, heile nebenbei ab! Wie wir noch im Kapitel »Asthma« sehen werden, kann diese Krankheit entstehen, wenn der Weg zu einem Elternteil versperrt ist. Für Johannes war endlich der Weg zum Vater frei geworden!

In einer ganz ähnlichen Geschichte ging es um eine sechzehnjährige Tochter, die nur neben der Mutter im Bett schlafen konnte. Dem Mann blieb nichts anderes übrig, als dies zu akzeptieren, denn alle Versuche, etwas an der Situation zu ändern, endeten mit »Terror«. Das Kind diente in diesem Fall buchstäblich als »Puffer« zwischen den Eltern: Es »schützte« die Mutter nicht nur vor den Ansprüchen des Vaters. Wie die Aufstellung zeigte, war die Tochter aus Liebe zur Mutter mit deren zwei Abtreibungen aus einer früheren Partnerschaft verbunden.

Nele, vier Jahre, weint, wenn die Mutter aus dem Haus geht

Vroni möchte in einem Kurs ihre Verlustängste und ihre Mutterbeziehung aufstellen. Als der Seminarleiter fragt, ob sie verheiratet sei und Kinder habe, bejaht sie. »Ist mit den Kindern alles in Ordnung?«, fragt der Seminarleiter.

Vroni erzählt, dass ihre vierjährige Tochter Nele dieselben Paniksymptome habe wie sie: »Deshalb bin ich sicher, sie trägt etwas von mir.« Außerdem weine sie, wenn Mama aus dem Haus geht. »Jedes Mal, wenn ich weggehe, ist es ein Drama. Und Alleinsein geht bei ihr gar nicht«, seufzt Vroni. Dennoch will Vroni nicht Nele aufstellen, sondern ihre Mutterbeziehung.

Doch der Seminarleiter hakt nach: »Mein Herz schlägt für die Kinder und ihre Probleme. Ich habe selbst zwei … Deshalb rate ich dir, die Tochter als Thema zu nehmen. Das andere Thema kannst du später einmal aufstellen. Außerdem kann es sein, dass die beiden Themen eng verwandt sind und deine Mutter doch noch in die Aufstellung kommt.«

Vroni rümpft die Nase. Sie sieht nicht begeistert aus.

»Ich will dich nicht überreden! Du entscheidest allein, aber wie gesagt: Wenn man etwas für Kinder tun kann, sollte man es tun!«

»Okay!«, stimmt Vroni schließlich zu. »Ich stelle Nele auf!«

Es werden Vroni, ihr Mann und das Kind aufgestellt. Nele öffnet den Mund und lässt einen Schrei los. Auf Nachfrage des Seminarleiters, was passiert sei, sagt sie: »Es tut mir so weh im Herzen!«

Auf weitere Nachfrage, ob Vroni Kinder verloren habe oder ob etwas Besonderes passiert sei, schüttelt diese nur den Kopf. Doch dann hält sie inne und berichtet von einer behinderten Tochter, die sie noch weit nach Ablauf des dritten Monats abtreiben musste.

Während Vroni gesprochen hat, beruhigt sich Nele etwas. Als die behinderte tote Schwester dazugestellt wird, beruhigt sich Nele dann vollends: »Endlich!«, ruft sie aus.

Der weitere Verlauf dieser Aufstellung soll hier nur annähernd wiedergegeben werden: Nele möchte der Mutter die Fürsorge für das abgetriebene Kind abnehmen, doch Vroni wehrt sich dagegen. Vroni kommt selbst in die Aufstellung und kann einen tiefen, herzlichen Kontakt zu ihrem toten Kind herstellen. Im Schlussbild steht Nele dann vor ihren Eltern. Allen Personen in der Familie geht es am Ende gut, auch dem toten Kind.

Sechs Monate nach der Aufstellung erhalte ich eine längere Feedback-E-Mail von Vroni. Vorher muss noch darauf hingewiesen werden, dass Neles älterer lebender Bruder gar nicht aufgestellt worden war – wir hatten uns absichtlich nur auf Vronis und Neles Probleme konzentriert. Dennoch zeigt die Rückmeldung einmal mehr, dass Aufstellungen meist auch auf nicht aufgestellte Familienmitglieder positiv wirken:

»Ich war vor sechs Monaten bei Ihnen, um eigentlich meine Verlustängste und meine Mutterbeziehung aufzustellen. Als ich dann

aufstellte, haben Sie mir geraten, meine Tochter aufzustellen, weil diese oft panisch reagiert hat. Nun, im Seminar hatte ich mich sehr dagegen gewehrt, weil ich meine Mutter aufstellen wollte. Ich war richtig wütend, weil ich dachte, ich hätte den Tod meines kranken Kindes ganz gut verarbeitet.

However (…), wir haben dann Nele aufgestellt. Schon als ich von der Aufstellung nach Hause zurückkehrte, verhielten sich meine Kinder ganz anders: Sie waren viel fröhlicher und gelassener. Unsere »kleinen Abschiede« funktionierten immer besser, und meine Tochter ging sogar allein in den Kindergarten (ohne zu klammern und mich festzuhalten!). In der Woche nach der Aufstellung ging mein Sohn das erste Mal ohne mich in die Turngruppe, und wir waren alle unendlich erleichtert.

Erst als meine Kinder mich losgelassen hatten, ist mir klar geworden, wie wenig Platz im Herzen ich seit der Abtreibung hatte. Vor lauter Angst und Sorge, dass meinen Kindern etwas passieren könnte, hielt ich sie unbewusst so fest, dass sie immer nur an mir hingen.

Nun sind wir alle frei. (…) Es ist so schön zu sehen, wie viel sicherer und freier meine Kinder sich jetzt fühlen und dass ich auch wieder Raum für mich gefunden habe. (…) Meine Tochter ist so selbstbewusst wie noch nie!! Alles ist so gut und völlig anders!«

Scheidungskinder

Immer wieder bin ich erschrocken darüber, wie oft folgende zwei Grundregeln bei einer Trennung missachtet werden:

1. Streite niemals laut mit deinem Partner vor den Ohren und Augen deiner Kinder.
2. Rede niemals schlecht über den abwesenden Elternteil deiner Kinder, wenn sie anwesend sind.

Da das Familienstellen gezeigt hat, wie sehr die Kinder mit den Gedanken der Eltern verbunden sind, möchte ich folgende Regel hinzufügen:

3. Denke niemals abwertend über den abwesenden Elternteil deiner Kinder. Falls es doch geschieht: Sag deinem Kind innerlich: »Ich habe mit deinem Vater/deiner Mutter Probleme, aber du kannst dich auf deine Weise mit ihm auseinandersetzen.« Diesen letzten Satz kann man dem Kind bei einer passenden Gelegenheit auch wirklich sagen!

Schon im Kapitel »Extreme Wut« haben wir ausführlich die Probleme von Kindern getrennter Eltern behandelt. Wenn Eltern sich trennen, müssen sie wissen: Kinder fühlen sich immer schuldig an der Trennung. Deswegen sollten Eltern ihnen vermitteln: »Ihr seid unschuldig an unserer Trennung! Wir trennen uns nicht euretwegen, sondern weil wir als Paar nicht mehr miteinander auskommen. Ihr dürft uns weiter als Mutter und Vater haben.« Was mit den Kindern passiert, wenn man bei oder nach der Trennung den Partner verteufelt, haben wir bereits erfahren.

Bei getrennten Eltern stellt sich regelmäßig die Frage, bei wem die Kinder aufwachsen sollen. Pragmatisch kann man dies bei einer Aufstellung prüfen. Dabei spielt es insbesondere eine Rolle, bei wem die Kinder sich sicherer fühlen.

Wenn die Aufstellung zu dieser Frage eine klare Antwort gibt, darf man allerdings *nicht* blindlings danach handeln! In solchen Fällen muss klar gesagt werden, dass Familienaufstellungen keine unmittelbaren Handlungsanweisungen sind! Man muss die seelischen Bilder erst eine Weile wirken lassen und sie innerlich später erneut im Herzen prüfen; erst dann darf man handeln.

Die alleinerziehende Ute stellte zum Beispiel ihren fünfjährigen Sohn Benjamin auf. Dieser war stark durch ein schweres

Familienschicksal im Dritten Reich von Utes Seite belastet. Der gute Platz des Kindes war beim Vater. Ob Benjamin tatsächlich zum Vater gehen wird, ist völlig offen. Wer eine Aufstellung macht, tut wie gesagt gut daran, das entstandene Lösungsbild eine Weile wirken zu lassen und vorläufig keine Entscheidungen zu treffen. Irgendwann kommt dann aus dem Umgang der Seele mit dem Lösungsbild ein Handlungsimpuls. Dabei muss die Handlung nicht immer dem Lösungsbild entsprechen. Durch die innere Auseinandersetzung mit ihm haben sich die Dinge schon wieder weiterentwickelt.

Wie ist es beispielsweise, wenn die Mutter das Kind gar nicht dem Vater geben kann, weil dieser beruflich zu sehr eingebunden ist und sich während seiner Arbeit niemand um das Kind kümmern würde? Oder wenn der Vater in Norwegen lebt, so wie in der folgenden Geschichte von Adrian? Selbstverständlich wird die Mutter das Kind zu sich nehmen. Und welche Wirkung wird nun das Aufstellungsbild entfalten? Die Mutter weiß in einem solchen Falle, dass es ein besonderes Geschenk ist, das Kind bei sich zu haben. Sie wird auch den Vater des Kindes besonders tief achten und darauf schauen, dass Vater und Kind viel Kontakt miteinander haben. Wenn im Herzen der Mutter der Vater des Kindes geachtet wird, ist dessen Schutz für das Kind wohl auch dann vorhanden, wenn es bei der Mutter aufwächst!

Zeigt das lösende Bild der Gegenwartsfamilie in einer Aufstellung, dass die Kinder zum Vater müssen, protestieren manche Mütter, so wie es beispielsweise Ute tat: »Mein Sohn Tobias liebt seinen Vater nicht! Er mag den Vater überhaupt nicht. Immer wenn er am Wochenende bei ihm ist, geht es ihm schlecht. Er will so schnell wie möglich zu mir zurück. Wie soll ich das denn im Kopf zusammenbringen?«

In solchen Fällen zeigt sich oft, dass das Kind sich erst dann traut, seinen Vater zu »nehmen« und zu ihm zu gehen, wenn die Mutter beginnt, den Vater zu achten, und wenn sie dem Kind innerlich sagt: »Ich stimme zu, dass du nicht nur von mir, sondern auch vom Papa nehmen darfst. Ich freue mich, wenn du zum Papa gehst, denn da bist du sicherer als bei mir.« Als der fünfzehnjährige Sohn später auch im wirklichen Leben zum Vater zog, ging es ihm dort tatsächlich um einiges besser, doch wirkte er zuweilen immer noch etwas bedrückt. Erst als Ute begann, ihren Mann als Vater des gemeinsamen Kindes zu achten, traten Tobias' Verlassenheitsängste nicht mehr auf.

Zu dieser Entwicklung war es gekommen, nachdem Ute den Jungen mit zu mir in die Praxis gebracht hatte und wir zu dritt eine Aufstellung mit Papierscheiben gemacht hatten. Sie war erschüttert, als Tobias – auf seiner Papierscheibe stehend – zu ihr sagte: »Mama, wie kann ich dich denn in deinem Schmerz allein lassen?« Es war deutlich geworden, dass Tobias sich seiner Mutter in den Weg stellte, weil diese zu mehreren unter tragischen Umständen verstorbenen Verwandten wollte. Ute wischte ihre Tränen ab, blickte in das Gesicht ihres Sohnes und sagte nach Aufforderung des Therapeuten: »Du bist der Kleine. Die Mama macht das ganz allein. Auch wenn du jetzt zum Papa gehst, bleibe ich deine Mama! Bei ihm bist du sicherer, und wir beide bleiben Mutter und Sohn.« Tobias atmete tief durch und stellte sich neben seinen Vater, wo es ihm besser ging.

Ute kam später noch einmal wegen eines anderen Anliegens in einen Kurs. In einer Pause erzählte sie, dass der Sohn sich nach der gemeinsamen Aufstellung mit Papierscheiben nun endlich gut beim Vater fühle und viel freier wirke. Zunächst hatte sie sich damals gefragt: »Habe ich jetzt als Mutter verspielt? Bin ich eine schlechte Mutter?« Doch ihr wurde bald klar, dass es hier vor allem um eines geht: Bei welchem Elternteil ist das Kind sicherer? Indem sie schweren Herzens zustimmte, dass Tobias zum Vater geht, ist sie sogar eine besonders fürsorgliche Mutter! Außerdem sieht sie Tobias regelmäßig, und alle wichtigen Erziehungsfragen werden mit dem geschiedenen Mann gemeinsam besprochen. Zusätzlich spielt eine Rolle, dass ein männlicher Jugendlicher die männliche Kraft nicht von der Mutter, sondern nur vom Vater erhalten kann.

Wie schnell eine eigene Haltungsänderung gegenüber dem Partner positive Folgen haben kann, zeigt das nächste Beispiel: Eine geschiedene Frau meldete sich am Telefon und beklagte sich darüber, dass sich ihr Mann in allen Fragen, die das gemeinsame Kind beträfen, nur feindselig und wenig kooperativ verhalte. Bei Treffen im Jugendamt gebe dieser ihr noch nicht einmal die Hand. Das ginge nun schon seit Langem auf diese Weise, und insbesondere seine Aggressionen halte sie nicht mehr aus.

Unterschwellig war deutlich wahrzunehmen, dass sie den Mann verachtete. Ich gab ihr den Rat, einmal folgende Übung in der Stille durchzuführen: sich vor dem Mann zu verneigen und ihm als Vater des Kindes einen Platz in ihrem Herzen einzuräumen.

Die Frau folgte dem Rat und schrieb mir schon nach wenigen Tagen, dass die Übung sogleich gewirkt habe: Bei dem nächsten Treffen im Jugendamt habe der Mann sie freundlich angeblickt und ihr zum ersten Mal wieder die Hand gereicht. Zum ersten Mal nach langer Zeit konnte sie mit dem Mann in harmonischer Atmosphäre über die Belange des Kindes reden. Sein Verhalten ihr gegenüber war in kürzester Zeit zum Guten verändert; und dies, obwohl die Frau doch nur in aller Stille ihr Denken verändert hatte und mit ihm nicht einmal in Kontakt getreten war! Doch die Neuausrichtung einer inneren Haltung hat oft erstaunliche Folgen. Von einer solchen Änderung profitiert in diesem Beispiel vor allem das Kind: Beide Eltern haben nun die Chance, bei allem, was das Kind betrifft, ihre Kräfte zu seinem Besten zu vereinigen.

Ein Sonderfall liegt vor, wenn die Eltern nicht nur getrennt sind, sondern wenn sie nie zusammengelebt haben und das Kind von Anfang an nur einen Elternteil erlebt hat. Wird der ausgeschlossene Elternteil abgewertet, hat dies Folgen für das Kind, denn im Herzen leidet es mit ihm. Wenn eine alleinerziehende Mutter den biologischen Vater des Kindes ablehnt, fehlt dem Kind die Kraft des abwesenden Elternteils. Wächst das Kind etwa allein als Junge bei der Mutter auf, hat es Probleme, seine männliche Kraft zu finden und sich im Leben zu wehren. Umgekehrt gilt das Gleiche für Mädchen, die beim Vater aufwachsen. Das Beispiel »Adrian« soll mehr Licht auf diese Problematik werfen.

In der Geschichte von Boris erfahren wir, wie viel innere Disziplin von einem Alleinerziehenden gefordert wird, wenn das Kind für den abwesenden Elternteil etwas Schweres aus Liebe trägt. Bei Clemens werfen wir ein Licht auf die Probleme von Stiefeltern.

Adrian, neun Jahre, kein Kontakt zum leiblichen Vater in Norwegen

Wenckes Sohn Adrian fühlt sich nirgends zugehörig. Genauso fühlt sich Wencke auch. Außerdem beklagt sie, dass sie keine emotionale Nähe zum Sohn herstellen könne. Adrian, so berichtet sie, habe seinen Vater bislang so gut wie nie gesehen.

Wencke möchte ihre Gegenwartsfamilie aufstellen. Alle drei schauen im ersten Bild in eine Richtung. Nach einigen Sekunden fällt Adrian um, als wäre er von einem Schuss getroffen worden.

Der Seminarleiter zu Wencke (die auf dem Stuhl sitzt): »Verrückt ... Das war jetzt, als wäre Adrian von einem Schuss getroffen worden. Was ist passiert?«

Wencke meint, es gehe wohl nicht um einen Schuss, sondern um die »kriegswichtige« Munitionsfabrik ihres Großvaters. Der Großvater wird nun dazugestellt, und Wencke kommt in ihre eigene Rolle. Alle schauen auf den Boden. Hier liegen unsichtbar viele Tote ...

Der Seminarleiter: »Damit das deutlicher wird, müssen wir einige Teilnehmer aus der Gruppe als Opfer auswählen und dort hinlegen.«

Es werden fünf Personen auf den Boden vor den Großvater gelegt.

Wencke nimmt ihren Sohn an der Hand und verbeugt sich mit ihm vor den Opfern. Es zeigt sich, dass die Opfer freundlich auf Adrian und Wencke blicken. Außerdem wird deutlich, dass Wencke ihren Großvater hasst. Sie ist nicht bereit, sich vor ihm zu verbeugen und ihm zu sagen: »In deine Schuld mische ich mich nicht ein. Sie ist zu groß für mich. Ich achte dich als meinen Opa und bitte dich: Schau wohlwollend auf deinen Urenkel Adrian, damit er sich frei fühlt von alldem.«

Der Seminarleiter zu Wencke: »Für dich und deinen Sohn kann nur Frieden kommen, wenn der Täter als Mensch seine Würde behält. Nur so kann er sich zu seiner Schuld bekennen und sie allein tragen, und nur so werdet ihr frei davon!«

Wencke: »Das kann sein … Ich hatte schon immer in meinem Kopf Bilder von Tötungswaffen aller Art. Es ist wie ein Zwangsgedanke!«

Der Seminarleiter: »Genau! Indem du den Großvater verurteilst, übernimmst du sein Schweres – und dein Sohn übernimmt dann dein Schweres … Indem du den Opa in seiner Schuld und als Großvater achtest, auf Hass verzichtest, werdet ihr frei, und der Großvater muss es tragen!«

Wencke hat alles Wichtige verstanden, doch ihr Herz ist verschlossen. Während sie den Kopf schüttelt, reißt Adrian sich von der Mutter los und rennt zum Vater. Er klammert sich an den Vater wie ein Ertrinkender! Der Vater hält ihn und tröstet ihn.

Adrian sagt spontan: »Ich bin ein Norweger! Ich bleibe jetzt bei Papa!«

Wencke ist erschüttert. Das ist das Letzte, was sie erwartet hatte.

Der Seminarleiter zu Wencke: »Was soll ich jetzt machen? Alles Wichtige ist deutlich geworden. Gegenüber deinem Großvater steht etwas an, und der Vater deines Sohnes muss endlich anerkannt werden.«

Wencke zuckt die Schultern: »Keine Ahnung … das war's wohl. Lassen wir es einfach da stehen«, sagt sie mürrisch. Da der Seminarleiter nie mehr will als seine Klienten, stimmt er dem zu.

Oft erhalte ich keine Rückmeldung nach einer Aufstellung. Manchmal schreibt mir jemand schon zwei Tagen nach Kursende, wie stark positiv die Kinder nach einer Aufstellung verändert sind, so wie Bettina:

> *»Alles ist verändert – unglaublich. Die Kinder sind so friedlich wie selten. Ich kann das Zusammensein mit den Kindern genießen, wie mir das noch nie gelang. Mein jüngster Sohn räumt freiwillig die Spülmaschine aus – zum ersten Mal in seinem Leben! Wenn Konfrontationen auftreten, können sie ganz schnell gelöst werden.«*

In der betreffenden Aufstellung hatte Bettina es geschafft, ihre im Mutterleib verstorbene Zwillingsschwester ins Herz zu nehmen, sodass die Kinder von dieser Belastung frei wurden.

Wencke gibt mir nach neun (!) Jahren Rückmeldung, was nach dem Kurs passiert ist. Es zeigt sich eindrucksvoll, dass man vom »guten« oder scheinbar »schlechten« Ende einer Aufstellung keine Rückschlüsse ziehen sollte. Es kommt immer darauf an, wie die Aufstellungsbilder in einem weiterwirken und wie weit man noch sein Herz für sie öffnen kann. Zum Glück konnte Wencke ihr Herz sehr weit für die Aufstellungsbilder öffnen:

»Vor neun Jahren habe ich an einem Ihrer Seminare teilgenommen. Das Thema war damals mein Verhältnis zu dem Vater meines Sohnes. Adrian war seinerzeit neun Jahre alt, und wir hatten keinerlei Kontakt zum Vater. Das ging nicht vom Vater aus, der hat den Kontakt sogar gesucht, sondern ausschließlich von mir. Durch die Aufstellung wurde mir klar, was ich mit meinem Verhalten bei meinem Sohn und auch besonders bei seinem Vater anrichtete und dass meine abweisende Haltung nicht mehr adäquat (mir fällt kein anderer Begriff dazu ein) war und in eine andere, längst vergangene Zeit gehörte. Wahrscheinlich realisierte ich auch, dass es mein ganz persönliches Problem war und keinesfalls das der beiden sein darf.

Die Aufstellung hat bei mir etwas ›bewegt‹, denn nach drei Tagen waren meine Gefühle gegenüber Sören (Adrians Vater) – wie soll ich das ausdrücken? – da, wo sie hingehören. Und stellen Sie sich vor, mein Sohn, der seinen Vater davor, wahrscheinlich aus Rücksicht auf mich, nie erwähnt hatte, teilte mir circa vierzehn Tage nach der Aufstellung mit: ›Ich will jetzt meinen Papa treffen!‹

Ich hatte mich zwischenzeitlich, da ich nicht wusste, wie lange die Suche dauern wird, ohne meinen Sohn über meine Absichten in Kenntnis zu setzen, auf die Suche nach Sören gemacht. Als ich seine Adresse hatte, habe ich ihm einen Brief geschrieben, in dem ich ihm mitteilte, wie sehr es mir leidtue, was ich ihm angetan habe, und er entscheiden könne, wie wir weiter vorgehen sollen, und ich alles tun werde, seine Wünsche auch umzusetzen.

Eine Woche nach Absendung dieses Briefes hat Sören angerufen, und Sie können sich nicht vorstellen, wie glücklich er war! Wir haben über alles gesprochen, und wir waren nicht mehr zwei gekränkte Erwachsene, die eine unglückliche Beziehung hinter sich hatten, sondern Eltern! Was für ein Gefühl!

Adrian hat seither regelmäßigen telefonischen Kontakt mit seinem Vater und besucht ihn mindestens einmal im Jahr in Norwegen. Mit seinem Vater hat Adrian auch eine Großmutter, drei

Onkel und viele weitere Verwandte dazugewonnen, die ihn ohne Wenn und Aber in der Familie aufgenommen haben. Vielen Dank!

Mein Gefühl sagte mir aber, dass da noch mehr ist. Ich konnte damals nicht erkennen, was es war, doch ich wusste: Da ist noch was. Einige Monate nach der Aufstellung stellte sich dann heraus, dass mich mein Gefühl nicht getäuscht hatte. Meine Mutter teilte mir mit, dass mein Vater nicht mein biologischer Vater ist! Für mich war klar, dass diese Wahrheit, die meine Mutter vierzig Jahre mit sich herumgetragen hat, ohne diese Aufstellung mit Sören und Adrian niemals ans Tageslicht gekommen wäre. Ich weiß nicht, was für meine Mutter schwerer war, die Jahre, in denen sie nichts gesagt hatte, oder es mir zu sagen.

Viel ist seither in meiner Ursprungsfamilie passiert. Diese Aufstellung hat für so viele Menschen etwas in Bewegung gebracht. Das alles hier zu schreiben würde zu weit führen. Ich kann aber mit Sicherheit sagen: Für meine Eltern war es ein Segen, wenn auch ein hart erkämpfter. Meine Eltern sind jetzt miteinander ins Reine gekommen!

Sie haben ganz recht: Wenn man die Dinge nicht seelisch ›richtigstellt‹, dann wiederholt sich alles … Ich habe Adrian nie etwas von seinem biologischen Vater erzählt, meine Mutter hat mit mir dasselbe gemacht. Mein lieber Sohn wird dieses Päckchen nicht mehr tragen müssen.«

Eindrucksvoll zeigt sich hier, wie tief die Wirkung einer Aufstellung auf so viele Menschen in zwei Familien sein kann. Angesichts des vordergründig »energieschwachen« Endes der Aufstellung war damit nicht unbedingt zu rechnen. Umgekehrt gilt auch: Wenn eine Aufstellung ein sehr optimistisches Ende hat, muss es nicht unbedingt im Leben gut weitergehen. Immer kommt es darauf an, ob man sich von den Lösungsbildern der

Aufstellung tragen lässt und ihnen eine Chance gibt, in das eigene Herz einzuziehen.

Torsten, siebzehn Jahre, mehrfaches Opfer von Gewalt

Torsten wurde in einer Fußgängerzone brutal von einigen Männern überfallen. Da er schon häufiger Opfer von gewalttätigen Auseinandersetzungen unter Jugendlichen war, möchte Sibylle ihrem Sohn helfen. Sie klagt, dass Torsten oft freiwillig in eine Opferhaltung gehe und sich nie wehre. Torsten kennt seinen Vater nicht. Ohne die männliche, väterliche Kraft im Rücken sind Jungen jedoch oft schwach und hilflos.

Sibylle kommt während des Seminars häufig in Stellvertreterrollen, in denen sie Männer auf tiefste Weise ablehnt. Als sie sich schließlich zu einer Aufstellung meldet und neben dem Seminarleiter sitzt, zeigt sich dasselbe Bild. Wenn sie über Männer spricht, wird eine tiefe Verachtung des anderen Geschlechts deutlich. Ich bitte sie, den leiblichen Vater, Torsten und sich selbst aufzustellen.

Sibylle schaut den Seminarleiter verwundert an: »Du meinst, ich soll Torstens sozialen Vater aufstellen, also meinen Freund, der ihn von Anfang an mit aufgezogen hat?«

»Nein!«, antwortet der Seminarleiter klar und deutlich. »Du sollst zunächst einmal den biologischen Vater aufstellen!«

Sibylle widerspricht abermals, denn dieser sei »nur« mit neunzigprozentiger Sicherheit der wirkliche Vater. Schließlich erklärt sie sich dann doch bereit, ihn aufzustellen.

Sibylle wählt die drei Stellvertreter aus und stellt sie auf. Es zeigt sich, dass die Stellvertreter äußerst unkonzentriert sind. Der Vater sagt irritiert: »Irgendetwas stimmt hier nicht!«

Der Seminarleiter schaut Sibylle an und fragt, während er auf den Vater zeigt: »Wer ist das?«

Sibylle antwortet: »Das ist Michael, er kümmert sich gut um Torsten.«

Wie sich auf Nachfrage herausstellt, ist Michael ihr Lebenspartner und somit der »soziale Vater« des Jungen.

Sibylle redet sich in Rage: »Ich wollte den biologischen Vater dann im letzten Moment doch nicht aufstellen. Innerlich habe ich Michael ausgewählt, nur er kann als Vater irgendeine Rolle für Torsten spielen ...«

Der Seminarleiter bricht die Aufstellung mit den Worten ab: »Du hast die Gruppe und auch mich missbraucht. Deswegen breche ich die Aufstellung ab.«

Sibylle ist empört, doch in solchen Fällen ist es gut, sich auf keine Diskussionen einzulassen.

Einige Zeit nach dem Seminar schickt mir Sibylle einen sehr langen Brief. Sie bedankt sich für den Abbruch und schreibt:

»Mittlerweile ist mir ganz klar geworden, warum Du abbrechen musstest. Für mich zählte bis zu dem damaligen Zeitpunkt nur die soziale Vaterschaft, die biologische war mir völlig gleichgültig. Ich bin sehr dankbar, dass Du in Deinen Büchern so eindeutig auf diese biologische Vaterschaft hinweist. Dadurch bin ich jetzt gezwungen, mich mit dieser Frage auseinanderzusetzen.«

Sibylle hat sich durchgerungen, den mutmaßlichen leiblichen Vater zum Vaterschaftstest aufzufordern, damit alle Beteiligten Klarheit erhalten. Genau dies empfehle ich in solchen Situationen. Die Realität kann sehr heilsam sein! Mir stellen sich die Haare auf, wenn ein Klient zu mir sagt: »Kann ich bei Ihnen in einer Aufstellung testen, wer der biologische Vater ist?« Wozu gibt es denn Gentests?

Sybille schreibt, Torsten feiere demnächst seinen achtzehnten Geburtstag, und so tauche die Vaterschaftsfrage zu einem besonderen Zeitpunkt auf. Im zweiten Teil des Briefes beschreibt sie, wie sich ihr jahrelanger abgrundtiefer Hass ihren Eltern gegenüber langsam in Reue und Liebe umwandle. Allein durch das Zusehen und die stellvertretenden Rollenübernahmen im Seminar hätte sie gelernt, auch ihre Herkunftsfamilie ganz neu zu sehen.

Nach einem Vaterschaftstest lassen sich durch Aufstellungen oft überraschende Lösungen finden. Wie der Vaterschaftstest in Torstens Fall ausging, ist offen, denn ich habe mich anschließend nicht danach erkundigt. Ein Nachfragen vonseiten des Therapeuten beziehungsweise Seminarleiters mag zwar aus wissenschaftlichen Gründen angezeigt sein, doch ich lasse die innere Entwicklung meiner Klienten wie gesagt gern ihren eigenen Gang gehen, ohne einzugreifen.

Wenn Kinder mit nur einem Elternteil aufwachsen, wird sich früher oder später in vielen Fällen eine Stiefelternsituation ergeben. Die Kinder müssen sich dann oft mit Ablehnung und Eifersucht auseinandersetzen.

Boris, acht Jahre, wendet sich von der Mutter ab

Nach der Trennung seiner Mutter von ihrem Ehemann hat sich Boris einen dicken Panzer zugelegt. Seine Mutter Dagmar sagt: »Ich komme nicht mehr an ihn heran. Er wendet sich nur noch dem Vater zu.«

Aufgestellt werden Boris, seine ältere Schwester, Vater und Mutter. Beide Kinder leben bei der Mutter. Im ersten Bild schaut der Vater auf den Boden.

»Weißt du, auf welches Grab er schaut?«, fragt der Seminarleiter Dagmar.

»Nein«, antwortet diese, während Boris und seine Schwester sich neben den Vater stellen und die Mutter nicht mehr beachten.

Der Seminarleiter: »Inhaltlich arbeiten dürften wir damit ohnehin nicht, denn dein Exmann ist nicht hier im Raum anwesend und hat auch keine Erlaubnis gegeben. Doch es ist deutlich, dass dein Sohn etwas für ihn trägt und die Tochter auch!«

Der Seminarleiter bittet Dagmar, die Kinder anzuschauen und ihnen zu sagen: »Ich achte, dass ihr etwas für euren Vater tragt. Doch euer guter Platz ist bei mir, eurer Mutter. Hier bei mir seid ihr sicher!«

Nachdem Dagmar die Worte gesagt hat, kommt die Tochter auf die Mutter zu. Dagmar schließt sie in die Arme und sagt ihr: »Auch wenn du bei mir bleibst, kannst du den Papa weiter lieb haben.« Die Tochter bleibt bei der Mutter.

Doch Boris ist leider nicht erreichbar. Es bleibt Dagmar nichts anderes übrig, als ihm zu versichern: »Ich achte die von dir getroffene Entscheidung. Bitte erinnere dich immer daran, dass du jederzeit zu mir kannst. Ich bin immer für dich da!«

Zum Exmann sagt Dagmar, nachdem sie eine kleine Verneigung vor dem unsichtbaren Grab gemacht hat: »Bitte! Bitte, tu was für unseren Sohn.«

Endlich scheint der Mann aus einer tiefen Umnebelung zu erwachen. Spontan geht er auf Dagmar zu und nimmt sie in den Arm.

Das Lösungsbild kann in diesem Falle nur eine Zwischenlösung sein, denn der gute Platz für *beide* Kinder ist neben der Mutter: Dagmar dreht sich mit der Tochter um. Sie schauen allein in die Zukunft. Boris ist durch nichts zu bewegen, den Vater zu verlassen. Er ist zutiefst solidarisch mit ihm, egal, welche Folgen es für ihn haben kann.

Verständlicherweise ist Dagmar beunruhigt. Sie fragt, was sie noch machen kann. Der Seminarleiter bittet sie, zu Boris zu schauen und ihm zu sagen: »Ich vertraue deiner Seele.«

Dagmar hat die Möglichkeit, irgendwann nach der Aufstellung ihrem Mann *in sachlicher Form und ohne Kritik* den Inhalt der Aufstellung zu berichten, damit er möglicherweise etwas unternimmt.

Auch Boris kann, wenn er etwas älter ist, mithilfe von Platzhaltern in der Praxis eine Aufstellung bei einem Therapeuten machen oder natürlich später im Erwachsenenalter in einer Gruppe.

Dagmar hat die schwere Aufgabe vor sich, die Entscheidung ihres achtjährigen Sohnes zu respektieren. Hier geht es um Dinge jenseits aller Pädagogik! Wer kann schon gänzlich verstehen, was im tiefsten Inneren eines Kindes vor sich geht? Zu lernen ist hier auch: Eltern können es immer nur so gut machen, wie es die Situation erlaubt, und sie sind nicht für alles verantwortlich, auch nicht für Entscheidungen, die in der Tiefe des Kindes autonom getroffen werden. Immerhin ist es ein glücklicher Umstand, dass beide Kinder bei Dagmar aufwachsen und nicht beim Vater!

Clemens, vierzehn Jahre, leidet unter der Ablehnung des Stiefvaters

Ellen ist in zweiter Ehe mit Max verheiratet. Zusammen haben sie einen Sohn, Michael, der zwölf Jahre alt ist. Aus Ellens erster Ehe stammt ihr ältester Sohn Clemens, der von Max, dem Stiefvater, nicht nur zutiefst abgelehnt, sondern häufig auch völlig ignoriert wird.

»Max tut oft so, als ob es Clemens gar nicht gäbe«, sagt Ellen. »In anderen Situationen stellt sich Michael sogar schützend vor seinen älteren Halbbruder, um ihn vor Max zu verteidigen. Clemens sagt in solchen Situationen zu seinem Stiefvater: ›Wenn ich erst achtzehn bin, dann bist du mich endlich los.‹ Ich halte das als Mutter nicht mehr aus«, seufzt sie. »Warum kann mein zweiter Mann meinen älteren Sohn nicht achten? Wenn das so weitergeht, muss ich die Ehe verlassen.«

Im ersten Aufstellungsbild in der Gruppe steht Ellen ganz eng neben Clemens, als sei er der Ehemann und nicht der ebenfalls neben ihr stehende Max. Es wird klar, dass Max eifersüchtig auf Clemens ist. Max steht auf Ellens anderer Seite, allerdings mit größerem Abstand.

Und die Stellvertreterin Ellens bestätigt: »Mein Mann ist für mich völlig nebensächlich!« Außerdem kann Clemens' Halbbruder Ellen gar nicht als Mutter wahrnehmen: »Ich dachte, sie sei eine Schwester von mir«, sagt er. In der Tat wirkt Ellen noch wie ein Kind und nicht wie eine Mutter.

Abseits von allen steht der erste Ehemann, Clemens' Vater. Er sagt: »Die meinen, es gäbe eine Lösung ohne mich. Darüber kann ich nur schmunzeln. Ich fühle mich sehr mächtig und warte erst mal ab, was passiert.«

Auf Vorschlag des Seminarleiters verlässt Clemens die Seite seiner Mutter und stellt sich neben den biologischen Vater. Hier geht es ihm jetzt besser als bei der Mutter, und der Vater freut sich auch, den Sohn neben sich zu haben.

Im weiteren Verlauf kommen Ellens Eltern in die Aufstellung, denn Ellen spürte aus der Richtung hinter ihrem Körper ein Unbehagen. Es fühlt sich für sie so an, als ob der Vater ihr von hinten ein Messer in den Rücken steche. Auf Nachfrage erzählt Ellen unter Tränen, dass sie als Kind vom Vater sexuell misshandelt worden ist. Jetzt wird auch deutlich, dass Clemens Ellens ungelöstes Vaterproblem spiegelt und dass letztlich beide Ehemänner für etwas herhalten mussten, wofür sie nichts konnten. Ellen sagt auf Befragung von ihrem Stuhl aus: »Ja, sie haben es beide ausbaden müssen.« Während dieser Worte nickt der Stellvertreter des ersten Ehemannes und atmet tief durch.

In verschiedenen Schritten kann Ellen nun ihren Eltern gegenüber wieder ganz Kind werden und ihnen die Folgen der damaligen Ereignisse und auch die damit verbundene Schuld für den Missbrauch lassen. Es fühlt sich nämlich nicht nur der Vater schuldig, der der Tochter nicht in die Augen schauen kann, sondern auch die Mutter. Die Mutter hatte den Vater abgelehnt, und Ellen hatte dies auszugleichen versucht. Am Ende dieser verschiedenen Schritte sagt der Vater zu Ellen: »Es freut mich, wenn es in deinem Leben mit deiner Familie gut weitergeht.« Während der Vater dies sagt, atmet die Mutter tief durch. Der Vater hat auch in ihrem Sinne gesprochen.

Ellen kann sich nun endlich eng neben ihren zweiten Mann Max stellen. Sie lacht sogar: »Endlich kann ich ihn anschauen. Ich freue mich auf ihn!«

Auch Max geht es gut. Nun geht Max zu Ellens erstem Mann und auch zu Clemens und verbeugt sich ein wenig vor beiden, da sie beide zeitlich vor ihm im Familiensystem waren. Zu Clemens sagt er noch: »Ich achte, dass du dem Herzen deiner Mutter immer näher stehen wirst als ich.«

Clemens muss daraufhin aus Rührung weinen. Endlich war für ihn das Wesentliche geachtet. Für Ellen war noch wichtig, dass sie Max gegenüber Dankbarkeit zeigt, weil er auf sie und ihren ersten Sohn Rücksicht nehmen muss. Im Schlussbild steht Michael bei seinen Eltern, während Clemens bei seinem biologischen Vater bleibt, denn dort geht es ihm am besten.

Zu einem späteren Zeitpunkt des Seminars erzählt Ellen, dass sie schon immer das Gefühl hatte, Clemens solle besser zu seinem Vater. Dieser habe sich jedoch zu wenig engagiert. Daraufhin meldete sich aus der Gruppe der Stellvertreter für Clemens' Vater zu Wort: »Ich habe in meiner Rolle genau gespürt: Jetzt, wo ich endlich geachtet werde und wo alle sehen, wie wichtig ich bin, werde ich sehr schnell kooperativ werden. Man muss mich nur bitten, anstatt mich zu übergehen. Dann werde ich auch helfen.«

Wenn Eltern geschieden werden, ist es wichtig, zumindest die Elternbeziehung zu retten. Dies gelingt, indem sich beide Partner dem Schmerz der Trennung stellen. Anschließend können die anstehenden Dinge zumeist in Frieden geregelt werden, und die Eltern sind in der Lage, sich trotz der Trennung einvernehmlich über die weitere Erziehung des Kindes zu einigen, zum Beispiel über Fragen des Schulbesuchs. Stiefeltern dürfen sich hier nicht einmischen. Sie müssen auch darauf verzichten, sich vom Stiefkind mit »Mama« oder »Papa« anreden zu lassen, weil ansonsten eine Rollenverwirrung entsteht.

Oft bedarf es keinerlei Familienaufstellung, um innerlich in die richtige Haltung hineinzukommen. Ein Stiefvater erzählte mir beispielsweise, dass er Probleme mit seinem Stiefsohn hatte. Dieser war ihm gegenüber immer aggressiv, und es bestanden auch Spannungen zwischen dem leiblichen Vater des Kindes und ihm als Stiefvater. Insbesondere gab es ständig Streit wegen der Besuchsregelungen.

In einem Buch über Familienaufstellungen hatte der Stiefvater vor zwei Jahren gelesen, dass es keine gute Wirkung hat, wenn sich Stiefeltern an die Stelle der richtigen Eltern stellen. Er erzählte, wie dieses Wissen auf ihn wirkte:

»Als ich das las, fiel es mir wie Schuppen von den Augen. Ich war gar nicht für die Schulnoten meines Stiefsohnes verantwortlich! Ich war auch nicht für sein Verhalten und für viele andere Dinge bei ihm verantwortlich. Irgendwie dachte ich immer, ich sei jetzt sein richtiger Vater und müsse mich um alles, aber wirklich um alles kümmern! Ich müsste praktisch ein ›hundertprozentiger Vater‹ für ihn werden: Wenn die Dinge schlecht mit ihm liefen, sei dies allein meine Schuld!

Nun begriff ich wie mit einem Donnerschlag, dass das alles auf Täuschung beruhte. Innerhalb weniger Tage bestimmte ich meine innere Haltung gegenüber dem Stiefsohn und seinem richtigen Vater neu. Das Ergebnis zeigte sich dann überraschend schnell: Ich habe keine Probleme mehr mit dem Kind, auch mit seinem Vater sind die Dinge jetzt sehr gut, und ich bin sicher, dass meine neue Haltung auch meine Ehe gerettet hat. Es ging uns nämlich damals als Paar sehr schlecht, und seitdem haben wir keine Probleme mehr miteinander!

Unser zweites gemeinsames Kind kam vor Kurzem auf die Welt, und auch das ist meiner Wahrnehmung nach die Folge meines eigenen Umdenkens!«

Adoption

Zu Adoptionsfreigabe kommt es vor allem bei unehelich geborenen Kindern. Wenn sich Mütter oder Väter ihrer Verantwortung dem neuen Leben gegenüber verweigern, verspielen sie in vielen Fällen ihre Rechte als Eltern. In Aufstellungen zeigt sich immer wieder, dass das Weggeben von Kindern als eine schlimme Tat erlebt wird, zumindest wirkt es so in der Seele derjenigen Person, die ein Kind abgibt. Auch anderen Familienmitgliedern geht es oft ähnlich.

Wenn jemand seine Familie leichtfertig verlässt, zum Beispiel weil er sagt, er wolle sich »jetzt selbst verwirklichen«, dann stirbt manchmal sogar ein Kind oder wird schwer krank. Seltsamerweise werden derartige Eltern manchmal »Esoteriker«. Welcher Segen kann jedoch auf einem spirituellen Weg ruhen, der einen solchen Anfang hat?

Diese allein gelassenen Kinder werden dann oft von Pflege- oder Adoptiveltern aufgenommen. Doch es fällt solchen Kindern schwer, dieses Geschenk auch anzunehmen. Sie hoffen nämlich insgeheim, dass die biologischen Eltern doch noch zurückkommen.

Für diese Kinder kann es in einer Familienaufstellung das

Richtige sein, von den Eltern das Leben als Leben zu nehmen und dafür zu danken und dann im zweiten Schritt die Mutter und den Vater aus dem Herzen zu entlassen: »Ich lasse euch in Liebe ziehen. Jetzt verzichte ich auf euch für immer!« Damit ist ein schlimmer Schmerz verbunden, denn dieser Abschied ist ein endgültiger. Für das Kind ist es in der Seele ähnlich, als wären die Eltern jetzt tot. Anschließend kann sich das Kind den Adoptiv- oder Pflegeeltern intensiver zuwenden: »Mein Platz ist jetzt bei euch! Was ihr mir gebt, nehme ich als Geschenk.«

Wenn eine Adoption stimmig war, erlebt man häufig, dass in der Aufstellung eine biologische Mutter beispielsweise ihrem Kind sagt: »Ich würde mich so freuen, wenn du endlich deine Adoptiveltern als Eltern nimmst. Ich konnte damals nicht ... Trau dich!« Oft erlebe ich, dass nach solchen Aufstellungen die Adoptivkinder endlich ihr Herz den »neuen« Eltern gegenüber öffnen.

Wichtig in diesem Zusammenhang ist der Umstand, dass das Adoptivkind in der Geschwisterreihe immer auf dem letzten Platz steht, da es kein biologisches beziehungsweise leibliches Kind seiner neuen Eltern ist. Dies ist keine theoretische Erkennt- nis, sondern allein abgeleitet aus meinen Erfahrungen mit Auf- stellungen. Für ein Adoptivkind kann all dies sehr schmerzhaft sein. Wenn zum Beispiel der Adoptivsohn vierzehn Jahre alt ist und die Adoptiveltern haben ein zwei- und ein vierjähriges Kind, so muss der Vierzehnjährige anerkennen, dass die jüngeren Ge- schwister ihm gegenüber Vorrechte haben, weil sie leibliche Kin- der sind. Pädagogisch ist es natürlich unklug, das ältere Adoptiv- kind zu benachteiligen, denn es hat es ohnehin schon schwer genug! Fingerspitzengefühl ist gefragt!

Sobald ein Adoptivkind erwachsen ist, beginnt es oft, nach seinen leiblichen Eltern zu suchen. Es hat die unausgesprochene und oft auch nicht bewusst gedachte Hoffnung, die Adoption könne rückgängig gemacht werden. Dies geschieht jedoch in der

Praxis nur selten, denn die Eltern fühlen sich schuldig. Wenn das Kind plötzlich aus dem Nichts auftaucht und vor ihnen steht, werden sie an ihre Schuld erinnert. Manche Eltern lassen sich dann zum Beispiel an der Haussprechanlage oder am Telefon verleugnen, oder sie sagen ganz deutlich: »Ich will keinen Kontakt!«

Falls es doch zu einer Annäherung von Kind und Elternteil kommt, muss die Schuld beim Elternteil bleiben! Oft nämlich werden die Dinge von den Eltern beschönigt, und sie stellen sich als die Leidenden und Unschuldigen dar. In Liebe zu den Eltern fühlt sich dann das Kind erneut schuldig, obwohl es doch schuldlos ist.

Von der systemischen Wirkung her ist das Weggeben eines Kindes in den meisten Fällen ähnlich einer Abtreibung. Das Kind muss sich damit abfinden, dass es für immer weggegeben worden ist. Wenn es das achtet, schmerzt es zwar, doch das Kind erhält dadurch auch Kraft.

Ausnahmen habe ich unter anderem bei Müttern beobachtet, die extrem jung und somit selbst noch ein Kind waren. Da sie in der Regel mittellos sind und nicht selten durch ihre Eltern und die Eltern des jungen Vaters massiv unter Druck gesetzt oder erpresst werden, ist die Wirkung der Adoption für die Mütter nicht so intensiv, wie oben beschrieben. Zuweilen kann das Kind zu einem späteren Zeitpunkt einen guten Kontakt zur Mutter herstellen. Auch bei noch jugendlichen Vätern ist es nicht ausgeschlossen, dass sie nach einer gewissen Zeit noch einen guten Kontakt zum Kind bekommen können. Und es gibt jene Fälle, beispielsweise in Indien, in denen Kinder ihren Eltern unter extrem dubiosen Umständen abgenommen wurden, teilweise mit Gewalt. Auch solche Eltern verlieren ihre Elternrechte selbstverständlich nicht!

Wenn ein Kind nicht zu den Eltern kann, da seine Eltern

selbst noch Kinder sind, dann wäre bei den Großeltern ein guter Platz für das Kind. Auch Onkel und Tanten kommen infrage. Von hier aus kann das Kind nicht nur eine Verbindung zu seinen Eltern haben, sondern auch am ehesten eines Tages wieder zu diesen zurück. Falls all das nicht möglich ist, kann eine Pflegefamilie die richtige Entscheidung sein.

Die Pflegeeltern nehmen nicht die Position der biologischen Eltern ein, sondern stehen in zweiter Reihe: Sie sind nur die Platzhalter der leiblichen Eltern. Von dort aus können sie Gutes bewirken. Der Vorteil der Pflegefamilie ist vor allem, dass das Kind in den meisten Fällen ohne größeren bürokratischen Aufwand wieder in die Ursprungsfamilie zurückkann. Gerade dadurch, dass die Pflegeeltern die leiblichen Eltern respektieren, trauen sich die Kinder auch, von den Pflegeeltern Gutes zu nehmen.

Problematisch ist es immer, wenn Pflege- oder Adoptiveltern die biologischen Eltern des Kindes als minderwertig betrachten und nur sich selbst in einem guten Licht sehen. In der Regel solidarisiert sich das Kind dann mit den abgewerteten Eltern und ist böse auf die Pflege- oder Adoptiveltern. Weggegebene Kinder sind oft wütend auf ihre Eltern. Wenn nun Pflege- oder Adoptiveltern sich moralisch überlegen fühlen, richtet sich die Wut des Kindes auf sie!

Bei Adoptionen gehört es zur Würdigung der leiblichen Eltern, dass das adoptionswillige Paar die genauen Verhältnisse des Kindes und seiner Eltern prüft. Gibt es möglicherweise doch eine Möglichkeit, den meist unumkehrbaren Schritt der Adoption zu verhindern? Wo in der Familie könnte das Kind doch noch einen guten Platz finden, und wäre vielleicht eine Pflegschaft vorläufig geeigneter als eine Adoption?

Es reicht nicht, sich allein auf Behördenauskünfte zu verlassen. Es gilt hier zu berücksichtigen, dass sich Jugendämter zuweilen mehr im Auftrag der Adoptionswilligen sehen als im Auftrag des Kindes und seiner Herkunftsfamilie. Wenn ein Kind erfolgreich »vermittelt« wird, braucht sich das Jugendamt nicht mehr um den Fall zu kümmern und hat eine Sorge weniger. Wie mir ein langjähriger Mitarbeiter eines Jugendamts glaubhaft im Gespräch versicherte, gilt es dort generell als »freudiges Ereignis«, wenn man Adoptionswilligen erfolgreich ein Kind überantworten kann.

Für alle Beteiligten ist es von Vorteil, im Vorfeld einer Adoption den Kontakt miteinander herzustellen. Gerade indem ein adoptionswilliges Paar selbstständig Kontakt mit Betroffenen aufnimmt, zeigt es, dass es zum Besten des Kindes tätig wird und nicht nur auf eigene Bedürfnisse schaut.

Wird eine Adoption leichtfertig durchgeführt, hat dies Folgen. Wenn zum Beispiel adoptionswillige Paare ihre Interessen zu rücksichtslos durchsetzen und Lösungen innerhalb der Familie des Kindes dadurch verhindern, kann es geschehen, dass beim Paar ein unbewusster Sühnewunsch entsteht: So kann die Paarbeziehung in der Folge scheitern, oder es kommt auch vor, dass die Adoptivmutter bald schwanger wird und das Kind abtreibt.

Adoptionswillige Eltern sollten sich auch stets vor einer Adoption über ihre eigenen Motive klar werden. Dazu das folgende Beispiel:

Marisa und Gert wollen ihre Gegenwartsfamilie mit zwei vor einigen Jahren adoptierten Mädchen aufstellen, damit mehr Frieden in der Familie herrscht. Das erste Bild ist verblüffend: Das Ehepaar sieht die Adoptivkinder buchstäblich nicht … Es sieht aus wie eine Familie ohne Eltern! Auf die Frage des Seminarleiters, was passiert ist, erzählt Gert von ihrer neunjährigen leiblichen Tochter, die vor Längerem an einer schweren Krankheit gestorben war. Als er das erzählt, seufzen parallel dazu die Adoptivkinder im Aufstellungsbild. Sie sagen den Adoptiveltern: »Wir können euch das tote Kind nicht ersetzen!« Erst nachdem wirklich um das tote Kind getrauert wurde, können Marisa und Gert voll in ihre Rolle als Adoptiveltern gehen!

Wie aber bereits festgestellt wurde, ist der gute Platz von adoptierten Kindern sehr oft bei den neuen Eltern. Man kann beobachten, dass Adoptivkinder zuweilen mit Schwerem aus der Familie ihrer leiblichen Eltern verbunden sind, obwohl sie sie doch kaum kennen. Oft hört diese schlimme Verbindung auf, wenn die Adoptivkinder ihre Adoptiveltern ganz als Eltern nehmen und bei ihnen Sicherheit suchen.

Ganz anders ist der folgende Fall der adoptierten Bernadette, in dem die Dinge umgekehrt liegen.

Bernadette, zwölf Jahre, äußert immer wieder Selbstmordabsichten

Hildegard erzählt in der Runde eines Kurses, dass ihr Aufstellungsanliegen die Herkunftsfamilie sei. Sie fühle sich dort ausgegrenzt und möchte dieses Problem »jetzt angehen«. Auf die Frage des Seminarleiters, ob sie verheiratet sei und Kinder habe, erzählt Hildegard von der zwölfjährigen Bernadette, die sie zusammen mit ihrem Mann adoptiert habe. Nachdem der Seminarleiter gefragt hat, ob es dem Kind gut gehe, wird Hildegard nachdenklich, denn die Adoptivtochter habe schon mehrmals von Suizid gesprochen. Da die Situation in der gegenwärtigen Familie zweifelsohne Vorrang vor Hildegards Herkunftsfamilie hat, stimmt sie zu, während des Seminars die Gegenwartsfamilie aufzustellen. Im ersten Bild der Aufstellung starrt Bernadette auf den Boden. Sie will auf den Boden sinken. Es ist offensichtlich, dass sie zu einem Toten möchte. Dort, wo sie hinschaut, legt sich nun ein Mann auf den Boden, den der Seminarleiter aus der Gruppe dazu aufgefordert hat. Sofort ist Hildegards Stellvertreterin elektrisiert. Anstelle von Bernadette will sie sich zu dem Toten stellen.

Im nächsten Schritt kommen die biologischen Eltern Bernadettes hinzu. Bernadette reagiert intensiv: »Ich will zu meinen richtigen Eltern!« Als sie neben ihnen steht, strahlt sie übers ganze Gesicht.

Wie Hildegard erzählt, war Bernadettes Vater angeblich gewalttätig. Die Mutter war noch sehr jung und hatte das Kind zur Adoption freigegeben. Ob das Kind bei Verwandten hätte aufwachsen können, war von niemandem geprüft worden. Hildegard hatte den Adoptionshintergrund zu wenig hinterfragt. Hätte Bernadette bei anderen Verwandten aufwachsen können? Dadurch, dass Hildegard die Adoption angenommen hat, trägt sie hier womöglich eine Mitschuld. Wer adoptiert, muss die Situation des Kindes prüfen.

In der Aufstellung seufzt Bernadette: »Endlich bin ich sicher. Hier bei meinen richtigen Eltern bin ich ganz geborgen. Der Tote dort zieht mich jetzt nicht mehr zu sich! Er interessiert mich jetzt gar nicht mehr!«

Hildegard sieht betroffen zu.

Ihre Stellvertreterin sagt dem Kind: »Was du von mir und deinem Adoptivvater bekommen hast, darfst du behalten. Wir helfen dir jetzt, deine Wurzeln zu finden.«

Nun kann Bernadette zum ersten Mal in der Aufstellung freundlich auf die Adoptiveltern schauen. Auch der Adoptivvater stimmt den Sätzen seiner Frau zu und wiederholte sie.

Es klärt sich nun ebenfalls, wer der Tote auf dem Boden ist: Es handelt sich um einen früh verstorbenen Bruder von Hildegard, den die Adoptivtochter für sie vertreten hatte.

Leider kommt es zuweilen auch dann zu Adoptionen, wenn es völlig überflüssig ist und dies ausschließlich aus scheinbarer »sozialer Notwendigkeit« heraus geschieht. Ein Beispiel: Ein Junge wächst bis zum zehnten Lebensjahr bei seinen Eltern auf. Dann lassen sich die Eltern scheiden. Der Vater nimmt das Kind mit in seine neue Ehe und trägt der Frau ohne Notwendigkeit die

»Mutterschaft« an. Seine frühere Ehefrau denkt nicht weiter über die Sache nach, sondern unterschreibt willig die Adoptionspapiere.

Auch eine solche Adoption hat Folgen für alle Beteiligten: In einer Aufstellung zeigte sich, dass die frühere Frau nur wenig Interesse an dem Sohn hatte und durch die leichtfertige Unterschrift dann vollends das innere Band zum Kind durchschnitt.

Das Richtige wäre hier gewesen, wenn die frühere Frau die gemeinsame Elternschaft verantwortungsvoll mit dem geschiedenen Mann getragen und die neue Frau sich bei der Erziehung des Stiefkindes zurückgehalten hätte.

Adoptionen aus vermeintlicher »sozialer Notwendigkeit« werden oft mit dem alten »störenden Familiennamen« des Kindes begründet, der schleunigst abgelegt werden müsse. Ein Beispiel: Nach der Scheidung kommt das betreffende Kind zur Frau, die mit dem neuen Mann noch mehrere Kinder bekommt. Damit auch das Kind aus erster Ehe denselben Familiennamen trägt und sich nicht »ausgeschlossen« fühlt, soll es schnellstens den Namen des Stiefvaters annehmen. Viele Väter lassen sich durch die Überredungskunst und die scheinbare Logik der Argumente schnell überzeugen. Aber gerade dadurch, dass das Kind aus erster Ehe von einem Tag auf den anderen denselben Familiennamen wie die Halbgeschwister trägt, wird jemand ausgeschlossen: der leibliche Vater dieses Kindes! Nur dadurch, dass er Platz gemacht hat, wurde die Möglichkeit einer neuen Ehe mit ihren anschließend geborenen Kindern geschaffen; dieser Mann hat ein Recht darauf, im System dazuzugehören.

Speziell dann, wenn Mütter den leiblichen Vater ihres Kindes verachten, schaffen sie sich mit einer Namensänderung des Kindes mit einem Federstrich ein vermeintliches Problem vom Hals.

Hier sei auf ein krasses Beispiel eingegangen, in dem der biologische Vater einem solchen Adoptionswunsch aus »sozialen

Gründen« nicht zustimmte. Die Mutter gab sich mit der Antwort ihres geschiedenen Mannes jedoch nicht zufrieden. Sie hatte viele Beziehungen zu einflussreichen Personen in Justiz und Verwaltung. Durch bestimmte Gutachten prozessierte sie ihren früheren Mann aus der Vaterposition heraus und erzwang durch eine rechtliche Entscheidung die Adoption durch ihren zweiten Mann! Die Familienaufstellung in diesem Fall zeigte deutlich, dass ein Rückgängigmachen der Adoption hier das Richtige war. Auch für die Psyche des labilen Sohnes war dieses Bild heilend. Der Sohn hatte seiner Mutter über Jahre hinweg immer wieder gesagt: »Mama, ich hasse meinen neuen Familiennamen!« Doch das war der Mutter völlig egal.

In der Aufstellung sagte die Frau zu ihrem früheren Mann unter Tränen: »Es tut mir leid! Ich hätte das nicht tun dürfen. Unser Sohn kann nichts dafür. Bitte lass es ihn nicht büßen.« Zwischen Vater und Sohn war es nämlich in der Folge der Adoption zu einer Entfremdung gekommen. Der Mann hatte das Interesse an seinem Kind verloren. Dies ist oft die Rache der Väter, wenn sie zu wenig geachtet und ausgebootet werden.

Auch in einem anderen Fall war das Rückgängigmachen der Adoption das stimmige Bild. Ein Mann hatte zwei Ehen hinter sich und fühlte sich auch in seiner gegenwärtigen Beziehung unwohl. Er erzählte, dass er in seiner letzten Ehe eine Tochter der Frau aus deren ersten Ehe adoptiert hatte. Auf meine Frage, wie es dazu kam und von wem die Initiative ausging, sagte er: »Das geschah in meinem Überschwang, Verantwortung zu übernehmen. Ich wollte es unbedingt, um ein eigenes Kind zu haben.«

In der Aufstellung bestand zwischen ihm und der Tochter keinerlei Kontakt. Sie war ihm gegenüber völlig gleichgültig. Erst als ihr biologischer Vater hinzukam und der Adoptivvater sich vor ihm verbeugte und ihn achtete, nahm die Tochter den Adoptivvater überhaupt wahr. Er sagte zu ihr: »Ich hätte dich nicht adoptieren dürfen. Du gehörst nicht nur zu deiner Mutter, sondern auch zu deinem Vater.« Da lächelte die Tochter, und der Mann seufzte dabei tief.

Wie schon gesagt wurde, ist der gute Platz für das Kind meist bei den Adoptiveltern. Sehen wir uns noch eine typische Adoptionsaufstellung an:

Davina, acht Jahre, ist extrem verschlossen

Georg und Jasmin sorgen sich um ihre Adoptivtochter Davina, die gleich nach der Geburt in Indien zur Adoption freigegeben worden war. Sie spricht ohne Akzent Deutsch. Trotz aller Bemühungen verschließt sich Davina sowohl im Kindergarten als auch später in der Schule. Diese innere Heimatlosigkeit und ein fehlendes Grundvertrauen sind typisch für Adoptivkinder. Da eine heilpädagogische Behandlung und auch Tests beim Kinderpsychologen bislang wenig in Gang gesetzt haben, wollen die beiden prüfen, ob »systemisch etwas auf dem Kind liegt«, wie es Jasmin formuliert.

In einem Kurs werden Georg und Jasmin, ihr leiblicher zwölfjähriger Sohn und Davina aufgestellt. Davina flüchtet sich gleich ins Abseits. Man hat den Eindruck, sie will sich unsichtbar machen. Nun werden ihre biologischen Eltern dazugestellt. Die indische Mutter nimmt die Hände vors Gesicht, als sie ihre Tochter sieht.

Schnell dreht sie sich weg und sagt: »Ich kann nicht zu ihr schauen. Ich fühle mich schuldig!«

Der Vater hat an nichts Interesse. Er schaut auf eine Stelle am Boden. Nach einer Weile geht er in die Knie.

Der Seminarleiter zum Paar (auf den Stühlen): »Was wisst ihr über die biologischen Eltern?«

Georg: »Über die Mutter wurde uns gar nichts gesagt. Über den Vater munkelt man, dass er wegen Mordes gesucht wird.«

Der Seminarleiter nimmt einen Mann aus der Gruppe und legt ihn vor den biologischen Vater.

Der Mann auf dem Boden dreht sich weg vom Vater. »Ich will ihn nicht sehen!«, sagt er und ballt die Fäuste.

Der Seminarleiter zur Gruppe: »Der Mann auf dem Boden steht möglicherweise für einen Getöteten.«

Parallel dazu scheint Davina aus ihrem Dornröschenschlaf zu erwachen. Ohne zu zögern, geht sie zu dem Mann auf dem Boden und legt sich neben ihn. Sie strahlt ihn sogar an!

Das zu sehen hält die biologische Mutter kaum aus! Sie geht zu ihrem Kind und fleht es an: »Zu mir kannst du leider nicht! Ich habe dich verspielt … Aber geh bitte zu deinen Adoptiveltern! Bitte! Bitte!«

Die Mutter weint. Tatsächlich steht Davina auf. Mutter und Tochter halten sich lange.

Dann sagt ihr die Mutter: »Du hast es gut bei ihnen – wirklich!«

Der indische Vater schaut auf seine Tochter: »Mama hat recht! Geh zu deinen Adoptiveltern! Sie sind die Richtigen für dich! Um diesen Toten kümmere nur ich mich, nicht du!«

Georg und Jasmin sitzen auf den Stühlen und weinen ebenfalls. Sie sind erschüttert darüber, wie ihre kleine Davina sich für ihren biologischen Vater aufopfern will, den sie doch gar nicht kennt!

In ihre Rollen gekommen, empfangen sie Davina mit offenen Armen. Zum ersten Mal lächelt Davina ihre Adoptiveltern an. Die drei halten sich lange umarmt. Die biologische Mutter steht drei Meter entfernt. Man sieht, dass es ihr das Herz zerreißt: Einerseits will sie unbedingt, dass es ihrem Kind in der Fremde gut geht, andererseits hält sie es kaum aus, Davina ziehen zu lassen. Jasmin sieht dieses Drama in den Augen der indischen Mutter. Spontan geht sie auf sie zu. Die beiden Frauen halten sich lange, ohne ein Wort zu sagen. Nach einigen Minuten sagt die Inderin: »Danke! Danke!«

Jasmin sagt ebenfalls: »Danke!«

Auch Georg ist überwältigt. Er kommt ebenfalls auf Davinas Mutter zu und umarmt sie kurz und sagt: »Danke!«

Der indische Vater hat sich mittlerweile dem Toten ganz zugeneigt. Er liegt neben ihm und hält seine Hand.

Im Lösungsbild stehen Georg und Jasmin vor ihren beiden Kindern. Es geht beiden gut. Davina lächelt ihre Adoptiveltern zuversichtlich an.

In den folgenden sieben Jahren habe ich zu dieser Familie noch des Öfteren Kontakt wegen anderer Themen. Davina ist nach der Aufstellung schubweise aus der Isolation herausgekommen. Sie hat sich mittlerweile zu einem »ganz normalen« Teenager entwickelt. Jasmin betonte in einem Gespräch mit mir, wie wichtig es für sie gewesen sei, die Not der biologischen Eltern zu erleben. Seit der Aufstellung habe sie die beiden indischen Eltern in ihrem Herzen, und dadurch gehe es mit Davinas Erziehung viel leichter als vor der Aufstellung.

Verstorbene Zwillingsgeschwister

Wer ein Zwillingsgeschwister verloren hat, der hat meist im Leben den Eindruck, es fehle jemand. Meiner Erfahrung nach ist die psychische und körperliche Nähe im Mutterleib von ihrer Wirkung her für den Zwilling nicht zu unterschätzen. Nicht selten ist für einen Zwilling der andere Zwilling seelisch genauso bedeutsam oder noch bedeutsamer als Vater und Mutter – dies zumindest zeigen Familienaufstellungen. Deswegen hat es immer einschneidende Folgen für den überlebenden Zwilling, wenn der andere im Mutterleib oder bei der Geburt starb.

Erwachsene, die tote Zwillingsgeschwister zu beklagen haben, berichten immer wieder Ähnliches über ihre Kindheit und

Jugend: Alles muss doppelt gemacht oder angeschafft werden. Später kann man sich zuweilen zwischen zwei Berufen, zwei Frauen/Männern, zwei Heimatstädten und so weiter nicht entscheiden ... Erst wenn der tote Zwilling einen Platz im Herzen erhält, hört dieser Zwang nach Doppelung auf.

Auch wenn beide Zwillinge leben, gibt es etwas zu beachten: Schon in »normalen« Familien ist ein schlechtes Gewissen zu beobachten, wenn der eine etwas Besonderes hat, zum Beispiel eine schwere Krankheit, und der andere nicht. Noch viel stärker schaut ein Zwilling auf den anderen, wenn dieser zum Beispiel behindert ist und er selbst nicht. Immer fühlt sich der gesunde Zwilling »schuldig« im Angesicht des Kranken, obwohl er gar keine Schuld hat. Es bedarf viel Mut, einem behinderten Zwilling in der Aufstellung in die Augen zu sagen: »Damit dein Leiden nicht umsonst ist, traue ich mich, aus meiner Gesundheit etwas Gutes zu machen.«

Immer wieder bin ich überrascht über das tiefe innere Wissen von Zwillingskindern. Ein Ehepaar stellte vor Kurzem seinen achtjährigen Sohn in einer Gruppe auf. Der tote Zwilling des Jungen freute sich sehr, als es seinem noch lebenden Bruder gelang, wieder »zurück ins Leben« zu gehen. Das war erst möglich, nachdem auch die Eltern durch ihre Trauer gegangen waren, das Kind im vierten Schwangerschaftsmonat verloren zu haben.

Nach der Aufstellung erzählte die Mutter: »Unser Sohn wusste nie etwas von dem Zwilling! Wir haben nie irgendetwas erzählt. Umso schockierter waren wir, als er vor einem Jahr zu uns kam und erzählte: ›Gell, Mama, du hattest ein totes Kind im Bauch? Das war meine Schuld! Ich habe das andere Kind tot gemacht!‹«

Stets plädiere ich dafür, Kindern von der Existenz totgeborener Geschwister zu erzählen. Dabei sollte man im Ton so natürlich wie möglich sprechen. Für die psychische Entwicklung der Kinder ist dies jedenfalls viel besser, als wenn man diese Dinge verschweigt. Ganz anders hingegen ist es mit Abtreibungen: Das sollten die Erwachsenen mit sich selbst ausmachen und die Kinder nicht damit belasten, denn hier geht es auch um persönliche Schuld, in die sich Kinder nicht einmischen sollten.

Anna-Lena, drei Jahre, ist fast immer traurig

Zwillinge, die einen toten Zwilling zu beklagen haben, tragen nicht selten Doppelnamen, so wie Anna-Lena. Ihre Eltern Paul und Gerda kommen zu einer Gruppe, weil die Tochter fast immer traurig ist.

Die Eltern erzählen noch vor der Aufstellung, dass Anna-Lena einen Zwilling hatte, der im fünften Monat im Mutterleib starb. Im ersten Schritt werden Paul, Gerda, eine Frau für die Traurigkeit des lebenden Kindes (Symptom) und schließlich Anna-Lena aufgestellt. Eine tiefe Trauer hängt über der ganzen Familie, man kann sie fast mit Händen greifen.

Es kommt eine Frau aus der Gruppe dazu, die den toten Zwilling darstellt. Zunächst knien die Eltern, die nun beide in ihre Rollen kommen, beim toten Kind und begrüßen es in der Familie. Dabei fließen viele Tränen. Beide Eltern sagen dem Kind, dass es dazugehört und man sich seiner erinnert. Jetzt will auch Anna-Lena endlich zu ihrer Zwillingsschwester. Anna-Lena ist verblüfft, dass es ihrer Schwester gut geht.

Die tote Schwester strahlt sie an und sagt der Lebenden: »Ich will, dass du auch glücklich wirst.«

Die Eltern sagen ihrer lebenden Tochter noch: »Deine tote Schwester gehört fest dazu! Du brauchst sie nicht zu ersetzen! Schau auf dich!«

Parallel dazu hat sich die Stellvertreterin für die Traurigkeit immer weiter zurückgezogen.

Julius, sechzehn Jahre, ist tief verunsichert

Julius kommt in Begleitung seiner Eltern in die Praxis, um mit Holzfiguren aufzustellen. Die Eltern erzählen, dass ein Kinofilm über Zwillinge bei Julius etwas ausgelöst habe. Seit dem Film fühlt er sich noch mehr verunsichert als sonst. Julius ergänzt, dass er schon als kleines Kind immer ein anderes gleichaltriges Kind in der Familie vermisst hatte, obwohl er damals gar nichts von der toten Zwillingsschwester wusste, die im vierten Schwangerschaftsmonat abging. Immer schon fühlte er sich allein, und wie so viele, die einen Zwilling verloren haben, macht er etliche Dinge doppelt im Leben – er macht sie unbewusst für die Schwester mit.

Natürlich ist das Aufstellen in der Gruppe viel tiefer als das mit Platzhaltern, dennoch bieten auch die Raumanker eine Chance. Als jeder von den drei Familienmitgliedern in seine Rolle geht, kommt der Schmerz um das fehlende Kind hoch.

Am Ende eines längeren Rituals sagt Julius seinen Eltern: »Ich trage meinen Schmerz um den Zwilling, und ich achte, dass ihr auch um den Zwilling trauert. Er fehlt uns allen.« Anschließend mache ich mit Julius noch ein imaginatives Ritual mit der toten Schwester.

Nach dieser Sitzung kommt Julius aus seiner tiefen Verunsicherung heraus. Vier Jahre später, unmittelbar vor Drucklegung dieses Buches, nimmt Julius an einer Gruppe teil, weil er seine Herkunftsfamilie aufstellen möchte. Im Schlussbild schaut er strahlend in die Zukunft und trägt seine Zwillingsschwester im Herzen.

125

Schulprobleme

Bei Lern- und Schulproblemen zeigt sich nicht selten, dass es mit Nachhilfeunterricht und vermehrter Zuwendung allein nicht getan ist. Kinder, die schwerere Schulprobleme haben, wollen mit diesen Schwierigkeiten häufig auf Dahinterliegendes aufmerksam machen.

Einige jener Hintergründe, die sich mir bislang gezeigt haben, sind zum Beispiel: Das Kind leidet unter der Trennung der Eltern, hat einen Umzug mit dem Verlust der Freunde hinter sich, erlebt die schwere Krankheit eines Elternteils oder hat ein verstorbenes Zwillingsgeschwister. Es besteht eine unbewusste Solidarität mit einem behinderten Geschwister, ein naher Verwandter hat Selbstmord begangen, oder ihm wird durch Druck eines Alleinerziehenden ein Elternteil »vorenthalten«. Weitere Beispiele finden Sie im Folgenden.

Immer sollte je nach Problem geprüft werden, ob es nicht sinnvoll ist, einen Schulpsychologen, Heilpädagogen, Ergotherapeuten oder einen Kinder- und Jugendlichenpsychotherapeuten aufzusuchen, um weitere Fragen abzuklären (motorische Probleme, AD[H]S und anderes).

Mascha, zwölf Jahre, hat Angst vor der Schule

Mascha kommt mit ihrer Mutter zu einem Gespräch, weil sie unerklärliche Angst vor der Schule hat. Die Schulangst spürt sie auch körperlich – sie reicht ihr manchmal bis zum Kehlkopf. Das zierliche, kleine Mädchen mit den pechschwarzen Haaren zeigt mir mit der Hand, wie die Angst oft ihren Atem behindert.

Zusammen machen wir eine Aufstellung mit Papierscheiben: Mascha legt sich ihre Schulangst, für die sie eine »weibliche« Papierscheibe auswählt, genau gegenüber. Wenn man sich auf die Angst stellt, fühlt es sich an wie ein Geschwister.

Bewegt berichtet die Mutter, dass Mascha »eigentlich« noch ein älteres tot geborenes Geschwister habe, von dem sie noch nie erzählt habe. Die von Mascha ausgewählte Papierscheibe für die Angst ist weiblich, und die Mutter bestätigt, dass es sich um ein schwerkrankes Mädchen handelte, das nach der Geburt starb.

Die Mutter ist sehr traurig und beginnt zu weinen. In Gegenwart von Mascha nimmt sie nun innerlich ihr totes Kind und sagt ihm: »Es war so schlimm für die Mama. Nach deinem Tod ist es gut weitergegangen. Das hier ist deine Schwester, die nach dir kam.«

Mascha ist ruhig und lächelt. Auf Vorschlag des Therapeuten hin sagt Mascha zur toten Schwester, indem sie eine Hand auf ihr Herz legt: »Mit dir im Herzen bin ich nicht allein, sondern ganz stark. Du bist die Ältere von uns beiden, und an deiner Seite traue ich mich jetzt, in die Schule zu gehen.«

Aus einem zufällig zustande gekommenen Kontakt nach einem Jahr habe ich erfahren, dass Mascha in der Schule jetzt angstfrei ist.

Till, acht Jahre, will nicht für die Schule lernen

Urs kommt ohne seine Frau in eine Gruppe. Er erzählt, dass sein Sohn Till keine Lust zum Lernen habe. Außerdem habe er den Eindruck, dass der Sohn nur von der Mutter »nehme«, aber nicht von ihm. Auch beim Lernen verweigere der Sohn die Unterstützung des Vaters. Till vermutet, dass der Sohn etwas für ihn trägt. Das erste Aufstellungsbild zeigt jedoch etwas ganz anderes: Urs' Frau steht völlig abgewandt und beginnt zu zittern. Es liegt etwas Schweres in der Luft. Der Junge leidet mit ihr.

Der Seminarleiter bittet die Mutter, ihren inneren Bewegungsimpulsen zu folgen. Sie entfernt sich noch weiter von Urs und Till.

Urs' Befürchtungen, der Sohn trage etwas, sind berechtigt; doch Till trägt für die Mutter, nicht für ihn. Urs hat nicht die geringsten Informationen über Schlimmes in der Familie seiner Frau. Die Frau war zwar vor einer Weile in psychotherapeutischer Behandlung, doch sie erzählte ihrem Mann nichts von den Ergebnissen, obwohl intensiv über die Gegenwartsfamilie gesprochen worden war. Die Frau scheint keinerlei Vertrauen zu Urs zu haben.

Nachdem Urs' Vater und auch der Urgroßvater in der Aufstellung hinzukommen, stehen die vier Männer in einer Reihe: Till lehnt sich an Urs an, der wiederum spürt im Rücken die Kraft des Vaters, und dahinter steht der Urgroßvater. Till entspannt sich völlig und sagt: »Jetzt geht es mir endlich gut.«

Urs sagt Till, indem er ihn fest an den Schultern hält: »Lass dich fallen. Ich halte dich.«

Die Stellvertreterin der Mutter seufzt auf, als sie den Sohn in Sicherheit sieht.

Der Seminarleiter gibt Ulf den Rat, seiner Frau von der Aufstellung zu erzählen. Es ist an ihr, therapeutische Hilfe zu suchen und sich ihrer Herkunftsfamilie zuzuwenden, um herauszufinden, was dort geschehen ist, um Till zu helfen. Nach dieser Aufstellung hat Urs ein kraftvolles Bild, wie er seinen Sohn zumindest unterstützen kann. Falls es zu einer Trennung von der Frau kommen sollte, wäre das Kind gut beim Vater aufgehoben.

Vor Kurzem ging es am ersten Tag eines Kurses in einer Aufstellung um eine vierzehnjährige Tochter, die ebenfalls das Lernen verweigerte. Sie war sogar hochbegabt, doch sie hatte einfach »keine Lust«. Beide Eltern stellten auf, und es zeigte sich, dass das Kind mit etwas Schwerem aus der Familie des Vaters verbunden war und nur sicher neben der Mutter stehen konnte. Außerdem ließ der Vater die Tochter nicht richtig los, doch in der Aufstellung konnte eine Lösung gefunden werden.

Am zweiten Tag des Kurses berichtete der Vater morgens: »Ich bin ganz platt von dem, was ich heute Nacht geträumt habe: Meine Tochter kam strahlend auf mich zu und sagte mir in einem Ton der Selbstverständlichkeit: ›Papa, ich mach was aus meinen Talenten! Mach dir keine Sorgen ...‹«

Nina, dreizehn Jahre, hat Lernschwierigkeiten und ist extrem introvertiert

Monika kommt mit ihrem Mann Karl zu einem Aufstellungsseminar, weil sie sich Sorgen um die schulischen Leistungen ihrer Tochter Nina macht. Nina ist Einzelgängerin und hat kaum Freunde. Die Lehrer geben den Eltern häufig die Rückmeldung, ihre Tochter sei sozial isoliert. Sie muss auch wesentlich härter als andere Kinder lernen, um einigermaßen mitzukommen. Besonders sorgen sich Karl und Monika wegen Ninas Introversion. Sie wirkt meist lustlos, antriebslos und ist für ihr Alter viel zu ernst.

In der ersten Gesprächsrunde im Seminar seufzt Monika: »Sie ist genau das Gegenteil von unserem ersten Sohn Michael, der mit elf Monaten am plötzlichen Kindstod starb.« Ein Weinkrampf schüttelt sie, bevor sie weitersprechen kann: »Michael war das genaue Gegenteil von Nina: aktiv und stets lustig. Ich vergleiche die beiden immer und denke: ›Warum kann Nina nicht auch so sein wie Michael?‹« Wieder weint sie, während Karl stumm den Arm um seine Frau legt.

Als Monika und Karl am zweiten Tag des Seminars an die Reihe kommen, bricht es aus ihr heraus: »Immer wenn du sprichst«, sie deutet auf Sibylle, eine andere Seminarteilnehmerin, »werde ich unglaublich aggressiv auf dich, denn du erinnerst mich an den Tod.«

In der Tat wirkt Sibylle wie der Tod. Genau wie am Vortag ist sie ganz in Schwarz gekleidet. Überhaupt trägt sie seit Jahrzehnten ausschließlich Schwarz. Auf jeden Unbefangenen wirkt sie wie eine Verkörperung des Todes.

»Ich bin so wütend auf den Tod«, fährt Monika schluchzend fort, »denn er hat mein Kind fortgerissen – mein Sohn starb im elften Monat durch einen Infekt.«

Monika hat als Letzte in der Gruppe gesprochen, und es erscheint stimmig, die Aufstellungen des vor uns liegenden Tages sogleich mit ihr beginnen zu lassen. Sie erzählt, dass sie nach dem Tod des Kindes nicht getrauert habe: »Es waren so viele Formalitäten zu erledigen, und ich war viel zu beschäftigt, um zu trauern. Ich sagte mir einfach nur: ›Das Leben geht weiter.‹ Zunächst sah es auch so aus, als ob das Leben normal weitergehe. Mein Mann und ich wünschten uns, dass ich sofort wieder schwanger werden würde, um das tote Kind zu ersetzen.«

Der Seminarleiter unterbricht: »Ein verstorbenes Kind ist nicht ersetzbar. Jeder Mensch ist einzigartig und nicht zu ersetzen – es liegt auf der Hand, wer bis heute in der Familie die nicht gelebte Trauer stellvertretend zum Ausdruck bringt.«

Monika versteht nicht sofort, doch dann dämmert es ihr. »Nina?«, fragt sie.

Sie erzählt weiter: »Direkt nach Michaels Tod packte ich sämtliche Fotos von ihm in eine Kiste und verstaute sie im Keller. Wir schauten sie nie mehr an. Erst als ich mich mit Familienaufstellungen beschäftigte und Bücher darüber las, merkte ich, dass das nicht normal sein konnte. Letztes Jahr ging ich in den Keller und holte ein Foto wieder herauf. Wir stellten es so in der Wohnung auf, dass Nina es immer sehen konnte. Sie reagierte sehr positiv darauf.«

Monika ergänzt dann noch, dass sie nach Michaels Tod tatsächlich sofort wieder schwanger wurde. Das Kind ging jedoch zwischen der siebten und achten Woche ab, was Monika nun vollends den Boden unter den Füßen wegzuziehen drohte. Doch wenig später wurde sie erneut schwanger. Nina kam auf die Welt. Auf sie konzentrierten sich nun alle Hoffnungen.

Sowohl Monika als auch Karl stellen hintereinander ihr Bild der Familie auf. Da Karls Bild das ernstere der beiden ist, wird es als Ausgangspunkt für die Aufstellung genommen. Alle Stellvertreter der Familienmitglieder fühlen sich unwohl. Die beiden Geschwister können sich nicht sehen. Als Michael nach vorne tritt und für Nina sichtbar wird, fängt diese sogleich an zu zittern und zu weinen. Die Geschwister wollen zueinander. Nina geht zu dem toten Bruder und umarmt ihn.

Doch es geht natürlich auch darum, dass die Eltern selbst Kontakt zu ihrem toten Kind aufnehmen und dies nicht nur Nina überlassen bleibt. So stehen die Kinder vor den Eltern und schauen sie an. Sowohl Karl als auch Monika kommen nun in ihre eigenen Rollen, und die Stellvertreter setzen sich.

Monika weigert sich, dem toten Kind in die Augen zu schauen. Sie windet sich am ganzen Leib, als der Seminarleiter sie auffordert, Michael einfach offen in die Augen zu sehen und abzuwarten, was geschieht. Michael kniet auf dem Boden und blickt die Mutter abwartend und sehr freundlich an. Er wartet, bis sie bereit ist. Auf den Hinweis des Seminarleiters »Sieh doch, wie freundlich er dich anschaut« traut sich Monika endlich, macht aber sogleich die Augen wieder zu.

»Es ist so schlimm«, bricht es aus ihr heraus.

Das Schließen der Augen ist hier eine Abwehr der Wirklichkeit. Statt dem Geschehen ins Antlitz zu blicken und den Schmerz zuzulassen, überlässt sich Monika lieber ihren Fantasien über das, was damals geschah. Doch auf diese Weise kann sie das Kind nie richtig sehen.

Karl legt ihr den Arm auf den Rücken, als sie plötzlich in die Knie geht. Doch der Seminarleiter bittet sie sanft, wieder aufzustehen und das Kind einfach nur ruhig anzuschauen, denn es braucht eine starke Mutter: »Sag ihm: ›Ich bin deine Mutter.‹«

Monika gibt sich einen Ruck und sagt es. Michaels Augen glänzen vor Freude.

Und Karl sagt: »Ich bin dein Vater.«

Als Monika ihren verstorbenen Sohn erneut anschaut, dreht sie wieder abrupt den Kopf weg: »Ich fühle mich schuldig als Mutter. Warum ist er gestorben? Ich muss irgendetwas falsch gemacht haben.«

Michael runzelt die Stirn: »Ich verstehe nichts von alledem. Was soll sein?«

Der Seminarleiter wiederholt, was die Mutter gesagt hat.

Langsam schüttelt Michael den Kopf: »Niemand hat Schuld, weder du noch der Vater. Es war einfach so! Es war schön für mich, da zu sein. Mir ging's gut!«

Monika kann es kaum fassen. Langsam blüht ein Lächeln in ihrem Gesicht auf. Es folgen nun eine Reihe von weiteren Schritten, in denen die Eltern ihren Schmerz ganz zulassen und sich dann versichern, dass sie es gemeinsam tragen. Währenddessen kann man deutlich hören, wie Nina befreit aufatmet.

Jetzt wird noch die Fehlgeburt hineingenommen, für die Monika eine Frau aus der Gruppe wählt. Diese Stellvertreterin sammelt sich und sagt: »Ich gehöre hier dazu!«

Als sie vor den Eltern steht, muss Monika erneut weinen. Sie sagt dem toten Kind: »Dein Tod war schlimm für mich.«

»Für mich nicht!«, entgegnet das tote Kind, indem es ruhig spricht und die Mutter freundlich anlächelt.

Monika und Karl haben den Impuls, das Kind zu berühren und zu halten. Sie versichern ihm, dass das Leben nach seinem Tod gut weitergegangen ist. Anschließend fordern sie es auf, den mittleren Platz in der Geschwisterreihe einzunehmen.

Als dies geschehen ist, blicken sich die drei Kinder auf intensive Weise an. Man kann wahrnehmen, wie sich die Kinder als Geschwister gegenseitig nehmen und sich ihren Platz in der Reihe geben. Sie schauen sich glücklich und friedlich an, und man kann spüren, dass sich etwas Tiefes vollzieht. Der Augenblick ist in Zeit gemessen relativ kurz, und dennoch kommt er allen lang vor, so als sei dieser Vorgang durch nichts auf der Welt mehr aufzuhalten. Wie verabredet gehen die Köpfe und Blicke wieder langsam auseinander, und die Kinder schauen freundlich ihre Eltern an.

Jetzt sagt Karl: »Ihr seid meine drei Kinder, und du, Nina, du bist die Dritte.«

Monika sagt Nina: »Jetzt bleibe ich, und du kannst auch bleiben.«

Nina nickt und lächelt.

Der Seminarleiter ermuntert die Eltern, Nina von Michael und dem weiteren toten Geschwister zu berichten.

Bei einem Kontakt Monate später erzählte Monika, dass Nina seit der Aufstellung große Fortschritte gemacht habe und sowohl im Alltag als auch in der Schule ihr Schneckenhaus immer mehr verlasse.

Krankheiten und Symptome

Bettnässen und Einkoten

Beim Bettnässen und auch beim Einkoten reagiert das Kind häufig auf eine große Spannung in der Familie. In vielen Fällen fühlt es einen starken Konflikt zwischen den Eltern. Doch dazu später mehr.

Nicht selten hat die psychische Spannung des Kindes auch einen anderen Hintergrund: Beispielsweise verlor das Kind durch einen Umzug alle Freunde und ist orientierungslos. Auch andere soziale Verunsicherungen in Schule oder Kindergarten können sich zuweilen durch Bettnässen oder Einkoten bemerkbar machen. Vom Bettnässen, das durch soziale Veränderungen der Lebensumstände ausgelöst wurde, sind oft Kinder betroffen, die schon ein oder zwei Jahre »trocken« waren und dann plötzlich wieder einnässen, zum Beispiel unmittelbar nach dem Umzug in eine fremde Stadt. Bei dieser Art von Ursachen bedarf es meist keiner Familienaufstellung, weil hier familiensystemische Hintergründe keine Rolle spielen.

Allerdings gibt es auch Einnässen als Zusatzsymptom bei Kindern, das oft durch andere Verhaltensauffälligkeiten begleitet wird. In diesen Fällen ist das Familienstellen hilfreich. Zunächst sollen hier aber kurzzeittherapeutische Methoden vorgestellt werden, die sich beim Bettnässen als erfolgreich erwiesen haben.

Allgemein lässt sich feststellen: Bei Dingen, die Kindern peinlich sind, hat es sich bewährt, auf Druck zu verzichten. So fühlen sich die Kinder mehr geachtet. Von der Hypnotherapie Milton Ericksons und auch von vielen modernen Kurztherapien kann man lernen, auf achtende Weise mit Kindern umzugehen. Oft reicht das Erzählen einer Geschichte mit den passenden Metaphern aus, um im Kind die richtigen Such- und Lösungsprozesse in Gang zu setzen.

Die Therapeuten Joyce Mills und Richard Crowley[13] haben den Fall von John erzählt. Der achtjährige bettnässende Junge erhielt von seinem Therapeuten die Anweisung, jeden Abend den Garten seiner Eltern zu bewässern. Dabei sollte er eine Uhr tragen und bestimmte Zeiten einhalten: Zu Beginn sollte er drei Minuten wässern, dann eine Minute unterbrechen, danach acht Minuten wässern und aufhören. Dieser seltsame Zeitplan wurde dem Jungen mit dem unterschiedlichen Wasserbedarf der Pflanzen »erklärt«. Ziel dabei war, bei John ein klares Gefühl dafür zu entwickeln, dass er umfassende Kontrolle über das Fließenlassen des Wassers hatte. In diesem Beispiel wurden »lebendige Metaphern« eingesetzt, Metaphern, die konkret auszuübende Alltagshandlungen zum Inhalt haben und dabei psychische Suchprozesse einleiten.

Milton Erickson hat auf unterschiedlichste Weise mit bettnässenden Kindern gearbeitet. Fast immer geht es wie in dem obigen Beispiel darum, dem Kind auf unterschwellige Weise zu vermitteln, dass es selbst Kontrolle über seine Körperfunktionen ausüben kann.

Dabei kann man dem Kind durchaus auch über ganz andere Körperfunktionen detaillierte Informationen geben, worum es eigentlich geht. Milton Erickson arbeitete beispielsweise einmal mit einem zehnjährigen bettnässenden Jungen: Nach einer längeren Vorrede über das Zusammenspiel von Augen, Händen und Muskeln fragte Erickson: »Hast du dich auch schon einmal gefragt, was die Pupille deines Auges macht, wenn du den Pfeil am Bogen anlegst und ihn spannst? Sie schließt sich nämlich.« Er erklärte ihm, dass es kurze, flache, lange und ringförmige Muskeln gebe, so »wie unten in deinem Bauch, wenn du etwas isst, schließt sich dieser Muskel, stößt die Nahrung aus, schließt sich wieder und wartet auf die nächste Nahrung: Überleg dir mal, wo ist das genau – unten in deinem Bauch, als du noch ein kleiner Junge warst? Es ist ganz unten.«[14]

Noch eine weitere Stunde sprachen sie über diese Dinge. Das Bettnässen wurde mit keinem einzigen Wort erwähnt! Doch der Junge war bald geheilt.

Erickson hatte nichts anderes getan, als über den »Muskel ganz unten im Bauch zu sprechen, der sich schließt und den Inhalt so lange behält, bis er ihn entleeren will«. Der Junge wusste sehr wohl, welcher andere Muskel ähnliche Funktionen ausübt wie der Schließmuskel des Afters. Man musste es ihm nicht eigens erklären.

Originell war auch Ericksons paradoxe Arbeit mit dem kleinen Robert. Erickson erzählte dem Jungen, dass er seine Eltern nicht die ganze Zeit enttäuschen dürfe:

»Deine Eltern wissen sehr gut, dass du ins Bett machst. Im tiefsten Herzen glauben sie dies, und nichts kann ihre Meinung ändern. Immer wieder werden sie dir das zeigen! Was ich nun von dir verlange, ist nicht besonders angenehm, doch es ist notwendig. Heute ist der 3. Dezember; warum sollte man nicht den 13. Dezember wählen? So wählen wir also den 13. Dezember. Das wäre ein guter Tag! Die Zahl Dreizehn gilt ja auch als Un-

glückszahl. Also: In der Nacht zum 13. Dezember machst
du einfach ins Bett; auch wenn es dir sehr schwerfällt,
mach ins Bett. Enttäusche deine Eltern nicht. Sie wissen
ja sehr gut, dass du so etwas machst, aber du musst es ja
nicht jede Nacht tun. Okay, du wählst diese Nacht und
machst es!« [15]

Erickson vermittelte dem Kind, dass niemand anders als es selbst
die Kontrolle ausübt, auch wenn es das nicht weiß. Wenn Robert
tatsächlich den 13. Dezember auswählt, zeigt er sich selbst, wer
Herr im Haus ist. Er wird Dr. Erickson erzählen, wie hart es für
ihn war, absichtlich das Bett nass zu machen, um seine Eltern
nicht zu enttäuschen. Erickson wird ihm antworten: »Ja, es war
hart. Aber es war die Sache wert, um deiner Mutter willen! Was
den 13. angeht: Ich denke, wir könnten beim nächsten Mal auch
warten bis zum 13. Januar oder Februar oder März …« Nach
Ericksons Erfahrung reicht oft ein zwei- bis dreimaliges absicht-
liches Bettnässen aus, um erfolgreich zu sein.

In meiner Praxis ermuntere ich Eltern immer wieder, ihren Kindern beim abendlichen Bettritual »stimmige Geschichten« zu
erzählen, die auf das Unbewusste der Kinder wirken. Die folgende Geschichte ist beispielsweise wunderbar für Bettnässer
geeignet: [16]

Einmal kam der Kleine Bär in den Zoo (wo er als Pfleger
arbeitete), als Fips, der Affe, ganz aufgeregt aus dem Ele-
fantenhaus auf ihn zulief: »Kleiner Bär, Kleiner Bär, stell
dir vor, bei uns im Elefantenhaus tropft es von oben! Und
es riecht auch ein bisschen seltsam.«
Die letzten Tage hatte es viel geregnet. Der Kleine Bär
holte sich rasch eine Leiter und kletterte zum Dach hoch.
Was er sah, gefiel ihm gar nicht: Überall war dickes Moos,

und an einigen Stellen waren tatsächlich kleine Löcher im Dach.

Der Kleine Bär war noch nicht ganz heruntergeklettert, da fragte Fips schon, was denn da oben zu sehen sei. Der Kleine Bär sagte: »Kein Wunder, dass das heruntertropfende Wasser etwas seltsam riecht. Da oben ist viel Moos. Man müsste es wohl mal abkratzen, und die Löcher müsste man dicht machen.«

»Wann machen wir das?«, fragte Fips.

Heute schien strahlend die Sonne über Bärstadt und natürlich auch über dem Zoo.

»Ach, weißt du«, antwortete der Kleine Bär, »heute habe ich irgendwie keine Zeit. Es ist so viel zu tun! Ich kümmere mich die nächsten Tage darum.«

Fips hatte nichts dagegen einzuwenden und ließ sich vom Kleinen Bären drei Bananen und einige Pistazienkerne geben.

Auch am nächsten Tag schien über Bärstadt die Sonne. Am dritten Tag war es bewölkt. Nachmittags hingen sogar richtig schwere dunkle Wolken über der Stadt, doch es regnete immer noch nicht. In der Nacht aber schüttete es wie aus Kübeln.

Am darauffolgenden Tag kam der Kleine Bär morgens im strömenden Regen zum Zoo und lief auf sein geliebtes Elefantenhaus zu. Doch da bot sich ihm ein komischer Anblick: Auf dem Dach des Elefantenhauses saß Fips mit einem riesigen orangefarbenen Regenschirm. Mit der anderen Hand aß er eine Banane. Das sah ziemlich lustig aus, und so standen einige Kinder vor dem Elefantenhaus und zeigten mit den Fingern aufs Dach.

Der Kleine Bär winkte Fips zu und ging ins Haus. Es roch überhaupt nicht gut, und von oben tropfte es jetzt zwar kaum noch, aber unten war ein riesiger See entstanden. Doch dann war es, als ob irgendjemand auf einen Knopf im Himmel drückte: Nach nur fünf Minuten hörte es auf zu regnen. Fips kam samt orangefarbenem Regenschirm herunter und stöhnte: »Weißt du, wie lange ich schon da oben sitze und den Regen abhalte? Mir ist der Arm schon ganz steif vom Regenschirmhalten …«

»Oh, du Armer«, sagte der Kleine Bär gefühlvoll. »Da bekommst du eine Extraportion Pistazien und Erdnüsse. Heute müssen wir da oben tatsächlich was machen, denn so langsam haben wir hier ein Problem.«

»Und wie lösen wir das Problem?«, fragte Fips neugierig.

»Wenn du willst«, meinte der Kleine Bär, »gebe ich dir einen Spachtel zum Abkratzen des Mooses, und außerdem gebe ich dir so was Ähnliches, wie es im Märchen ›Frau Holle‹ vorkommt.«

»Du meinst das Märchen mit dem fleißigen und dem faulen Mädchen?«

»Genau«, nickte der Kleine Bär, »die Faule wird doch am Schluss mit Pech übergossen. Das ist so ein zähes schwarzes Zeug. Mit Pech kann man solche Löcher wunderbar abdichten!«

»Das macht mir Spaß!«, rief Fips begeistert. »Löcherabdichten macht mir Spaß! Dann wird es endlich nicht mehr nass bei uns, und natürlich wird es dann auch nicht mehr stinken.«

Der Kleine Bär ging zum Bauhof des Zoos, wo es alle möglichen Baumaterialien gab. Dort bekam er eine dampfende schwarze Paste. Zum Glück hielt das Wetter heute, und so konnte Fips gleich hinauf aufs Dach steigen, mit einem Spachtel das Moos abkratzen und alle Löcher gewissenhaft abdichten. Als alles fertig war, schien sogar kurz die Sonne.

»Der liebe Gott meint es gut mit uns«, scherzte Fips. »Der macht es noch mal kurz warm, damit oben auf unserem Dach alles gut trocknet.«

Anne, die Elefantendame, war nicht nur ein ziemlich kluger Elefant, sondern sie hörte auch gern Radio. Im Elefantenhaus musste der Kleine Bär ihr oft das Radio anmachen, damit sie auf dem Laufenden blieb. Natürlich hörte Anne heute insbesondere den Wetterbericht. Jedem, der hereinkam, erzählte Anne, dass es in der kommenden Nacht schlimm regnen würde.

»Ob das mal gutgeht?«, seufzte Fips. »Ich habe doch gerade alles erst abgedichtet – ob das so schnell schon funktioniert …?«

Der Kleine Bär grinste: »Hast du keine Lust, dich mit dem tollen Regenschirm aufs Dach zu setzen heute Nacht – so zur Vorbeugung?«

Fips schlug mit dem Schwanz auf den Stuhl: »Nein, ich habe Vertrauen in meine gute Arbeit. Ich weiß, dass ich das gut gemacht habe.«

Der Kleine Bär hatte im Zoo Feierabend und ging nach Hause. Bald schon gab es Abendessen. Plötzlich trommelte ein heftiger Regen gegen das Küchenfenster.

»Oje«, brummte der Kleine Bär und schaute seine Schwester Anja ängstlich an. »Ob das reparierte Dach hält …?«

Anja wusste natürlich gar nicht, worum es ging. Der Kleine Bär erzählte Anja, was in den letzten Tagen im Elefantenhaus passiert war.

Am Tag darauf kam der Kleine Bär mit tropfender Jacke im Zoo an. Immer noch regnete es. Ängstlich schlich er sich ins Elefantenhaus. Doch alles war bestens! Fips kuschelte sich an die Heizung und knackte Nüsse. Er grinste: »Alles ist trocken. Ich hab eben gute Arbeit geleistet!«

»Das hast du, Fips!«, bestätigte der Kleine Bär und nahm sich auch eine Handvoll Pistazien. Ja, es stimmte: Das Dach des Elefantenhauses hielt in Zukunft allen Regengüssen stand.

Eltern einkotender Kinder empfehle ich, die folgende Zoo-Geschichte zu erzählen, die sich natürlich ebenfalls ähnlich ausschmücken lässt wie die obige:

Fips, der Affe, trug eines Tages einen schweren Beutel auf dem Rücken. Da er den Beutel zu schwer fand, stieß er ihn absichtlich an eine Kante in der Mauer des Elefantengeheges. Fips freute sich, dass der Beutel nun so leicht wurde ... Als der Kleine Bär ihn sah, erzählte ihm dieser, dass der Sack voller Pistazien gewesen war. Ach, wie ärgerte sich Fips da, denn die Pistazien hatte er unkontrolliert verloren! Da nahm sich Fips vor, das nächste Mal den Beutel etwas länger zu tragen, auch wenn er ein bisschen drücken sollte.

Kurzzeittherapeuten wie Steve de Shazer[17] haben darauf hingewiesen, wie wichtig es ist, das Kind in seiner Scham zu achten. Geschichten wie die obigen respektieren die Scham des Kindes, denn das, worum es geht, wird nur *indirekt* angesprochen.

Außerdem empfiehlt de Shazer die Suche nach der Ausnahme: Stimmt die Problembeschreibung der Eltern tatsächlich so, wie sie erzählt wird? »Mein Sohn macht jede Nacht ins Bett!«, sagt beispielsweise eine Mutter bei der Beratung. Hier kann der Therapeut fragen: »Hat Ihr Sohn in den letzten acht Wochen buchstäblich *jede* Nacht ins Bett gemacht?« Falls sich zeigt, dass es Ausnahmen gibt – und es gibt fast immer welche –, kann er fragen: »Bei welchen Gelegenheiten macht Ihr Sohn nicht ins Bett? Was war am Abend vorher? Was haben Sie in der Familie zusammen gemacht oder was hat der Junge am Abend zuvor unternommen?« Stellt sich zum Beispiel heraus, dass der Junge in solchen Fällen stets eine bestimmte Tätigkeit ausgeübt hatte, dann kann diese Tätigkeit »verordnet« werden, sofern keine anderen Gründe dagegensprechen.

De Shazer vermittelt überreagierenden Eltern bettnässender Kinder, dass ihre Wahrnehmung ungenau ist und sie dadurch das Problem nur noch weiter zementieren: Es gibt fast bei jedem Kind ab und zu »trockene Tage« oder solche, an denen die Hose sauber bleibt. Trotzdem bleiben die Eltern bei ihrer eingeengten Wirklichkeitswahrnehmung: »Mein Kind macht jede Nacht ins Bett.« Oder: »Mein Kind kotet täglich ein.« Die bewusste Wahrnehmung der Ausnahme gegenüber der Regel kann jedoch einen Umschwung bewirken. Die Ausnahmen von der Regel werden von den Eltern nicht wahrgenommen, weil sie sie als gering erachten. Für sie handelt es sich um Unterschiede, die sich zu »unspektakulär« und zu langsam vollziehen. Doch der Therapeut fragt genau nach diesen vernachlässigten Besonderheiten: Welches sind die Begleitumstände und die Muster des »trockenen Bettes« und die Begleitumstände und Muster des »nassen Bettes«? Aus diesen Informationen kann der Therapeut dann einen individuellen Behandlungsplan erstellen.

De Shazer gibt geplagten Eltern von Bettnässern den Rat, es versuchsweise auch einmal völlig zu ignorieren, wenn das Bett des Kindes trocken ist. Ein trockenes Bett ist für einen zwölfjährigen Jungen wirklich eine ganz normale Sache! Warum sollte man da ein Lob aussprechen? Wenn man ein Kind in dieser Situation lobt, könnte man das Gegenteil des Gewünschten erreichen: Ihm wird nämlich signalisiert, dass es nicht ganz normal und etwas Besonderes sei, dass es letzte Nacht nicht ins Bett gemacht hat. Dem Kind soll aber genau das Gegenteil vermittelt werden!

Als weitere Möglichkeit, den starren Denkrahmen der Beteiligten aufzuweichen, könnte man sowohl die Eltern als auch das Kind bitten, jeden Abend für sich im Stillen eine Prognose zu machen, ob das Bett trocken bleibt oder nicht. Auch auf diese Weise könnte die Ansicht, dass das Kind »immer« ins Bett macht, infrage gestellt werden. Ähnlich können die Eltern von einkotenden Kindern mit ihren Sprösslingen arbeiten. Von der Änderung des Denkens zur Änderung des Verhaltens ist es dann nicht mehr weit.

Bei den Ratschlägen, die Eltern ihren Kindern geben, gibt es noch einen weiteren wichtigen Punkt zu beachten: Wenn eine Mutter zu ihrem Sohn sagt: »Mach nicht in die Hose«, erreicht sie noch aus einem anderen als den bisher genannten Gründen oft das Gegenteil. Moderne kurzzeittherapeutische Verfahren wie zum Beispiel das NLP und die Hypnotherapie weisen mit Recht immer wieder darauf hin, dass das Unbewusste keine Verneinung kennt. Völlig verfehlt ist deswegen auch die frühere Plakatkampagne der Bundesregierung »Keine Macht den Drogen!«. In den Köpfen der Jugendlichen kommt nur an: »Macht den Drogen!« Wer das Gesagte nicht glaubt, möge folgenden Selbstversuch machen: Denken Sie bitte eine Minute lange *nicht* an einen Frosch, der eine große Sonnenbrille trägt! – Was haben Sie innerlich gesehen, und woran haben Sie in der letzten Minute gedacht?

Wenn Sie mit Ihrem Kind sprechen, sollten Sie vorher einen Moment innehalten und prüfen, ob Sie etwaige Verneinungen nicht umformulieren können: Statt »Iss unterwegs nicht so viele Süßigkeiten, du kriegst Blähungen!« könnte man auch sagen: »Iss von den Äpfeln und Bananen, die ich dir eingepackt habe, die tun dir gut.« Und anstatt einen Jugendlichen zu warnen: »Pass auf, dass du dir nicht mit dem Beil in den Fuß hackst!«, könnte man sagen: »Geh vorsichtig mit dem Beil um!«

In diesem Zusammenhang kann man älteren Kindern zur Vertiefung auch eine Geschichte erzählen, die sich auf ähnliche

Weise tatsächlich ereignet hat, zum Beispiel: Ein junger Mann verletzte sich beim Holzhacken. Als der Vater ihn fragte, wie das passiert sei, antwortete er: »Ich hatte keine Achtung mehr vor der Gefährlichkeit des Beils – ich habe sie nicht richtig ernst genommen.«

Wenn bettnässende oder einkotende Kinder jedoch selbstmordgefährdet oder stark verhaltensauffällig sind, bleiben die oben erwähnten kurzzeittherapeutischen Methoden meist erfolglos. Bei derlei schweren Fällen können oft Familienaufstellungen eine hilfreiche Maßnahme sein. Aus systemischer Sicht reagiert das bettnässende Kind häufig auf eine große Spannung in der Familie. In vielen Fällen ist zu beobachten, dass das Kind einen starken Konflikt zwischen den Eltern fühlt, mit dem es nicht anders umzugehen weiß – zum Beispiel wenn Eltern sich trennen.

In der nun folgenden Geschichte von Christiano steht eine für die Mutter festgehaltene Wut hinter dem Symptom des Sohnes. Im Fall von Florian ist es eine Reihe von Selbstmorden in der Familie des Vaters, die in der Gegenwartsfamilie das Klima für die Kinder tief geprägt und die Eltern auseinandergebracht haben. Bei Lea dagegen geht es um eine abgetriebene Schwester der Mutter, und bei Lars waren die Eltern durch eine Abtreibung entzweit.

Christiano, zehn Jahre, kotet seit Jahren ein

Bärbel und Wolfgang stellen für ihren Sohn auf. Im ersten Bild wird deutlich, dass aus der Mutter »etwas rauswill«. Sie ist extrem wütend, und Christiano leidet mit ihr. Auf Befragen erzählt Bärbel, sie kenne ihren leiblichen Vater bis heute nicht. Ihre Mutter verweigere jegliche Auskunft, weswegen sie so wütend auf die Mutter sei.

144

Als Bärbels Mutter hinzukommt, lässt Bärbel all ihre Wut heraus: »Du hast mir das ganze Leben meinen Vater vorenthalten! Du hast mich um ein Stück meiner Identität betrogen!«

Parallel dazu kann man beobachten, wie alle Spannungen von Christiano abfließen. Er ist sichtlich erleichtert, dass es jetzt endlich »rauskommt« aus der Mutter.

Auf Bitten des Seminarleiters sagt Bärbel, die in ihre eigene Rolle kommt, zum Sohn: »Das ist mein Schmerz! Der geht nur mich etwas an!«

Bärbels Mutter schaut dem Ganzen nur unbeteiligt zu.

Im Lösungsbild am Schluss stehen die Eltern vor ihrem Sohn und der mittlerweile hinzugekommenen älteren Schwester Christianos. Beiden Kindern geht es, den Eltern gegenüberstehend, sehr gut.

Für Bärbel steht noch an, die Frage ihrer Identität zu klären. Dafür braucht sie therapeutische Hilfe. Unabhängig davon erzählt sie mir zwei Monate nach der Aufstellung, dass Christianos Einkoten völlig aufgehört hat. Es stand hier für die »verstopfende Wut«, die der Sohn der Mutter abgenommen hatte.

Lea, vier Jahre, hat panische Angst, wenn sie »groß machen« soll

Doris' Tochter Lea hat Panik, wenn sie auf die Toilette gehen soll. Außerdem hat Doris noch einen älteren Sohn. Die Aufstellung zeigt, dass die Kinder für Doris leiden. Eigentlich will sie flüchten. Als Doris' Eltern dazugestellt werden, schaut sie nur noch auf ihre Mutter, die sehr leidend aussieht.

»Was ist bei deiner Mutter?«, fragt der Seminarleiter.

Doris: »Meine Mutter hatte vor mir eine Abtreibung.«

Für die Abtreibung wählt Doris eine Frau aus, die sich neben

145

die Mutter legt. Auch Lea legt sich spontan dazu. Aber die Groß-mutter will das nicht. Sie schüttelt den Kopf und sagt der Enkelin: »Hier bei uns Toten hast du nichts verloren!«

Doch Lea macht keine Anstalten aufzustehen. Stattdessen blickt sie zu ihrer Mutter.

Doris ist mittlerweile in ihre eigene Rolle gekommen. Sie wischt sich eine Träne weg: »Lea, die Oma hat recht. Ich mach das!«

Jetzt steht Lea auf. Doris kniet sich spontan zu ihrer Mutter und dem toten Geschwisterkind. Abwechselnd blickt sie zu beiden.

Von hinten nähert sich Doris' Vater. Er bittet sie aufzustehen. Doris' Mutter bekräftigt das: »Ich mache das mit dem Kind – du gehst zum Papa!«

Im Lösungsbild steht Doris, den eigenen Vater stützend im Rücken, neben ihrem Ehemann. Vor ihnen steht Lea mit ihrem Bruder. Allen Beteiligten der Aufstellung geht es gut.

Einen Monat nach der Aufstellung schreibt mir Doris eine Mail: »Unserer Tochter geht es gut! Innerhalb von zwei Tagen nach dem Kurs hat sich das Problem gelöst! Sie geht nun gern (!) auf die Toilette. Wir konnten es kaum glauben!«

Eine ähnlich verlaufende Aufstellung betrifft den neunjährigen bettnässenden Sohn eines Paares. Hier litt der Sohn ebenfalls mit einem toten Geschwister eines Elternteils (Vater) mit. Das Kind war tot auf die Welt gekommen. Der Vater war so tief mit die-sem toten Geschwisterkind verbunden, dass er seine Ehefrau in der Aufstellung buchstäblich nicht mehr sah: »Wer ist denn das?«, fragte er, als der Seminarleiter ihn bat, sich neben seine Frau zu stellen! Die psychische Nähe des toten Onkels hatte eine unheilvolle Wirkung auf die Ehe, deren Zustand der Sohn mit seinem Bettnässen spiegelte.

Neun Monate nach der Aufstellung sah ich die Eltern wieder: Das Bettnässen hörte nach der Aufstellung komplett auf, denn das tote Geschwister des Vaters hatte einen guten Platz in seinem Herzen gefunden.

Florian, zehn Jahre, ist Bettnässer

Waltraud kam in eine Gruppe, weil sie festgestellt hatte, dass die Selbstmorde in der Familie ihres Mannes eine tiefe Depression über alle gebracht hatten. Sie spürte, dass ihre Ehe gefährdet war. Mit keinem einzigen Wort erwähnte sie jedoch, dass ihr Sohn Florian nachts einnässte. Angesichts all des anderen Schweren spielte das Bettnässen des Kindes für die Mutter nur eine untergeordnete Rolle.

Florian ist das mittlere ihrer Kinder. Aber auch das älteste Kind, eine Tochter, leidet unter einer Reihe von psychosomatischen Symptomen. Das dritte Kind ist ein Sohn.

Es kam zu einer sehr langen und intensiven Aufstellung, über die hier nur auszugsweise berichtet wird. Schnell wurde sichtbar, dass es sowohl Florian als auch die älteste Tochter anstelle ihres Vaters aus der Gegenwartsfamilie heraustrieb. Waltrauds Mann verlor seinen Vater im Alter von drei Jahren, weil dieser sich umbrachte. Auch der Bruder des Vaters, der Onkel von Waltrauds Mann, nahm sich das Leben, genau wie deren gemeinsame Mutter (Großmutter von Waltrauds Mann) Suizid beging.

Diese Frau hatte, als sie aufgestellt wurde, eine furchtbare Wirkung auf alle Beteiligten. Auf Nachfrage ergab sich, dass sie bei ihrem Selbstmord versucht hatte, ihre beiden Söhne ebenfalls umzubringen. Doch die Kinder konnten gerade noch gerettet werden. Wie geschildert, haben dann die Söhne später freiwillig denselben Weg aus dem Leben gewählt wie ihre Mutter.

Nach vielen einzelnen Schritten in der Aufstellung war ein entscheidender Punkt, dass jene Frau, die ihre Söhne mit in den Tod reißen wollte, von der Familie räumlichen Abstand nahm. Erst dann trat unter allen Stellvertretern eine Entspannung ein. Waltrauds Mann allerdings konnte den frühen Tod seines freiwillig aus dem Leben geschiedenen Vaters nicht verkraften. Er blieb bei ihm stehen, während Waltraud sich schützend vor ihre Kinder stellte. Der Sog des Mannes zu seiner Herkunftsfamilie beherrschte das Bild.

Der Mann war leider nicht bereit gewesen, Waltraud zum Seminar zu begleiten, doch er hatte seine Zustimmung zur Aufstellung gegeben. Um hier zu einer Lösung für den Mann und die Gegenwartsfamilie zu kommen, wäre es natürlich von Vorteil, wenn auch der Ehepartner zugegen ist, dessen schwerwiegendes Problem sowohl die Frau als auch die Kinder so stark belastet. Der Respekt vor dem Partner gebietet aber, nicht für diesen therapeutisch zu arbeiten. Alles andere wäre schlimm, denn als Partner darf man nicht zum Therapeuten des anderen werden.

Waltraud kann hier nicht mehr tun, als ihrem Mann von dem zu berichten, was sie gesehen hat. Wenn er will, kann er sich dem Geschehen stellen und tiefer in seine Herkunftsfamilie gehen und Lösungen für sich suchen. Ansonsten bleibt der Frau hier nur, in Liebe und Achtung auf die problematische familiäre Verbindung des Partners zu schauen. Wer heiratet, bindet sich nicht nur an den geliebten Menschen, sondern immer auch an dessen ganze Familie!

Neun Monate später sah ich Waltraud wieder. Erst jetzt erzählte sie mir, dass Florian damals ein Bettnässer gewesen sei: »Als ich am Sonntagabend vom Aufstellungsseminar nach Hause kam, muss in Florian eine Veränderung stattgefunden haben. Genau seit diesem Tag hörte sein Bettnässen schlagartig auf – er hat seitdem kein einziges Mal wieder eingenässt!«

Waltraud berichtete zudem, dass sich auch die Ehe mit ihrem Mann seit der Aufstellung gebessert habe. Nachdem durch die Aufstellung deutlich geworden sei, dass die Kinder aus Sicherheitsgründen an ihre Seite müssten, lösten sich die psychische Spannung für ihre drei Kinder.

Lars, siebzehn Jahre, ist seit frühester Kindheit Bettnässer

Lars kommt in eine meiner Gruppen, um sein Bettnässen aufzustellen. Er ist zwar noch keine achtzehn, doch er wird von seinem Vater begleitet. Zunächst sage ich ihm, dass ich seinen Mut bewundere. Noch nie war er in einer solchen Gruppe, und dazu hat er den Mut, sich mit seinem Leiden ohne Scham der Gruppe zu öffnen. Das ist außergewöhnlich.

Vater und Sohn lächeln sich an. Sie verstehen sich gut, und das ist wohl auch das Geheimnis, warum Lars so mutig ist. Mit dem Vater im Rücken kann man als männlicher Jugendlicher Berge versetzen.

Lars stellt einen Mann für das Bettnässen und einen anderen Mann für sich auf. Abwechselnd starrt Lars auf zwei nebeneinanderliegende Punkte am Boden.

Der Seminarleiter zu dem auf dem Stuhl sitzenden Lars: »Auf welche zwei Gräber schaust du?«

»Das eine könnte der früh verstorbene Vater meiner Mutter sein und das andere ein abgetriebenes Kind meiner Eltern«, sagt Lars.

Es zeigt sich, dass vor allem das abgetriebene Kind sehr schwer auf Lars lastet. Nachdem er es geschafft hat, der hinzugenommenen Mutter und dem Vater die Verantwortung für das tote Kind zu lassen, geht es ihm gut. An dieser Stelle kommt Lars in die eigene Rolle. Auch drei Schwestern von Lars werden hinzugenommen. Alle Schwestern wollen weg von den Eltern. Sie nehmen sich an der Hand und bilden einen Kreis.

Lars zögert noch, hinzuzukommen. Er spürt, dass er vorher noch zum Großvater möchte. Er kniet sich zu ihm, um Abschied von ihm zu nehmen: »Du hast der Mama bestimmt sehr gefehlt!«, sagt er ihm, bevor er in den Kreis seiner Geschwister geht. Die älteste Schwester, sagt den übrigen Geschwistern: »Wir trauen uns, es uns gut gehen zu lassen. Wir lassen den Eltern das Schwere!«

Jetzt geht es allen gut, sowohl den Toten und den beiden Eltern als auch den Kindern. Währenddessen geht der Stellvertreter für das Bettnässen langsam immer näher zu den Eltern. Am Ende steht er genau hinter den Eltern und bekräftigt, dass dies sein eigentlicher Platz ist.

Es sei hier noch hinzugefügt, dass Lars' Vater während der Aufstellung auf Wunsch des Sohnes den Raum verließ. Der Vater hatte dann während des Kurses noch eine eigene Aufstellung. Fünf Monate nach dem Kurs gibt mir Lars' Vater folgende Rückmeldung: »Lars hat am Tag nach der Aufstellung noch ein einziges Mal ins Bett gemacht. Anschließend war das Problem dauerhaft gelöst.«

Hier zeigt sich einmal mehr, dass das Familienstellen selbst bei extrem langjährigem Bettnässen eine gute Wirkung haben kann.

Neurodermitis

Die Neurodermitis steht schon lange im Fokus der systemischen Arbeit. Zweifelsohne ist sie eine relativ weitverbreitete Hautkrankheit. Hierbei handelt es sich um eine besondere Form des Ekzems. Diese Erkrankung stellt sich oft schon im Kindesalter ein, doch sie kann auch noch bei Erwachsenen zum Ausbruch kommen. Es bilden sich handtellergroße oder auch streifenförmige Herde, die zuweilen von einer bräunlichen Zone umgeben sind. Oft sind Gesicht, Hals und Extremitäten betroffen. Neurodermitiker klagen insbesondere über Juckreiz sowie Schuppung und Nässen der Haut. Aber auch in sozialer Hinsicht leiden sie, weil sie sich etwa durch die Rötung des Gesichts wie »Aussätzige« fühlen.

In Lehrbüchern über psychosomatische Medizin liest man des Öfteren, bei der Neurodermitis seien verdrängte Aggressionen im Spiel. Dieser Annahme kann man auch aus systemischer Sicht zustimmen; doch handelt es sich nicht nur um eigene Aggressionen, sondern vor allem um die übernommene Wut eines früheren Partners der Eltern. Neurodermitiker benötigen häufig den Segen eines ehemaligen Partners der Eltern, nicht selten einer Freundin oder Verlobten des Vaters. Oft wurde die frühere Partnerin des Vaters schlecht behandelt, doch zuweilen geht es auch um den früheren Partner der Mutter.

In einem Fall hatte eine Frau mehrere Töchter, von denen eine an Neurodermitis litt. In der Familienaufstellung war dieses Kind weder auf den Vater noch auf die Mutter, sondern ganz auf einen früheren Partner der Klientin ausgerichtet. Das Kind war solidarisch mit ihm, denn die Frau hatte vor vielen Jahren gegen den Willen des Mannes eine Abtreibung vorgenommen und ihn leichtfertig verlassen. Den Schmerz dieses Mannes trug jetzt das Kind. Der Frau war bis zur Aufstellung gar nicht bewusst, dass sie sich dem Mann gegenüber schuldig gemacht hatte. Ich riet ihr, sich bei ihm zu melden und ihm zu sagen, dass sie ihm Unrecht getan habe und es ihr leidtue. Doch er wohnte weit entfernt im Ausland, und es gelang der Frau nicht, seine Adresse ausfindig zu machen. Daher setzte sie sich innerlich mit diesen lange zurückliegenden Ereignissen auseinander. Einige Monate später berichtete sie, dass sich die Neurodermitis der Tochter wesentlich gebessert habe.

Meiner Erfahrung nach geht es jedoch nicht immer um frühere Partner der Eltern, sondern manchmal auch um die Beziehungsdynamik der Eltern selbst.

Eine Frau hatte eine an Neurodermitis erkrankte Tochter, die erst neun Monate alt war. Durch ihre intensive Beschäftigung mit der Krankheit des Kindes kam sie von selbst dahinter, dass diese in Zusammenhang mit ihrer Wut auf den Vater des Kindes stand. Sie hatte sich von dem Mann getrennt und war noch böse auf ihn. Je wütender sie seinetwegen wurde, desto mehr verschlechterte sich die Haut ihres Kindes. Als sie die unheilvolle Wirkung ihrer Wut erkannte und sich ihrem Teil der Schuld gegenüber dem Partner stellte, verschwand die Neurodermitis der Tochter!

Neurodermitis ist in einigen Fällen auch mit einer Einmischung in das Liebesleben der Eltern verbunden. In der Familie einer zwanzigjährigen Neurodermitikerin trennte sich der Vater von der Mutter, weil diese einen Liebhaber hatte. Die Tochter spannte nun wiederum ihrer Mutter jenen Liebhaber aus, aber nicht, weil sie diesen liebte, sondern aus Treue zum eigenen Vater! Die Aufstellung zeigte, dass die junge Frau mit der Wut des Vaters auf die Mutter verbunden war. Diese Treue zum Vater war ihr allerdings nicht bewusst gewesen.

Wie diese Beispiele zeigen, scheinen Rivalität und Eifersucht in Familien von Neurodermitikern nicht selten eine Rolle zu spielen. Eine ähnliche Beobachtung hat Franz Ruppert[18] gemacht: Wenn Kinder sich in die Wut und Eifersucht ihrer Eltern einmischen, kann Neurodermitis auftreten.

Der im folgenden Beispiel gezeigte Hintergrund der Neurodermitis ist jener, den ich in zwanzig Jahren Aufstellungsarbeit am häufigsten gesehen habe: die Verbindung zur früheren Partnerin des Vaters. Mädchen und Jungen, die mit der ehemaligen Geliebten des Vaters verbunden sind, lieben nicht selten das Märchen »Dornröschen«. Das ist kein Zufall, denn in Märchen stellen die »weisen Frauen« die früheren Partnerinnen des Mannes dar. Die nicht eingeladene dreizehnte Frau »rächt« sich dann an der Tochter des Königs …[19]

Patricia, drei Jahre, leidet unter Neurodermitis

Anne ist ohne ihren Mann in einen Kurs gekommen, um die Hautkrankheit der Tochter aufzustellen. Die Aufstellung zeigt anschaulich, warum ich den beteiligten Eltern immer wieder dazu rate, gemeinsam für ihr Kind aufzustellen. Weigert sich jedoch einer der Partner mitzukommen, ist es immer noch besser mit nur einem Elternteil aufzustellen, da man so zumindest bis zu einer Zwischenlösung gelangen kann.

Anne wählt Stellvertreter für den Ehemann, Patricia, sich selbst und eine Frau für die Krankheit. Die Stellvertreterin der Krankheit des Kindes verhält sich von Anfang an so, als sei sie die Mutter des Kindes und nicht Anne. Außerdem schäkert sie heftig mit Annes Mann. Da es so aussieht, als wäre die Stellvertreterin in eine Doppelrolle geraten, fragt der Seminarleiter Anne: »War dein Mann vorher verlobt oder verheiratet?«

Anne: »Nein, weder noch … Aber er hatte eine langjährige, wichtige Beziehung.«

Der Seminarleiter: »Aus ethischen Gründen dürfen wir das Ganze hier nicht lösen! Nur dein Mann kann das selbst aufstellen und für sich und die Tochter lösen. Du musst es ihm erzählen, am besten nicht mit der Pistole auf der Brust, sondern einfühlsam und sachlich.«

Ganz offensichtlich ist die Stellvertreterin in der vermuteten Doppelrolle und repräsentiert zugleich unbewusst die Freundin des Mannes.

Anne: »Ja, ist gut … Kann man denn im Moment gar nichts tun?«

Der Seminarleiter: »Doch, es gibt zumindest eine Zwischenlösung für deine Tochter!«

Der Seminarleiter bittet Patricia, sich neben die Mutter zu stellen. Patricia schaut die Mutter verunsichert an.

Der Seminarleiter zu Anne: »Siehst du, wie verunsichert deine Tochter ist? Sie traut sich gar nicht, dich als Mutter zu nehmen, weil sie für deinen Mann die nicht gewürdigte frühere Partnerin vertritt.«

Anne: »Kann ich in meine Rolle?«

Der Seminarleiter: »Klar! Ich wollte dich ohnehin gerade dazubitten.«

Anne kommt in ihre eigene Rolle. Der Seminarleiter bittet sie, dem Kind zu sagen: »Ich bin deine richtige Mama, nicht die frühere Partnerin von Papa!«

Anne sagt es zweimal hintereinander. Patricia beginnt, sich aus ihrer Starre zu lösen. Endlich kann sie den Blick von Papas Freundin beziehungsweise der Krankheit (Doppelrolle!) lösen und sich ihrer Mutter ganz zuwenden. Sie stellt sich neben sie.

Der Seminarleiter zu Anne: »Bis dein Mann die Sache aufstellt, wiederholst du diesen Satz innerlich ab und zu für deine Tochter. Das hilft ihr!«

Einige Monate später kommt Annes Mann Volkmar tatsächlich zusammen mit seiner Frau zum Seminar. Wieder werden vier Stellvertreter ausgewählt so wie in Annes Aufstellung. Auch diesmal strahlen sich die Krankheit und Volkmar an. Anne ärgert sich.

Im nächsten Schritt wird Volkmars frühere Freundin dazugenommen, sodass die Stellvertreterin der Krankheit keine Doppelrolle mehr ausüben muss, sondern ab jetzt nur noch die Krankheit repräsentiert. Sofort wird die Krankheit frei von der erotischen Spannung zu Volkmar. Jetzt schäkert nur noch die Freundin mit Volkmar und nicht mehr die Krankheit. Anne stellt sich nun neben ihre Tochter.

Der Seminarleiter fordert die Freundin und Volkmar auf, sich in die Augen zu schauen. Volkmar traut sich jedoch nicht richtig.

Die Freundin: »Er hat Dreck am Stecken! Er will mich plötzlich nicht mehr anschauen. Ich bin wütend auf ihn.«

Nun kommt Volkmar in seine Rolle. Er sagt: »Es stimmt. Ich fühle mich schuldig.«

Der Seminarleiter: »Nimm Kontakt mit deinem Herzen auf und spüre, was du ihr sagen möchtest.«

Volkmar schaut die Freundin an und sagt bewegt: »Es tut mir leid! Ich habe es mir damals zu einfach gemacht. Ich bin vor dir einfach geflohen, statt mich richtig mit dir auseinanderzusetzen.«

Die Freundin nickt: »Ja, das tat weh.«

Nach Aufforderung des Seminarleiters sagt ihr Volkmar noch: »Die beiden hier [zeigt auf Frau und Kind] sind meine jetzige Frau und meine Tochter. Bitte schau freundlich auf sie.«

Die Freundin schaut wohlwollend auf Patricia und ihre Mutter.

Anne kommt nun auch in ihre Rolle. Sie wiederholt dem Kind gegenüber noch einmal denselben Satz, den sie in der ersten Aufstellung gesagt hatte: »Ich bin deine richtige Mama, nicht Papas Freundin.«

Der Sog des Kindes zu der fremden Frau hat nun völlig aufgehört. Die Kleine kuschelt sich an ihre Mutter. Volkmar stellt sich neben seine Frau. Alle drei lächeln sich an.

Über vier Jahre später erzählen mir Volkmar und Anne in einer anderen Gruppe, dass die Neurodermitis nach der Aufstellung um die Hälfte besser geworden ist. So sei der Zustand bis heute geblieben. Ich rate den beiden, vor allem Volkmar, sich anhand der damaligen Notizen innerlich noch einmal neu in der Lösung zu verankern. Wenn die beiden möchten, kann man auch nachprüfen, ob die Neurodermitis noch einen zusätzlichen Hintergrund hat, damit man eventuell weiterarbeiten kann. Ob Volkmar und Anne dies tun werden, ist momentan noch offen.

Jerome, achtzehn Jahre, leidet seit der Geburt an Neurodermitis

Jerome stellt in einer Gruppe einen Mann für sich und einen Mann für die Krankheit auf. Die beiden grinsen sich an. Im nächsten Schritt werden die Eltern dazugenommen.

Die Krankheit geht sofort strahlend auf die Mutter zu und nimmt sie in den Arm.

Der Seminarleiter zu Jerome: »Hatte deine Mutter eine wichtige Beziehung vor der Ehe?«

Jerome: »Kann gar nicht sein … Die beiden haben sich sehr früh kennengelernt.«

Der Seminarleiter: »Jedenfalls scheint es da ein Geheimnis zu geben!«

Jerome kommt nun in die eigene Rolle und stellt sich neben den Vater.

Der Vater sagt ihm: »Am besten, du schaust gar nicht da rüber zu denen. Ich bin dein Vater, niemand anders …«

Jerome ist irritiert, atmet dann jedoch tief durch.

Zum Seminarleiter sagt er: »Mein Vater war immer wie ein Fremder für mich. Mir dämmert langsam, warum …«

Der Seminarleiter zu Jerome: »Schau deinen Vater an und sag ihm: ›Mutters Geheimnis interessiert mich nicht. Nur du bist der Richtige für mich. Endlich kann ich zu dir.‹«

Jerome sagt den Satz, und schließlich kommen ihm die Tränen. Der Vater nimmt ihn spontan in den Arm. Die beiden halten sich lange.

Nach Vorgabe des Seminarleiters sagt Jerome der Mutter: »Ich forsche nicht nach. Ich achte dein Geheimnis. Ich weiß jetzt, wo mein Platz ist!«

Die Mutter freut sich für den Sohn. Sie strahlt ihn an und sagt spontan: »Lass es dir bei Papa gut gehen!«

Zwei Jahre später erhalte ich von Jerome die Rückmeldung, dass die Neurodermitis nach der Aufstellung vollständig und dauerhaft abgeheilt ist.

Asthma bronchiale und Allergien

Nicht selten geht die Neurodermitis Hand in Hand mit Asthma oder Allergien. Das ist leicht nachvollziehbar: Da bei der Neurodermitis häufig der Zugang zum Vater oder zur Mutter versperrt ist, kann aus diesem Mangel Asthma oder auch eine Allergie entstehen, denn für beide Krankheiten ist das Nichtnehmen-Können eines Elternteils charakteristisch.

Fast immer zeigen Asthma und Allergien im Hintergrund eine »unterbrochene Hinbewegung«[20] zum Vater oder zur Mutter: Aus unterschiedlichen Gründen kann es schwer sein, den eigenen Elternteil zu nehmen. Wenn, wie oft bei der Neurodermitis, eine Frau verbunden ist mit der ersten Frau ihres Vaters, dann stellt sie für ihre Mutter eine Rivalin dar. Es ist ihr nicht möglich, die Mutter als Mutter zu nehmen. Wird diese Hinbewegung zur Mutter erlaubt, kann oft auch der Körper positiv darauf reagieren.

Auch frühe Trennungen von den Eltern, zum Beispiel durch Klinikaufenthalte, führen zu einer unterbrochenen Hinbewegung. Das Baby ist wütend, dass die Eltern es allein gelassen haben. Diese Wut vergisst es auch nach der Entlassung aus der Klinik nicht. Selbst als Erwachsener ist das Kind noch wütend auf die Eltern, besonders auf die Mutter, und hat oft große Probleme in der Ehe oder in Beziehungen, Nähe zuzulassen. Tiefe seelische Nähe lässt immer wieder alte Wunden aufreißen, woraus eine Flucht vor Bindungen entstehen kann. Therapeutisch ist für die betroffenen Kinder insbesondere die Festhaltetherapie nach Jirina Prekop hilfreich (siehe das Literaturverzeichnis im Anhang).

Michelle, sechzehn Jahre, leidet seit der Geburt an verschiedenen Allergien

Michelle stellt in meiner Praxis mit Holzfiguren sich selbst und ihre Allergien mit jeweils runden Holzfiguren (Platzhalter für Frauen) auf. Auch ihre Mutter (runde Figur) und ihr Vater (eckige Figur) kommen hinzu.

Abwechselnd gehen wir beide in alle Positionen und spüren nach, wie sich der jeweilige Platz körperlich anfühlt und in welche Richtung es uns zieht. Gemeinsam erarbeiten wir, dass Michelles Nähe zur Krankheit verschwindet, sobald sie auf ihren Vater schaut. Umgekehrt spürt man auf der Figur der Allergien einen Sog zu ihrer Mutter. Michelle nimmt die Holzfigur der Allergien und stellt sie neben die Mutter. Anschließend werden die Eltern der Mutter hinzugenommen (besonders große Figuren).

Michelle und ich sind uns einig, dass es einen »umhaut«, wenn man sich körperlich über die Figur der Großmutter stellt. Auch in der Rolle der Mutter geht es einem körperlich schlecht. Von einem »Geheimnis« der Oma weiß Michelle zwar nichts, doch es spricht einiges dafür, dass es ein solches Geheimnis tatsächlich gibt.

Michelle findet ihren guten, stabilen Platz neben dem Vater. Mit Tränen in den Augen sagt sie von hier aus der gegenüberliegenden Mutter: »Ich lasse der Oma und dir das Geheimnis in Liebe und Achtung.«

Nach dieser Aufstellung fragt mich Michelle, ob sie ihrer Mutter einen »Tipp« geben dürfe. Ich rate ihr dringend davon ab, denn dadurch würde sie zur Therapeutin der älteren Familienmitglieder werden. Das steht ihr als Kind nicht zu. Vor »Recherchen« jeder Art warne ich ebenfalls: »Die Nase in dieses Geheimnis zu stecken löst heftige allergische Reaktionen aus …«

Elf Monate nach der Aufstellung erhalte ich die Rückmeldung, dass sich die Allergien alle vollständig zurückgezogen haben.

Daniel, elf Jahre, hat lebensbedrohliches Asthma

Wolf und Christiane haben eine vierzehnjährige Tochter und einen elfjährigen Sohn, der immer wieder bedrohliche Asthmaanfälle hat. In der Aufstellung zeigt sich schnell, dass Daniel etwas für seine Mutter trägt. Diese hat sich gleich zu Beginn auf den Boden sinken lassen. Die Mutter des Vaters war bei der Geburt des Vaters gestorben. Diese Großmutter und auch der mittlerweile tote Vater kommen in die Aufstellung hinzu. Ohne zu zögern, legt sich Daniel sofort zu den Toten. Dort geht es ihm gut. Doch man darf nicht vergessen, dass neben den Toten zu liegen ein »Nein« zum Leben bedeutet.

Wolf kommt in seine Rolle und sagt mit einladender Geste zu Daniel: »Du darfst dieses Schwere bei deiner Mutter lassen. Komm zu mir!«

Tatsächlich kann Daniel aufstehen. Neben dem Vater geht es ihm gut. Allerdings scheint er ein schlechtes Gewissen zu haben, zumindest lässt seine Art und Weise, die Mutter anzuschauen, das vermuten.

Der Seminarleiter zu Daniel: »Wie geht es dir mit der Mutter?«

Daniel: »Ich habe ein schlechtes Gewissen, die Mutter allein zu lassen.«

Der Seminarleiter zur Mutter: »Und wie ist es für dich?«

Die Mutter: »Je länger ich Daniel anschaue, desto mehr spüre ich: Er braucht seinen Vater! Ich mache das allein hier.«

Jetzt geht es Daniel noch besser beim Vater. Er kuschelt sich an ihn.

Christiane kommt in ihre eigene Rolle. Sie ist überwältigt von dem Leid in ihrer Familie. Vater und Großmutter bestätigen ihr, dass sie sich frei von allem fühlen solle. Der Tod im Kindbett war niemandes Schuld! Anschließend kann sich Christiane zu ihrem Mann stellen, während sie sich eine Träne wegwischt. Allen Beteiligten in der Aufstellung geht es gut.

In diesem Beispiel war es ein Familiendrama im Stammbaum der Mutter, das es dem Kind erschwerte, den eigenen Vater ganz zu nehmen. Wenn eine Frau im Kindbett stirbt, spukt bei manchen Familienangehörigen der Gedanke herum, irgendjemand könne vielleicht schuld an diesem Tod sein. Ein Kind, das seine Mutter auf solch tragische Weise verliert, wird manchmal von anderen als »Mörder« angesehen, und es fühlt sich auch so – obwohl es doch völlig unschuldig ist und selbst einen extrem hohen Preis zahlt!

Zehn Monate nach der Aufstellung berichten mir die Eltern, dass Daniel vom Asthma geheilt ist.

Dennis, vier Jahre, leidet unter Asthma und Allergien

Kathrins und Peters Sohn Dennis leidet schon lange an Asthma und Allergien. Des Weiteren haben die beiden noch eine siebenjährige Tochter. Im Gespräch vor der Gruppe sagt Kathrin, dass ihr der Ehemann stets »die Energie absaugt«. Peter sitzt stumm neben ihr. Anscheinend ist er es gewohnt, dass seine Frau auf diese Weise über ihn spricht. Ihm ist vor allem wichtig, dass es seinem Sohn besser geht.

Die Aufstellung zeigt jedoch etwas völlig anderes als das, was Kathrin berichtete: Sowohl der Sohn als auch der Ehemann leiden für Kathrin. Der Sohn steht wie ein Tröstender neben der Mutter. Wie sich zeigt, will Kathrin einem tot geborenen Kind aus der Ehe folgen. Sie hat den Tod des Kindes bis heute nicht verkraftet. Durch die starke Nähe zur Mutter hat der noch lebende Sohn keine Chance, seinen Vater zu nehmen. Indem sich die Eltern, vor allem Kathrin, in Liebe der Totgeburt zuwenden und das Kind als ihr zweites von drei Kindern ganz nehmen, kann der asthmatische Dennis endlich ohne Schuldgefühl wieder zum Vater.

Tatsächlich umarmt er diesen wie ein Ertrinkender. Hier »atmet« er in jeglicher Hinsicht durch.

Wie es Dennis nach der Aufstellung ergangen ist, habe ich leider nie erfahren.

Camilla, vier Jahre, hat Asthma und eine schwere Hausstauballergie

Silke und Achim sorgen sich um ihre Tochter und kommen gemeinsam zu einem Seminar. Camilla ist ein Einzelkind und leidet seit einiger Zeit unter Asthma.

In der Aufstellung sieht man, dass der Mann an den Rand gestellt ist. Er will auch sogleich weggehen.

»Die beiden wollen mich nicht!«, sagt er.

Der Tochter geht es sehr schlecht. Auf den Impuls des Seminarleiters wechseln Mann und Frau die Plätze. So steht Camilla plötzlich direkt bei ihrem Vater. Sogleich strahlt sie übers ganze Gesicht. Sie lehnt sich an ihn an und atmet tief ein.

Der Seminarleiter wendet sich an Silke und Achim, die auf ihren Stühlen sitzen und zusehen: »Besteht ein Verbot, dass das Kind nicht zum Vater darf?« Kaum ist diese Frage ausgesprochen, rinnen Achim die Tränen über die Wangen, und er verbirgt sein Gesicht in den Händen.

Der Seminarleiter bittet Silke, ihren Mann anzusehen und ihm direkt in die Augen zu sagen: »Ich freue mich, wenn Camilla auch zu dir kommt.«

Doch Silke kann es nur flüstern. Man hört es kaum. Wieder bittet der Seminarleiter: »Bitte sag es noch einmal, aber jetzt lauter!«

Silke kann es nun lauter sagen. Beide weinen.

Asthma entsteht oft, wenn ein Kind nicht zu einem Elternteil hingehen kann oder darf. Camilla braucht die Erlaubnis der Mutter, um zum Vater gehen zu können, denn Camilla ist der Mutter treu.

Camillas Stellvertreterin sagt nun: »Ich muss es noch einmal hören! Ich kann es noch nicht ganz glauben, dass ich auch zum Vater kann!«

Silkes Stellvertreterin sagt es in der Aufstellung noch einmal zu Achims Stellvertreter. Jetzt nickt Camilla und fasst ihren Vater beherzt an der Hand. Auf den Hinweis des Seminarleiters setzt sich das Kind vor den Vater und lehnt sich an ihn. Es atmet nun die väterliche Kraft ein, was Camilla sichtbar guttut.

Wie sich im weiteren Geschehen zeigt, ist Silke viel tiefer in ihrer Herkunftsfamilie verwurzelt als in der gegenwärtigen. Der Mann und das Kind interessieren sie offenbar nur wenig.

Camilla bleibt neben ihrem Vater. Sie strahlt: »Es ist zwar schade, dass die Mutter weggehen will, doch beim Papa geht's mir gut.«

Bei einem späteren Seminar stellt Silke ihre Herkunftsfamilie auf. Sie berichtet, dass erst die Nachwirkungen des ersten Seminars sie dafür bereitgemacht hätten. Silke erkennt nun ihre Verbindung zu einer Reihe von traumatischen Ereignissen in ihrer Herkunftsfamilie. Was Camilla betrifft, erzählt Silke, dass die Tochter mittlerweile geheilt sei vom Asthma! Die Familiensituation habe sich seit der ersten Aufstellung völlig verändert: Achim, ihr Ehemann, habe jetzt viel mehr Kontakt zur Tochter als früher und blühe in seiner Vaterrolle auf. Er sei als Mann und Vater viel stärker geworden, als er früher war. Umgekehrt gehe auch Camilla nun auf den Vater zu und genieße es, mit ihm zusammen zu sein. Und auch Camillas behandelnde Ärzte vermeldeten beim letzten Kontrolltermin Positives: Weder die Blutuntersuchungen noch das Screening der Atmungsorgane ergaben einen krankhaften Befund in Sachen Asthma oder Allergien. Camilla wurde medizinisch bestätigt, jetzt »völlig gesund« zu sein.

Manchmal braucht es nicht nur die Zustimmung des einen Elternteils, damit das Kind den ausgeklammerten Elternteil auch wirklich nehmen darf. In seltenen Fällen bedarf es auch der Zustimmung der Geschwister. In diesem Zusammenhang erinnere ich mich an ein fast zwanzig Jahre zurückliegendes Aufstellungsseminar. Eine seit ihrer Kindheit lebensbedrohlich an Asthma erkrankte junge Frau war mit ihren beiden älteren Schwestern zu einem Aufstellungsseminar gekommen. Als die junge Frau aufstellte, zeigte sich, dass die Mutter den Kindern, vor allem der jüngsten Tochter, den Zugang zum Vater unmöglich machte. Außerdem bestand viel Rivalität und Eifersucht unter den Schwestern.

Die Mutter, die »jenseits von Gut und Böse« zu sein schien, zog sich schließlich von der Familie zurück und ging an die Seite eines früheren Partners. Von dort aus konnte sie der jüngsten Tochter sagen: »Ich freue mich, wenn du deinen Vater nimmst.« Die Stellvertreterin fiel ihrem Vater vor Freude in die Arme und weinte an seiner Brust. An dieser Stelle kam die Klientin an ihren eigenen Platz, wo sie in tiefen Atemzügen und voller Freude ihren Vater nahm. Dann blickte sie zu ihren Schwestern, die noch auf ihren Stühlen saßen und zuschauten. Sie strahlten ebenfalls und freuten sich für ihre jüngste Schwester. Die asthmakranke Frau sagte ihnen: »Ich dachte in meiner ganzen Kindheit, ihr seid mir böse, wenn ich zum Papa gehe.«

Auch die beiden Schwestern kamen nun an ihren eigenen Platz in der Aufstellung. Überzeugend versicherten sie der Jüngsten: »Wir freuen uns so für dich, dass du zum Papa gehst.«

Noch einmal wandte die Frau ein: »Ihr seid mir wirklich nicht böse, wenn ich zum Papa gehe?« Erst nach einer erneuten liebevollen Bestätigung durch die Schwestern wandte sich die kranke Frau wieder dem Vater zu, und diesmal konnte sie noch tiefer und freier an seiner Seite atmen. Anschließend bedankte sie sich innig bei der Mutter, beim Vater und bei den Schwestern.

Die im Kapitel »Bettnässen und Einkoten« erwähnten kurzzeit-therapeutischen Methoden lassen sich durchaus auch bei Asthma anwenden. Die Psychotherapeuten Joyce Mills und Richard Crowley zum Beispiel erwähnen in einem ihrer Bücher,[21] wie sie mit dem ericksonschen Geschichtenerzählen helfen konnten.

Die siebenjährige Joan hatte aufgrund von Asthmaanfällen starke Probleme mit der Atmung. Der Therapeut erzählte ihr eine spontan erfundene Geschichte, die um einen kleinen Wal kreiste, denn das Mädchen interessierte sich sehr für Wale.

Der Wal in der Geschichte hatte Probleme, durch sein Spritzloch Wasser herauszublasen. Es war ein kleiner Wal, und er liebte es, unbeschwert im Meer herumzutollen. Plötzlich bekam er Probleme mit seinem Spritzloch: Es blieb häufig etwas »stecken«, wenn er sich bemühte, das Wasser herauszublasen. Daraufhin kam ein älterer Wal hinzu, der viele wunderliche Dinge wusste und auch in Sachen Spritzlöcher äußerst bewandert war. Beispielsweise erinnerte sich der große Wal daran, wie man gut mit Schwierigkeiten umgeht. Zuweilen sei es schwer, im trüben Wasser das Futter gut zu erkennen. Der alte Wal erklärte, wie man als junger Wal all seine anderen Sinne einsetzen könne, um zum Futter zu gelangen, bis das Wasser wieder durchsichtig ist. Im weiteren Gang der Geschichte erzählte der große Wal, wie man üben kann, um seine Spritzlöcher am besten zu gebrauchen.

Während Joan der Geschichte lauschte, saß sie lächelnd auf dem Schoß der Mutter. Joan meinte, es gehe ihr schon besser. Den Tag darauf rief die Mutter an und erzählte, dass Joan im Gegensatz zu sonst mit nur geringfügigen Unterbrechungen geschlafen hätte. In einer Sitzung vierzehn Tage später erzählte die Mutter, dass es ihrer Tochter gut gehe. Und im kommenden Hochsommer musste Joan kein einziges Mal in die Klinik eingeliefert werden, wie das sonst immer der Fall gewesen war. Eine kleine Arzneimittelgabe hatte völlig ausgereicht.

Die in dieser Geschichte benutzten Metaphern sind aus mehreren Gründen bemerkenswert. Geschickt hat der Behandler sich eines Lieblingsthemas des Kindes bedient. Dies fördert seine Aufmerksamkeit. Die Probleme des kleinen Wals mit seinem Spritzloch müssen das Kind unbewusst sofort an die eigenen Atemprobleme erinnert haben! Die Lösung in der Geschichte wird eingeleitet durch den großen, älteren Wal, der den kleinen Wal in vielerlei Hinsicht vertrauensvoll in seine Obhut nimmt.

Dies ist ein berührendes »Eltern-Kind-Bild«. Aus Sicht der Familienaufstellungen muss das asthmatische Kind lernen, nicht nur einen, sondern beide Eltern ganz zu nehmen. Das Nehmen der Eltern, die Bereitschaft, sich in die Obhut der Eltern zu begeben, wird durch die hier gewählten Bilder auf stimmige Weise beim Kind in Gang gesetzt. Das Kind weiß selbst am besten, wen der Wal darstellt. Es lernt also nicht nur in Sachen »Atmung« dazu.

Der Therapeut hat hier Metaphern gewählt, deren Stimmigkeit man aus Sicht der Familienaufstellungen nur bejahen kann. Sowohl für Eltern als auch für Therapeuten bietet es sich daher an, *bewusst* Geschichten zu erfinden, in denen sich Erkenntnisse aus Familienaufstellungen mit der modernen Kurzzeittherapie verbinden.

Stottern und andere Sprachstörungen

Ähnlich wie beim Bettnässen und beim Asthma bedarf es beim Stottern nicht immer einer Familienaufstellung. Zuweilen reagiert das Kind auf einen Paarkonflikt der Eltern, auf einen Umzug oder auf eine Veränderung der sozialen Umgebung. Möglicherweise besteht anderweitig in der Familie *momentan* eine große Spannung, die das Kind spürt und die es mit seinem Symptom ausdrückt. Viele Behandler stotternder Kinder haben die Erfahrung gemacht, dass ihre Klienten wie Seismografen auf die *aktuelle* Belastungssituation in der Familie reagieren: Je niedriger der *gegenwärtige* familiäre Stress ist, desto besser können die stotternden Kinder sprechen. Wenn dagegen die Belastungen wieder zunehmen, verschlimmert sich in der Regel auch die Sprachstörung. Ähnlich ist es beim Bettnässen.

Der Vater eines stotternden Jungens erzählte mir, dass er beruflich oft unter extremem Stress stünde. Er hatte den Eindruck, er könne sein berufliches Leben nicht anders organisieren. Doch er wurde den Verdacht nicht los, dass das schlimmer werdende Stottern seines Sohnes eine Botschaft für ihn als Vater sei. In der Tat war nicht nur die Ehefrau verärgert, dass sie ihren Mann selbst am Wochenende kaum noch zu Gesicht bekam, sondern auch die Kinder fühlten sich »vaterlos«. Der jüngste Sohn der drei Kinder schien besonders stark auf das Fehlen des Vaters zu reagieren. Der Mann machte einen Versuch, um seine Vermutungen zu überprüfen: Er organisierte seinen Berufsalltag um, delegierte mehr Aufgaben als früher an seine Mitarbeiter und nahm in Kauf, dass hier und da möglicherweise ein finanziell lukrativer Auftrag verloren ging.

In der Folge genossen es alle in der Familie, dass der Vater wieder mehr Zeit hatte. In den ersten drei Wochen blieb das Stottern des Kindes noch so, wie es war. Doch danach bildete es sich kontinuierlich zurück, bis es dauerhaft verschwand. Das sollte wirklich zu denken geben!

In der Kinder-Hypnotherapie werden dem Kind oft Märchen und Geschichten erzählt, die metaphorisch auf sein Problem Bezug nehmen. So können die Geschichten beispielsweise Bilder verwenden, die das Selbstvertrauen erhöhen.

Doch nicht nur durch das Erzählen von Geschichten können therapeutische Wirkungen erzielt werden. Bei Stotterern bietet es sich an, die reine Sprachtherapie, die aus Lesetext-Übungen besteht, bei denen der Stotterer laut das Lesen übt, scheinbar *beiläufig* mit der Hypnotherapie zu verbinden. Dies geschieht dadurch, dass der Stotterer speziell ausgewählte Texte vorliest, die psychotherapeutische Wirkungen haben.

Bernhard Trenkle und Uwe Gabert-Varga beschreiben, wie sie einem Dreizehnjährigen einen Text auf den Leib schrieben, den dieser immer wieder laut lesen musste:

>>*Charlie hatte schon lange die Schnauze voll, es ärgerte ihn maßlos, aber meist ganz im Stillen, wenn Leute seine Sommersprossen bemerkten und – so meinte er – verächtlich den Kopf schüttelten. Seit einiger Zeit ging das jetzt schon so. Früher, als er noch kleiner war ...*<<[22]

Wie unschwer zu erkennen ist, hat dieser Text eine besondere unterschwellige Funktion: Die Sommersprossen und der dadurch ausgelöste Ärger stehen für das Stottern und seine sozialen Folgen. Dieser erste Text vermittelt dem Kind, dass es in seiner Not verstanden wird. Die in der Therapie darauffolgenden Texte hatten verschiedene weitere unterschwellige Botschaften, zum Beispiel jene, Angst abzubauen:

>>*In dem Moment, als Charlie [beim Verlassen des Hauses] die Türklinke in die Hand nahm, spürte er, dass er plötzlich neugierig war zu entdecken, wie andere auf seine Sommersprossen wirklich reagierten ... Bei allen Leuten versuchte er, genau herauszubekommen, wie sie sich verhielten, wenn sie seine Sommersprossen bemerkten. Diese Neugier nahm ihn vollkommen gefangen, dabei merkte er gar nicht, dass er keine Zeit mehr hatte, so ängstlich zu sein.*<<[23]

Ähnlich wie beim Bettnässen ist es für die Eltern von stotternden Kindern wichtig, dass sie ihre Tochter oder ihren Sohn nicht überschwänglich für das ausbleibende Stottern loben. Ein Pionier der Stimm- und Sprachtheorie, Charles van Riper, fragte einen zwanzigjährigen Stotterer zum Abschluss der Therapie, wie er denn auf seine Eltern reagieren wird, wenn er sie demnächst besuche und sie ihn wegen seiner Sprachfortschritte loben würden. Der junge Mann antwortete, dass er dann den Eltern von seinem Therapeuten van Riper erzählen werde. Van Riper wies die Antwort zurück: »Ich sage dir, was du absichtlich stotternd sagen kannst: ›Jjjjjjjjjjaaa, iiiiiich spspspspspspspspreche schon viel bbbbbbbbbbbbbbesser.‹«[24]

Mit diesem Hinweis versuchte van Riper einem möglichen Rückfall vorzubeugen. Indem nämlich die Eltern den Sohn für sein besseres Sprechen loben, vermitteln sie ihm auf unterschwellige Weise, dass Stottern nicht in Ordnung und unnormal ist.

Kurzzeittherapeutische und hypnotherapeutische Ansätze bei stotternden Kindern haben zwar in manchen Einzelfällen langfristig Erfolg, doch insgesamt sind die Ergebnisse durchwachsen. Die renommierten Hypno-Kindertherapeuten Karen Olness und Daniel Kohen ziehen eine realistische Bilanz:

>*»Bei allen behandelten Kindern konnten wir in Trance eine dramatische oder sogar vollständige Abnahme des Stotterns feststellen. Auch wenn dies Freude und Stolz auslöste, so konnte keines der Kinder die positiven Effekte dauerhaft aufrechterhalten, obwohl wir folgende Suggestion als Affektbrücke gaben: ›Bringe deine flüssige, glatte Sprache mit in deinen normalen Bewusstseins- und Aufmerksamkeitszustand.‹«[25]*

Wenn das Stottern bei einem Kind nicht allein auftritt, sondern als Zusatzsymptome schwere Verhaltensstörungen, andere Auffälligkeiten oder beispielsweise eine Todessehnsucht dazukommen, sind Familienaufstellungen eine wichtige zusätzliche Therapiemöglichkeit. In der unten folgenden Fallgeschichte von Edwin hätte eine rein hypnotherapeutische Hilfe vermutlich nicht ausgereicht.

Jirina Prekop hat den Fall eines stotternden Jungen erwähnt, dessen Mutter eine Familienaufstellung machte. Dieser Junge verteidigte der Mutter gegenüber seinen Vater, den sie abwertete. Das stotternde Kind reagierte darüber hinaus stark auf die Paarkonflikte der Eltern und ihre Trennung.[26] Auch die Logopädin Marlies Warncke stellte bei einem der von ihr untersuchten Fälle von Stottern fest, dass die Einstellung der Ehepartner zueinander eine deutliche Wirkung auf das stotternde Kind hat.[27]

In einer meiner Gruppen wurde das Stottern eines Mädchens mit einer Frau aufgestellt. Im ersten Bild schäkerte das Stottern mit dem Vater des Kindes. Es wurde durch mein Nachfragen schnell deutlich, dass der Mann eine Geliebte *während* der Ehe hatte, über die aber nicht gesprochen wurde.

Als eine Gruppenteilnehmerin als Geliebte in das Feld hinzukam, sagte das Kind spontan: »Es ist, wie wenn jemand auf den Knopf drückt … Ich fühle mich von allen Stotterproblemen befreit!«

Offensichtlich drückt das Kind mit seinem Symptom aus, dass hier etwas Wichtiges in der Ehe besprochen werden muss! Anders als bei der oben erwähnten »Dornröschen-Thematik« geht es in dieser Fallgeschichte nicht um frühere Partner der Eltern, sondern um *aktuelles* Fremdgehen in der Ehe. Meiner Erfahrung nach reagieren Kinder häufiger mit Allergien auf Affären der Eltern als mit Stottern – doch das hängt immer auch von der individuellen Konstitution des Kindes ab. Dennoch findet man beim Stottern oft handfeste systemische Hintergründe im Stammbaum, wie wir unten sehen werden.

Ebenfalls um das Thema »Dreiecksbeziehung« geht es in einem Fall, den die Therapeutin Sieglinde Schneider beschrieb.[28] Sie fragte die Mutter des stotternden Sohnes in einer Schulberatungsstunde: »Wer in der Familie müsste vielleicht stottern?« Die Mutter erzählte dann, dass ihr Sohn unehelich sei und der

Vater sie beide einmal im Monat besuche. Seine entfernt lebende Ehefrau und seine Kinder wussten nichts von diesem Jungen. Ihnen gegenüber sprach er dann stets von einer »kleinen beruflichen Reise«, die er machen müsse. Auch dem Jungen war klar, dass das Stottern mit der Scham des Vaters verbunden war; er sprach nämlich verlegen zu seiner Mutter: »Bei einem der letzten Treffen mit Papa habe ich zu ihm gesagt: ›Wenn du nicht mehr kommen willst, verstehe ich das. Ich will nicht, dass du meinetwegen Ärger bekommst.‹«

Dennoch lässt sich beim Stottern ein spezieller systemischer Hintergrund nur schwer benennen. Es folgen zwei Beispiele.

Gilbert, zwölf Jahre, stottert seit sieben Jahren

In dieser schon sehr lange zurückliegenden Aufstellung stellte Roger für seinen Sohn auf. Er hatte sich vor einiger Zeit von seiner Frau Carina getrennt. Dennoch kamen sie zusammen für den Sohn zum Kurs. Im ersten Bild schaute Gilbert ständig auf eine Stelle am Boden. In der Folge kam heraus, dass er auf ein Grab blickte. Es ging um ein totes Geschwister Rogers, das unter ungeklärten Umständen verstarb. Der männliche Stellvertreter für das Stottern lag neben der Toten und weinte hemmungslos. Auch Gilbert litt mit.

Gilbert ging es langsam besser, als die Mutter auf ihn zuging und versprach, sich um ihn zu kümmern.

In einer E-Mail gab die Mutter Carina acht Monate später unter anderem folgendes Feedback:

»Übrigens möchte ich noch mitteilen, dass es meinem Sohn besser geht. Sein Stottern hat sich sehr verbessert, es gibt aber noch Phasen, in denen er stottert. Es fällt jedoch auf, dass er allgemein viel lockerer und fröhlicher geworden ist.«

Edwin, zwölf Jahre, stottert und ist autoaggressiv

Stefanie und Kurt kommen in ein Seminar, weil sie sich um den ältesten ihrer fünf Söhne sorgen. Während Stefanie sich von einer Familienaufstellung viel verspricht, ist Kurt der Methode gegenüber skeptisch. Er nimmt eher eine beobachtende und abwartende Haltung ein. Seine innerliche Reserviertheit ist deutlich zu spüren.

Unter autoaggressivem Verhalten versteht man Formen der Selbstverletzung, wie zum Beispiel das Ausreißen von Haaren und Nägeln oder das Einritzen der Haut mit Messern, Rasierklingen oder Scherben. Letzteres weist stets auf eine Lebensgefährdung hin. Edwin hatte sich bisher zwar noch nicht geritzt, doch die Eltern empfinden die Situation als ernst.

Die Aufstellung zeigt, dass sowohl Stefanie als auch Edwin für ihren Mann etwas Schweres tragen. Kurts Vater hatte viele traumatische Erlebnisse im Krieg: Die meisten seiner Kameraden starben, während er aus für ihn unerklärlichen Gründen immer verschont blieb. Auch in der russischen Kriegsgefangenschaft musste er mit ansehen, wie Kameraden starben; er jedoch blieb am Leben.

In die Aufstellung werden daher die verstorbenen Kameraden von Kurts Vater hereingenommen, was sofort eine große Wirkung auf alle hat. Sowohl Stefanie als auch Edwin fühlen sich neben den toten Kriegskameraden wohl. Nur Kurts Stellvertreter blickt völlig desinteressiert; er spiegelt das fehlende Interesse von Kurt, der vom Stuhl aus zusieht, während Stefanie weint. Auch als Stefanies und Edwins Stellvertreter Kurt sagen: »Wir fühlen es für dich!«, bleibt dieser völlig ungerührt.

Der Seminarleiter wendet sich vom Aufstellungsgeschehen ab und fragt Kurt direkt: »Was ist mit dir und deinem Vater?«

Es stellt sich heraus, dass Kurt seinem Vater nicht mehr in die Augen zu schauen wagt, denn er verachtet ihn zutiefst. Es scheint, als ob es keinen Weg mehr zurück in das Herz des Vaters gäbe.

In der Aufstellung sagt Kurt dem Vater: »Ich weiß nicht, ob ich als Sohn noch zu dir zurückkann!«

Der Vater nickt. Anschließend geht Stefanie an ihren eigenen Platz in die Aufstellung, während sich ihre Stellvertreterin setzt. Stefanie nimmt ihre Kinder beiseite und sagt ihnen: »Die Mama ist ganz für euch da!« Allen Kindern geht es jetzt gut. Der besonders gefährdete Edwin verspürt nun keinen Sog mehr zu den toten Kameraden seines Großvaters. Stefanie weint. Dann sagt sie ihrem Mann mit Stärke in der Stimme: »Ich warte!«

Auch ihr Schwiegervater sagt seinem Sohn noch vor Beendigung der Aufstellung: »Deine Kinder und deine Frau warten auf dich!«

Kurt sitzt immer noch wie versteinert auf seinem Stuhl. Er vergräbt seinen Kopf in den Händen. Gesprochen wird über die Aufstellung nicht, doch im Laufe des Seminars ist deutlich zu sehen, dass Kurts Psyche in Bewegung kommt. Die Aufstellungen, die Kurt als Beobachter oder auch als Stellvertreter miterlebt, bereiten den Weg zu seinem Vater. Gegen Ende des Seminars meldet sich Kurt, um seinen Vater und sich aufzustellen. Wie sich zeigt, ist das Herz des Vaters doch noch erreichbar, denn *jetzt* tut es Kurt sichtbar leid, wie er sich ihm gegenüber verhalten hatte.

In den Wochen nach der Aufstellung kommt Kurt in einen intensiven guten Kontakt zum Vater. Erst jetzt senkt sich die Reue immer tiefer in ihm, es brauchte einfach Zeit. Mit seinem Vater im Rücken empfinden ihn endlich auch die eigenen Kinder als kraftvollen Vater.

Bei Edwin hörte nach und nach sowohl das Stottern als auch das autoaggressive Verhalten völlig auf. Das Stottern war sogar nach Ablauf eines Jahres nicht mehr aufgetreten. Stefanies und Kurts Ehe kam die Aufstellung ebenfalls zugute.

Tics, nervöses Zucken

Nervöse Tics müssen unterschieden werden vom Gilles-de-la-Tourette-Syndrom. Bei Letzterem handelt es sich um eine Tic-Erkrankung mit blitzartigen Zuckungen. Häufig zuckt es im Gesicht, zum Beispiel kommt es zu Augenzwinkern, Mundverzerren, Zungenschnalzen oder auch ruckartigen Bewegungen des Halses oder des Rumpfes. Es können darüber hinaus Zwangshandlungen auftreten wie permanentes Wiederholen bestimmter Wörter. Die Ursache dieses Syndroms ist nach Meinung der meisten Experten ein Dopaminüberschuss, eine schlecht verheilte Gehirn- oder Hirnhautentzündung oder eine Fehlbildung des Embryos. Auch Erbfaktoren spielen eine Rolle. Da die genauen Ursachen auf medizinischer Seite umstritten sind, ist die Abgrenzung des Tourette-Syndroms von psychisch bedingten Tics im Einzelfall nicht immer leicht. Psychisch bedingte Tics können eine Intensität annehmen, die durchaus dem Bild des Tourette-Syndroms ähneln.

Cecile, zehn Jahre, hatte schon als Kleinkind Tics

Bruno ist alleinerziehender Vater von Cecile, die schon als Baby ihre Hände krampfhaft vors Gesicht gehalten hatte. Später haben sich Tics entwickelt. Von der Ehefrau ist Bruno seit Jahren geschieden, doch Cecile ist regelmäßig zu Besuch bei ihrer Mutter.

In der Aufstellung zeigt sich die Krankheit nicht auf die Mutter, sondern auf Bruno bezogen. Die Art und Weise, wie die Stellvertreterin der Tics zuckt, erinnert mich an Aufstellungen, in denen es um Mord ging. Auf Nachfrage erzählt Bruno von einem Bruder der Großmutter, der als kleines Kind missbraucht und ermordet wurde.

Nachdem das ermordete Kind in die Aufstellung gekommen ist, legt sich Cecile sofort daneben.

Ceciles Mutter hat den Eindruck, zu wenig beachtet zu werden. »Ihr braucht mich aber!«, sagt sie. Tatsächlich ist sie es, die es schafft, Cecile zum Aufstehen zu bewegen.

Im nächsten Schritt wird der Mörder hinzugestellt, über den aber nichts bekannt ist. Er verhält sich abwartend. Das tote Kind will er nicht anschauen. Dies ändert sich jedoch, nachdem es zu einer berührenden Begegnung zwischen Bruno, seiner Mutter, der Großmutter (beide nun ebenfalls in die Aufstellung) und dem ermordeten Kind kommt. Man sieht, wie der Täter »auftaut«.

Bruno kommt in seine eigene Rolle. Der Seminarleiter erklärt ihm, dass Cecilie nicht nur den Segen des toten Kindes braucht, sondern dass zur Heilung der Hass dem Täter gegenüber noch überwunden werden muss.

Auf Vorschlag des Seminarleiters sagt Bruno dem Täter: »Ich kenne die ganzen Hintergründe nicht. Ich verurteile niemanden, und ich achte, dass das Schicksal dich hat schuldig werden lassen. Bitte schau freundlich auf meine leidende Tochter!«

Das Herz des Täters geht nun ganz auf. Er greift sich mit der Hand an die Stirn, schaut zum ersten Mal in der Aufstellung auf das tote Kind, und erst jetzt scheint ihm zu dämmern, was passiert ist. Hemmungslos fängt er an zu weinen. Bruno ist so mitgenommen, dass er ebenfalls weint. Wie in Trance zieht es den Mörder neben das tote Kind, wo er sich hinlegt. Er steht jetzt zu seiner Schuld und bringt das mit seiner Körpersprache deutlich zum Ausdruck.

Der sichere Platz ist für Cecile neben der Mutter. Bruno erkennt dies an.

Schon vier Wochen später teilt mir Bruno mit, dass die Tics seiner Tochter zu 95 Prozent verschwunden seien. Anschließend wurden nicht nur ihre Schulnoten deutlich besser, sondern auch die letzten Reste des Tics verschwanden in den folgenden Jahren.

Noah, fünf Jahre, hat heftige nervöse Tics

Wie schon erwähnt wurde, können psychisch bedingte Tics eine Intensität annehmen, die dem Erscheinungsbild des Tourette-Syndroms ähneln. Bei Noah stehen nervöses Augenzucken, ein Zucken mit dem Kopf und häufiges Nasenschniefen im Vordergrund. Karola glaubt, dass ihr Kind etwas für sie trage und deswegen an diesem Leiden erkrankt sei. Sie hätte sich gewünscht, dass der Ehemann sie begleitet, doch dieser ist nicht an Familienaufstellungen interessiert. Auch die Bitte, er möge es doch um des Sohnes willen tun, fruchtete nicht. Immerhin gibt er aber die Erlaubnis, dass wir seinen Stammbaum aufstellen dürfen, wenn es dem Kind hilft.

Im ersten Aufstellungsbild befällt Karola, den Ehemann und auch Noah eine seltsame Erstarrung. Alles wirkt tot und leblos. Durch einige Umstellungen wird sichtbar, dass Noah mit etwas Schwerem auf der Seite des Vaters verbunden ist. Karola berichtet, dass ihr Mann seinen Vater nie kennengelernt hatte, da er das Ergebnis eines Seitensprungs väterlicherseits ist. Noahs Großvater blieb bei seiner Ehefrau, mit der er bereits einen Sohn hatte, der unter denselben nervösen Tics litt wie Noah. Dieser Halbbruder von Karolas Mann brachte sich in jungen Jahren um.

In die Aufstellung werden nun Noahs Großvater, dessen Ehefrau und der gemeinsame Sohn (Noahs Onkel beziehungsweise Halbbruder von Noahs Vater) hineingeholt.

Noah strahlt seinen Onkel sofort an. Dem Onkel jedoch geht es sehr schlecht. Es ist offensichtlich, dass sein Selbstmord einen ernsten Hintergrund hat. Noahs Vater wirkt nach wie vor versteinert. Er bewegt sich auf seinen Vater und Halbbruder zu. Karola blickt währenddessen ängstlich auf ihren Sohn.

Noah geht zu seinem Onkel und sagt ihm nach Aufforderung des Seminarleiters: »Ich habe dasselbe Leiden wie du.«

Der Onkel ist sehr gerührt, dass es tatsächlich jemanden gibt, der ihn auf solch freundliche Weise wahrnimmt. Spontan legt er eine Hand auf den Kopf des Kindes.

Im Weiteren ergibt sich, dass Noah neben seine Mutter will. Karolas Mann hat nicht das geringste Interesse, zu seiner Ehefrau zurückzukommen, doch er stimmt zu, dass das Kind sich neben seine Frau stellt.

Wenn ein Elternteil für ein Kind aufstellt, ist es wichtig zu erkennen, wohin die Liebe des Kindes geht. Wenn es in den Familienzweig des abwesenden Partners geht, ist darauf zu achten, dass der anwesende Elternteil nicht in die Versuchung kommt, etwas für den Abwesenden zu lösen. Es genügt in der Regel, die problematische Verbindung anzudeuten. Bei Aufstellungen ist der Vollzug von Lösungen für den abwesenden Ehepartner nicht vertretbar! Außerdem ist ein solches Vorgehen dem Partner gegenüber anmaßend. Karola kann ihrem Mann die überraschenden Bilder der Aufstellung kurz, sachlich und ohne jede Wertung erzählen und abwarten, wie er darauf reagiert.

Längere Zeit nach dem Seminar erfahre ich von Noahs Mutter, dass die gröbsten Zuckungen ihres Sohnes mittlerweile verschwunden seien, ein Rest jedoch ist geblieben. Der Ehemann verschloss sich völlig gegenüber dem, was bei der Aufstellung sichtbar geworden war. Ihn interessierten all diese familiären und seelischen Hintergründe nicht. In solch einer Situation ist es für die Mutter gut, ihre Liebe zum Mann zu bewahren und gleichzeitig zu wissen, dass das Kind an ihrer Seite einen sicheren Platz hat.

In derartigen Fällen taucht zuweilen die Frage auf: Wie weit trägt meine Liebe noch? Halte ich es aus, dass die Situation so schwierig ist, wie sie ist? Jegliches energische Einwirken auf den

Partner, er solle doch nun endlich eine Therapie machen oder sich dem Geschehen stellen, bewirkt in der Regel das Gegenteil. Was soll ein Partner auch tun, wenn er von seiner Frau wie ein Therapeut oder wie eine Mutter behandelt wird? Um seine Würde und Gleichrangigkeit in der Beziehung nicht zu verlieren, wird er gar nichts tun!

Dagegen kann es Wunder bewirken, wenn man den anderen in Liebe mit all seinen Problemen so nimmt, wie er oder sie ist. Nur eine solch achtende Liebe ermöglicht es jenem Partner, der Probleme hat, ohne »Gesichtsverlust« den nächsten Schritt zu tun. Allerdings kann es ebenso gut geschehen, dass die Zerrüttung in der Ehe oder der Beziehung über lange Zeiträume so zunimmt, dass am Ende für beide nur noch die Trennung eine gute Lösung darstellt.

Tics können auch ganz andere Hintergründe haben, als hier dargestellt. Zum Beispiel können sie zuweilen an traumatische Erlebnisse aus dem eigenen Leben erinnern. Karen Olness berichtet etwa von einem vierzehnjährigen Mädchen, das oft ein heftiges Zittern der Hände zeigte.[29] Als der Behandler sie fragte, warum sie so nervös sei, erzählte sie von dem Freund ihrer Mutter. Dieser hatte sie schon im Alter von acht Jahren immer wieder sexuell belästigt. Sie habe nie mit der Mutter darüber gesprochen. Das Mädchen war wütend auf die Mutter, denn diese wusste, was mit dem Kind passierte, und hatte nichts dagegen unternommen. Als das Mädchen kürzlich zum ersten Mal von einem Jungen nach Hause eingeladen worden war, begann das Zittern in den Händen.

Der Hypnotherapeut Bernhard Trenkle zeigte an verschiedenen Beispielen, wie man erfolgreich auf kurzzeittherapeutische Weise Tics behandeln kann.[30] Ein achtjähriger Junge litt an einem Tic im Gesicht und wurde deswegen gehänselt. Der Therapeut sprach mit dem Jungen über die Dinge, die ihm wichtig waren: Weltraumfahrt, Astronomie und ein kleines Teleskop, mit dem er die Sterne beobachten konnte.

Als die Rede auf den Tic kam, konnte der Junge nicht sagen, zu welchen Gelegenheiten er auftrat und wann nicht. Daher gab ihm der Therapeut einen »Forschungsauftrag«, um festzustellen unter welchen Umständen es zu dem Tic komme. In der darauffolgenden Stunde berichtete der Junge, dass der Tic insbesondere nach häufigem Fernsehen auftrete. Der nächste »Forschungsauftrag« bestand nun darin, herauszufinden, wie lange er fernsehen könne, bis der Tic auftrete. Der Junge berichtete später, bei mehr als drei Stunden trete der Tic immer auf, bei weniger als einer Stunde praktisch nie! Da ihm die Hänseleien seiner Kameraden zuwider waren, schränkte er seinen Fernsehkonsum selbstständig drastisch ein und konnte so sein Problem lösen.

Albträume

Nicht jeder Albtraum hat eine schwerwiegende Botschaft. Damit derartige Träume aufhören, muss nicht unbedingt die Ursache erkannt werden. Zunächst einmal hat sich der kurzzeittherapeutische Umgang mit Träumen bewährt. Wenn eine solche Therapie keinen Erfolg bringt, kann man Träume immer noch aufstellen, so wie es Patrick (siehe unten) getan hat. Wenn Albträume sich regelmäßig inhaltsähnlich wiederholen, sollte man sich auf jeden Fall Gedanken über die tieferen Hintergründe machen. Bei Erwachsenen stehen ständige Träume von Ermordeten nicht selten in Zusammenhang mit ganz realen Toten in der Familie, die aufgestellt werden sollten. Auch bei Kindern lohnt es sich, in diese Richtung zu fahnden, wobei die Toten natürlich auch auf etwas Symbolisches verweisen können.

Wie schon gesagt, ist es oft ausreichend, kurzzeittherapeutisch zu arbeiten. Da Kinder viel spontaner als Erwachsene sind, kann man auch gemeinsam mit ihnen Geschichten entwickeln. Gerade wenn es um Albträume geht, lasse ich mir stets genau schildern, auf welche Weise und von welchen Gestalten das Kind geplagt wird. Gemeinsam versuchen wir dann, eine ganz neue, lösungsorientierte Geschichte zu entwickeln. Wie das praktisch vor sich geht, zeigt das Beispiel von Anja. Eltern, die ein Albtraum-geplagtes Kind haben, können sich von diesem Beispiel inspirieren lassen, ähnlich kreativ mit dem Kind zusammen nach neuen Umgangsmöglichkeiten mit Ungeheuern und anderen Bösewichten zu suchen! Selbstverständlich ist eine auf den Leib geschneiderte Geschichte noch wirkungsvoller als eine allgemein gehaltene!

Anja, sechs Jahre, leidet unter Albträumen

Anja kann seit geraumer Zeit keine Nacht mehr schlafen, denn ein böser Drache weckt sie noch vor Mitternacht auf oder lässt sie gar nicht erst einschlafen. Sie erzählt mir mit Händen und Füßen, dass mit dem Drachen nicht zu spaßen sei: Er spucke Feuer, schlage Bäume um, und manchmal brülle er wie ein Löwe. Ziemlich beängstigend sei, dass man dem Drachen nicht zu nahe kommen dürfe, weil man in seiner Gegenwart immer schwächer werde; man könne sich dann kaum noch wehren.

Anja gibt mir eine Schilderung, was nachts in ihrem Bett passiert: »Ich liege auf meiner linken Körperseite, auf meinem linken Auge. Ich bekomme immer mehr Angst, sobald ich an den Drachen denke. Wenn ich jetzt die Augen aufmachen würde, dann würden sie mir bestimmt direkt aus dem Gesicht springen.« Nach Mitternacht sei es dann meist nicht mehr so schlimm, denn vor der Gespensterstunde habe selbst der Drache einigen Respekt.

Wer als Therapeut gewohnt ist, mit NLP und Hypnotherapie zu arbeiten, fragt sogleich nach weiteren Möglichkeiten der Einschüchterung des Drachens und vor allem nach Anjas Stärken und Fähigkeiten, die man hier vielversprechend nutzen könnte. Es zeigt sich, dass Anja ziemlich gut in Computerspielen ist. Außerdem hält sie viel von der Familie der »Schlümpfe«, und sie ist auch mit einem starken Geparden befreundet, von dem sie ein Bilderbuch besitzt. Donald Duck, Kängurus und Koalabären mag sie ebenfalls.

Der Gepard scheint Anja und mir die besten Voraussetzungen für eine erfolgreiche Drachenbegegnung mitzubringen. Ich bitte Anja, es sich bequem zu machen und an den Geparden zu denken. Während sie sich immer mehr entspannt, versuche ich, die kraftvolle Beziehung zwischen dem Geparden und ihr zu verstärken. Die Verbindung zwischen den beiden ist sehr gut.

»Wir tun jetzt einfach so, als wärst du zu Hause und würdest bald einschlafen. Wir lassen uns überraschen, was passiert«, sage ich.

Es zeigt sich, dass Anja in der Nähe des Geparden keine Furcht mehr vor dem Drachen hat.

»Vielleicht kommt der Drache noch, vielleicht auch nicht, warte es einfach ab!«, werfe ich ein.

Tatsächlich erscheint der Drache nach einer Weile, und Anja macht nun eine ganz erstaunliche Entdeckung: »Jetzt, wo ich neben dem Geparden keine Angst mehr habe, wird der Drache vor mir immer kleiner und kleiner!« Irgendwann wird der Drache so klein wie eine Ameise. Und am Ende hat er sich völlig aufgelöst!

»Und jetzt?«, frage ich.

»Alles okay«, gibt Anja freudig zur Antwort.

»Und wenn du nun dem Geparden in die Augen schaust, kannst du auf ganz gemütliche Weise müde werden und einschlafen – heute Abend!« Die letzten beiden Worte wurden als Auftrag an Anja besonders betont.

Mit der Mutter war verabredet, dass Anja zwei- oder dreimal wegen ihrer Albträume zu mir kommen solle. Doch diese eine

Sitzung hat das Problem bereits dauerhaft und vollständig gelöst. Schon in der ersten Nacht nach dieser Sitzung schlief Anja
an der Seite ihres Geparden problemlos ein. Nie wieder hat sie
der Drache belästigt.

Für Eltern ist es wichtig, die Fähigkeiten und Talente ihres Kindes in solchen Situationen mit einzubeziehen. Indem Eltern auf
kreative Weise ihren Kindern lösungsorientierte und bildreiche
Geschichten anbieten, reagiert deren Unbewusstes in der Regel
positiv darauf.

Gute Erfahrungen lassen sich auch machen, wenn man das von
Albträumen geplagte Kind bittet, seinen Traum zu malen. Im
nächsten Schritt kann man das Kind nach möglichen Helfern
befragen und diese ebenfalls malen lassen. Die bereits erwähnten
Kindertherapeuten Joyce Mills und Richard Crowley haben es
sich zur Gewohnheit gemacht, die Kinder noch ein drittes Bild
anfertigen zu lassen: Wie sieht das Traumbild aus, wenn das Problem gelöst ist? Dieser Schritt setzt weitere wichtige Lösungs-
suchprozesse in Gang, die die Lösung dann auch dauerhaft si-
chern sollen, um Rückfälle zu vermeiden. Die im dritten Schritt
gemalten Zukunftsbilder kann man im Schlafzimmer des Kindes
aufhängen, sodass die gefundenen Lösungen weiterwirken können und das Kind sich bei Bedarf an seine Möglichkeiten zu erinnern vermag.

Einen klar erkennbaren Hintergrund haben die Albträume in
der folgenden Geschichte: Das Kind hat sich energetisch zu sehr
in die Ehe der Eltern eingemischt.

Patrick, siebzehn Jahre, plagt ein immer wiederkehrender Albtraum

Patrick findet den Weg in meine Praxis, weil die Mutter seines besten Freundes mich kennt und ihm empfohlen hat, zu mir zu kommen. Er berichtet von einem Traum, der seit zweieinhalb bis drei Jahren regelmäßig in Variationen wiederkehrt: Mit vergifteten Pfeilen werden Familienmitglieder getötet. Patrick muss ohnmächtig dabei zusehen. Er fühlt sich gelähmt. Leider sieht er nicht genau, wer die Pfeile abschießt, obwohl er im Traum den Schützen sehen möchte. Es kommen auch Träume vor, in denen er plötzlich eine silberne Pfeilspitze vor sich sieht, die man den Pfeilen aufsetzen muss, nachdem sie in das Gift getaucht wurden. Da die Träume sehr belastend sind, wacht Patrick meist bei einer »schwierigen Stelle« sofort auf.

Wir machen mit Papierscheiben und Holzfiguren auf dem Boden meiner Praxis einen Aufstellungstest, um herauszubekommen, welche Methode hier Erfolg verspricht. Im Halbkreis rund um eine Holzfigur gruppieren wir verschiedene bunte Papierscheiben, die Behandlungsmöglichkeiten darstellen, beispielsweise NLP, Hypnotherapie, Imagination, Familienaufstellung mit Holzfiguren und Aufstellung des Traums in einer Gruppe. Wenn wir auf der Holzfigur von Patrick stehen, spüren wir beide dasselbe Ergebnis: Der Sog geht in Richtung »Aufstellung in der Gruppe«. Patrick ist zwar noch keine achtzehn, doch meiner Einschätzung nach ist er psychisch stabil genug für eine solche Maßnahme.

Zwei Monate später sehen wir uns in einer Gruppe. Als Patrick in der Vorstellungsrunde über seine Träume spricht, kommen ihm die Tränen. Es ist sein sehnlichster Wunsch, endlich wieder normal zu schlafen.

Patrick wählt Stellvertreter für die Eltern, einen Mann für sich und einen Mann für die Albträume. Schnell zeigt sich, dass die Eltern äußerst distanziert zueinander stehen.

»Sind deine Eltern geschieden?«, fragt der Seminarleiter.

»Nein«, antwortet Patrick. »Sie sind zwar noch zusammen, doch sie streiten ständig. Die Atmosphäre bei meinen Eltern ist so giftig, dass man es kaum aushält. Auch meine beiden Schwestern leiden darunter.«

Unterdessen haben sich die Albträume langsam hinter den Vater gestellt. Dem Vater zittern leicht die Hände: »Ich platze gleich …«, sagt er.

Die Mutter atmet unterdessen durch: »Seit die Albträume hinter meinem Mann stehen, geht es mir besser!«

Plötzlich geht ein Ruck durch Patrick. Wie in Trance geht er auf die Albträume zu und stellt sich neben sie. Zwar geht es ihm dort schlecht, aber er möchte nicht weg von hier.

Der Seminarleiter schaut in die Gruppe und wählt einen Mann aus. Ohne zu sagen, wen er darstellt, soll sich der Mann zwischen die Mutter und den Vater stellen. Nach einigen Momenten der Orientierung sagt der Mann: »Ich gehöre eindeutig zu ihm«, und deutet dabei auf den Vater.

Der Seminarleiter bittet ihn, sich neben die Albträume zu stellen. Der Mann nickt, und der Stellvertreter für die Albträume nickt ebenfalls: »Wir gehören zusammen!«

Der Seminarleiter zu Patrick und zur Gruppe: »Der fremde Mann hier steht für die Pfeilspitzen!«

Jetzt geht Patrick in die Knie: »Ich halte es kaum noch aus. Ich werde so schwach …«

Im Gegensatz zum Vater, dem alles egal zu sein scheint, leidet die Mutter mit ihrem Sohn. Spontan breitet sie die Hände aus und sagt ihm: »Komm da weg. Misch dich nicht in den Streit zwischen Papa und mir ein! Wir lösen das ohne euch Kinder.«

Tatsächlich traut sich Patrick jetzt aufzustehen. Er geht räumlich auf mehrere Meter Distanz zu den Eltern. Der Seminarleiter wählt nun noch die beiden Schwestern aus und stellt sie neben Patrick. Den Schwestern geht es gut, und auch Patrick traut sich nun, in seine Kraft zu gehen.

Patrick kommt in die eigene Rolle. Zum Vater sagt er nach Aufforderung des Seminarleiters: »Ich lass deine Pfeilspitzen bei dir! Es tut mir leid, dass ich mich eingemischt habe.«

Die Schwestern nicken dazu. Auch der Vater nickt. Zum ersten Mal in der Aufstellung scheint etwas Leben in ihn zu kommen. Die Mutter ist ebenfalls erleichtert. Patrick bedankt sich noch bei den Giftpfeilen und den Albträumen für das Wichtige, was sie ihm gezeigt haben.

Nachdem die Aufstellung beendet wurde, erzählt Patrick: »Wenn meine Eltern streiten, war ich immer auf der Seite des Vaters. Langsam dämmert mir, dass mich das alles gar nichts angeht, dass ich einfach nur auf mich schauen sollte …«

Der Seminarleiter: »Ja, durch die Parteinahme für den Vater hast du dir die Hände verbrannt … beziehungsweise bist du seinen ›giftigen Pfeilspitzen‹ zu nahe gekommen. Das hat dir geschadet. Du bist kein Schiedsrichter! Und irgendwann später solltest du mal deine Herkunftsfamilie aufstellen. Du wirst es schon spüren, wenn die Zeit reif dafür ist.«

Der Stellvertreter der Albträume will am Ende, als er in der Gruppe sitzt, auch noch etwas loswerden: »Ob Patrick das glaubt oder nicht: Ich habe es gut mit ihm gemeint. Ich wollte ihn nicht erschrecken. Ich habe sogar Zuneigung zu ihm gefühlt. Eigentlich war mein Ziel nur, ihm etwas deutlich aufzuzeigen. Als er die Pfeile und mich beim Vater ließ und zu seinen Schwestern ging, war ich extrem erleichtert. Ich meine es wirklich gut mit ihm.«

Während Patrick das hört, muss er grinsen. Er schüttelt den Kopf: »Verrückt, die Albträume haben's gut mit mir gemeint …«

Am zweiten Tag des Kurses erzählt Patrick nicht nur, dass er gut geschlafen habe, sondern er fügt hinzu: »Nach der Aufstellung gestern bin ich zwar nicht in meine Albträume verliebt, aber ich kann sie plötzlich ganz anders betrachten. Meine Furcht schrumpft zusammen!«

Ein halbes Jahr später sehe ich Patrick wegen eines schulischen Problems in meiner Praxis wieder. Er betrachtet sein Problem als gelöst, denn seit dem Kurs hatte er nur ein einziges Mal einen Albtraum gehabt.

Alkohol- und Drogensucht

Fast jeder Roman und jeder Spielfilm, den wir zum Thema »Sucht« lesen beziehungsweise schauen, zeigt uns denselben Hintergrund von Sucht: den fehlenden Vater. Entweder der Vater ist unbekannt, dauernd berufsbedingt in der Fremde, er ist selbst Alkoholiker, oder der Süchtige musste ganz ohne Vater aufwachsen, weil dieser verstorben ist. Familiensystemisch ist klar, dass Heilung nur unter Einbeziehung des Väterlichen möglich ist; dazu kann, je nach Umständen, auch die Bearbeitung des schmerzhaften Vaterverlustes gehören (Todesfall), wenn der Vater nicht mehr lebt oder keinen Kontakt zum Kind will.

In Familien von Süchtigen sagt die Mutter den Kindern häufig »durch die Blume« (manchmal aber auch direkt): »Nehmt nur von mir, denn was vom Vater kommt, taugt nichts.« Da das Kind jedoch beiden Eltern treu ist, rächt es die Herabsetzung des Vaters, indem es viel zu viel von der Mutter nimmt: Es wird süchtig.

Bei Alkohol- und vor allem bei der Drogensucht findet man oft auch sehr früh verstorbene Väter. Ähnlich wie bei der Bulimie hat es sich bewährt, dass der Süchtige, wenn er der Sucht gerade nachgibt, ein Bild des Vaters vor sich hinstellt und sagt: »Bei dir, Papa, schmeckt's mir.« Anschließend soll er der Sucht frönen, wie er will. Doch »seltsamerweise« fällt es dann ungemein schwer, die Sucht so wie bislang auszuleben!

Natürlich ist der fehlende Vater nicht der einzige Hintergrund von Sucht. Bei psychosomatischen, aber auch bei anderen Leiden ist es angezeigt, nach dem Beginn eines Symptoms oder einer Krankheit zu fragen. Eine Alkoholikerin antwortete mir auf die Frage, wie lange sie alkoholkrank sei: »Fünf Jahre.« Nicht selten findet sich im Jahr des Ausbruchs der Krankheit oder in der Zeit davor Schwerwiegendes, das im Zusammenhang mit der Erkrankung steht.

So war es auch hier: Fünf Jahre zuvor hatte die Frau grob fahrlässig einen Verkehrsunfall verursacht. In dem Auto, mit dem sie zusammenstieß, saß ein Mann, der noch am selben Tag an den Unfallfolgen starb. Bis zum Besuch in meiner Praxis wusste die Frau den Namen des Unfallopfers nicht und hat auch nie danach gefragt, wo der Mann beerdigt ist, ob er Kinder hatte und wie es in seiner Familie weitergegangen ist. Der Alkohol »verhalf« der Frau, ihrer Schuld nicht ins Auge blicken zu müssen. Es schien viel einfacher, sein eigenes Leben mit Alkohol zu ruinieren! In einem solchen Fall wird die Sucht geheilt, wenn der Therapeut dem Betreffenden hilft, dem Toten und der Schuld aufrichtig zu begegnen. Auf diese Weise wird die »Ersatzfunktion« des Suchtmittels beendet.

Schwere persönliche Schuld als Auslöser für eine Sucht kommt bei Kindern und Jugendlichen in der Regel nicht infrage. Wie schon gesagt, findet man bei jugendlichen Alkoholikern und Drogensüchtigen häufig früh verstorbene oder abwesende Väter. Ein dreizehnjähriger (!) Junge, der schon Alkoholiker war, wuchs ohne seinen Vater auf. Er kannte den Vater nur von Fotos her. Dieser hatte einen schweren Bankraub verübt und war zu zwölf Jahren Haft verurteilt worden, die er auch fast bis zum Ende absaß. Menschen waren bei dem Raub jedoch nicht verletzt worden, zumindest nicht körperlich. Die Mutter hatte vor einiger Zeit aus Sorge um ihren süchtigen Jungen bei einem Therapeuten eine Aufstellung in der Gruppe gemacht. In einer Einzelsitzung wollte sie mir das für sie »unglaubliche« Ergebnis der Aufstellung berichten. Ihrer Meinung nach mussten bei der Aufstellung »handwerkliche Fehler« gemacht worden sein.

Sofort unterbrach ich die Mutter, denn es ist besser, sich dem Geschehen ganz unbeeinflusst zu stellen. In einer nun durchgeführten Papierscheibenaufstellung kam das Kind völlig in Frieden, als es endlich zu dem abgewerteten Vater hingehen durfte. Der wichtige Satz des Sohnes zum Vater war: »Ich maße mir keine Urteile über dich an. Für mich bist du mein Vater, und du hast mir sehr gefehlt. Ich komme jetzt.« Da der Sohn bei dieser Aufstellung nicht mit dabei war, bat ich die Mutter, sich ihren Sohn bildlich vorzustellen, wie er zum Vater geht und ihm diese Worte sagt.

Die Mutter war jedoch der Ansicht, dass der Sohn etwas für den Vater trage und nur deswegen Alkoholiker geworden sei. Diesen angeblichen »handwerklichen Fehler« der Aufstellung in der Gruppe wollte sie nun korrigieren. Umso geschockter war sie, dass sich in der Platzhalteraufstellung alles genau so darstellte wie damals bei dem anderen Therapeuten in der Gruppe: Der Sohn folgte nämlich für sie einem abgetriebenen Kind, das sie mit einem früheren Freund hatte, mit dem sie während der Ehe fremdgegangen war. Außerdem hatte sie ihrem Mann wider besseren Wissens stets weisgemacht, dass das Kind von ihm sei. Bis zu diesem Zeitpunkt kannte er die Wahrheit nicht!

Auch in der folgenden Geschichte geht es um einen Vater, der im Gefängnis saß und der nie verfügbar war. Doch dies sind nur Parallelen, die an der Oberfläche auffallen. Bei der drogensüchtigen Celia stehen das Mittragenwollen einer Mordschuld und die Solidarität mit der ermordeten Halbschwester im Zentrum.

Celia, siebzehn Jahre, ist drogensüchtig

Celia kommt in Begleitung ihrer Mutter Silvia in ein Seminar. Silvia fürchtet um das Leben ihrer Tochter. Sie konnte Celia davon überzeugen, mit ihr zusammen einen Weg aus der lebensbedrohlichen Sucht zu suchen.

Als Silvia mit Celia schwanger war, trennte sie sich vom Vater des Kindes. Celia hatte nur wenig Kontakt mit ihm. Der Kontakt war auch deshalb selten, weil der Vater viele Jahre im Gefängnis saß. Er hatte Celias jüngere Halbschwester, die er mit einer anderen Frau gezeugt hatte, als Kleinkind getötet. Nach einer längeren Haft zeugte er mit einer dritten Frau eine weitere Halbschwester von Celia. Der Vater war seit dem Mord stark suizidgefährdet. Von Anfang an war Celia nicht bei der Mutter aufgewachsen, sondern bei ihrer Großmutter mütterlicherseits.

Celias Stellvertreterin fühlt sich von Beginn der Aufstellung an körperlich sehr schwach. Nach der Hereinnahme der ermordeten Halbschwester wird deutlich, dass Celia nur zu ihr will. Aus Liebe will Celia für ihren Vater die Schuld an dem Mord tragen. Die Dynamik des Mordes bleibt jedoch während der ganzen Aufstellung im Dunkeln.

Die einzige Person, die sich um Celia teilnahmsvoll kümmern möchte, ist die Großmutter. Sie leidet unter dem Weggang der Enkelin. Silvia hingegen nimmt ihre Tochter kaum wahr. Ihr Blick geht ins Leere. Auf die Frage an Silvia, die auf dem Stuhl sitzt, worauf sie denn hier schaue, erwähnt sie nichts, was Kraft gehabt hätte. Erst zu einem späteren Zeitpunkt des Seminars, an dem die Tochter nicht mehr anwesend ist, lüftet sich dieses Geheimnis. Es betrifft schwerwiegende Dinge, die Celia nichts angehen.

Celia sitzt auf dem Stuhl und blickt ihre Mutter, die unmittelbar neben ihr sitzt, nicht an. Als sie sieht, wie intensiv es ihre Stellvertreterin zu der Ermordeten zieht, ruft sie spontan laut zum Seminarleiter: »Du kannst die Aufstellung jetzt beenden! Es stimmt alles!«

Der Seminarleiter hält kurz inne. Ein kurzer Blick auf die Stellvertreter zeigt ihm, dass die Ermordete traurig, aber heftig mit dem Kopf schüttelt. Spontan nehmen sich die Ermordete, Celias Stellvertreterin und auch die jüngste der drei Halbschwestern an der Hand. Schlagartig verändert sich die Energie positiv.

Doch Celia schaut traurig auf ihren Vater. Sie muss noch einmal zu ihm hin. Als sie vor ihm steht, sagt sie auf Vorschlag des Seminarleiters: »Dieses eine Mal noch muss ich ganz zu dir. Ich habe dich als Vater immer vermisst!« Sie weint in den Armen des Vaters. Traurig geht der Blick nun zur Mutter.

Silvia wird neben Celias Vater gestellt, worauf sich Celia mit dem Rücken an beide Eltern anlehnt. Sie stellt sich nun vor, dass auf der einen Körperseite die Kraft der Mutter und auf der anderen Seite die des Vaters in sie einströmt. Celia atmet kräftig. Auch die »wirkliche« Celia atmet auf Hinweis des Seminarleiters kräftig mit und nimmt dieses Bild tief in sich auf.

Auf den Vater hatte Celia während ihrer Kindheit gänzlich verzichten müssen, und auch von der Mutter war sie im Alltag meist getrennt. Nach diesem Nehmen der Kraft dreht sich Celia um und sagt dem Vater: »Jetzt gehe ich zu meinen Geschwistern.« Auch zu ihrer Mutter sagt sie es. Beide Eltern nicken.

Als sie zu den Halbschwestern zurückgeht, ist sie noch traurig, und doch ist auch ein Lächeln in ihrem Gesicht zu sehen, als sie der Toten in die Augen schaut. Sie sagt ihr nach Aufforderung: »Im Andenken an dich bleibe ich jetzt im Leben! In meinem Herzen bleibst du für immer!«

In der Geschwisterreihe ist nun Stärke zu spüren. Sie umarmen sich alle und strahlen. An dieser Stelle wird die Aufstellung beendet.

Celia sitzt weinend auf ihrem Stuhl, sie hat bis zuletzt zugeschaut. Es war zu spüren, dass sie das Lösungsbild besser in ihre

Seele aufnehmen kann, wenn sie die Bilder aus der Distanz sieht und nicht ihre eigene Position in der Aufstellung einnimmt. Alles andere wäre für Celia in diesem Moment eine Überforderung gewesen. In ihrem Gesicht ist jetzt trotz des Weinens auch gleichzeitig ein Lächeln zu sehen.

Nach der Aufstellung geht es Silvia und ihrer Tochter gut. In einer späteren Runde im Seminar fragt Celia nach den Hintergründen des Mordes an der Halbschwester: »Warum hat mein Vater so etwas getan?« Eine solche Frage schiebt jedoch die gefundene Lösung wieder weg und mischt sich in Dinge ein, die ausschließlich den Vater angehen.

In vielen Aufstellungen, in denen es um Mord geht, ist es wichtig, dass sich die Dynamik des Mordes zeigt. In dieser Aufstellung war es anders: Celia darf sich von der Schuld des Vaters und allen damit verbundenen Fragen abwenden und nach vorne schauen. Celias Mutter Silvia freute sich über das, was sie in der Aufstellung ihrer Tochter miterleben konnte. Nach der Aufstellung konnte man sehen, dass die beiden während des restlichen Seminars viel inniger miteinander umgingen als zuvor.

Simone, fünfzehn Jahre, ritzt sich und trinkt exzessiv Alkohol

Angela sorgt sich um ihre Tochter Simone, die sich regelmäßig mit Rasierklingen und scharfen Gegenständen verletzt. Außer dieser Todessehnsucht macht Angela auch der exzessive Alkoholkonsum Simones zu schaffen. Leider ist ihr Mann nicht mitgekommen zum Kurs.

In einer Gruppe stellt Angela für die Tochter auf. Es werden nun Mutter, Vater und Simone aufgestellt. Gleich das erste Bild zeigt eine »Affenliebe« zwischen Angela und ihrer Tochter. Wie unzertrennliche Kameradinnen haben sie sich an den Armen eingehängt. Man kann nicht erkennen, wer von beiden die Mutter und wer die Tochter ist.

Nach einer Weile verändert sich das Bild auf dramatische Weise. Die Tochter explodiert und befreit sich plötzlich von der Mutter. Sie stößt diese sogar brutal weg. Dann flieht sie in den hintersten Winkel des Raums.

»Du bist in einer Symbiose mit ihr!«, sagt der Seminarleiter zu Angela, die von ihrem Stuhl aus die Szene beobachtet. »Du bist nicht in der Mutterrolle. Irgendwann ist es Simone zu viel, und dann explodiert sie.«

Angela seufzt und nickt: »Ja, ja, ich weiß.«

Der bislang eher lustlos zuschauende Vater bekommt nun plötzlich Interesse an seiner Tochter. Er wendet sich ihr zu, doch sie zeigt ihm die kalte Schulter. Unterdessen beginnt Angelas Stellvertreterin zu zittern. Sie stiert vor sich auf den Boden.

»Auf welchen Toten schaust du?«, fragt der Seminarleiter.

»Ich hatte vor Simones Vater einen Freund, mit dem es zu einer Abtreibung kam …«, entgegnet Angela.

Dieser damalige Freund und ein Mann für das abgetriebene Kind werden dazugestellt. Simone schaut anteilnehmend zu dem toten Kind. Es folgt nun ein sehr langer, heilsamer Prozess zwischen dem Freund, der Mutter und dem toten Kind, auf den wir hier nicht näher eingehen.[31]

»Dein Freund verhält sich so, als hätte er gar nicht gewusst, dass du schwanger warst. Inwieweit war er an der Entscheidung beteiligt?«, fragt der Seminarleiter.

»Er wusste es nicht, ich hatte es ihm verheimlicht …«, sagt Angela.

»Männer haben ein Recht darauf, solche Dinge zu erfahren. Du musst es ihm unbedingt noch berichten. Es ist wichtig für ihn und für den Blick auf sein Leben!«

Angela nickt, wobei sie eine gewisse Skepsis signalisiert.

Während Angela mit dem Freund und der Abtreibung arbeitet, geht die Tochter aus freien Stücken zu ihrem Vater. Hier fühlte sie sich wohl. Der Vater ist sehr erfreut darüber.

Der Seminarleiter zu Angela: »Stell deine Tochter innerlich neben ihren Vater! Sie braucht ihn. Er vermittelt ihr auch Sicherheit! Selbstverständlich bleibst du trotzdem ihre Mutter! Aber Simone braucht den Vater. An seiner Seite kann sie mit dem Ritzen und dem Alkohol aufhören! Am besten, du erzählst deinem Mann demnächst in Ruhe, was du hier erlebt hast und wie wichtig er für die Heilung von Simone ist!«

Angela willigt ein, und auch Simones Stellvertreterin nickt zustimmend. Danach wird die Aufstellung beendet.

Elf Monate später schreibt mir Angela in einem Brief:

»Meine Tochter Simone, damals fünfzehn Jahre alt, ritzte sich seit ihrem dreizehnten Lebensjahr und trank exzessiv Alkohol. Beide Arme, Hüften und Oberschenkel verletzte sie sich mit scharfen Gegenständen. (…) Bei der Aufstellung wurde sehr schnell klar, dass Simone mit dem abgetriebenen Kind solidarisch war – auch mit mir. Der Abschied von meinem toten Kind war für mich in der Aufstellung sehr emotional. (…) Außerdem rieten Sie mir, ich solle unbedingt dem biologischen Vater des toten Kindes noch sagen, dass damals aus unserer Verbindung ein Kind hervorgegangen war und dass ich es abgetrieben hatte. Genauso habe ich es dann auch getan. Komischerweise sagte mir der Mann im Gespräch, dass er sehr viel an mich gedacht und immer auch das Gefühl gehabt habe, es gäbe zwischen uns noch etwas ›Unausgesprochenes‹.

Ungefähr drei Wochen nach der Aufstellung hörte Simone auf, sich zu ritzen. Beim Schreiben dieser Sachen kommen mir sofort wieder die Tränen in die Augen, so schlimm waren die ganzen zwei Jahre mit diesem furchtbaren Ritzen. (…) Ich bin sehr, sehr dankbar.«

Max, neunzehn Jahre, ist Alkoholiker

Sibylle hat einen alkoholkranken Sohn, Max, mit dem sie, wie sie sagt, in »Hassliebe« verbunden ist. Max' Vater ist früh durch einen Unfall gestorben; Max war damals vier Jahre alt. Sibylle sucht nun Rat in einem Gespräch und will eine Platzhalteraufstellung machen.

Sibylle kann zwar unterstützend sagen: »Ich freue mich, wenn du zu deinem Vater gehst und ihn nimmst. Du hast ihn sehr entbehrt.« Den inneren Weg zum toten Vater muss der Sohn jedoch selbst zurücklegen. Wichtig wäre also, dass der Sohn selbst therapeutische Schritte unternähme. Dazu ist er jedoch in keiner Weise bereit, denn er bleibt seiner Mutter treu, die den Vater im Gespräch immer wieder abwertet. Wenn sie den Vater achtet, wird Max viel leichter zu ihm gehen können.

Resignierend sagt Sibylle: »Max würde weder allein in eine therapeutische Stunde kommen noch in meiner Begleitung. Er lehnt alles Psychologische ab. Anscheinend muss es erst noch schlimmer mit dem Alkohol kommen«. Doch im Fall von Max geht es um mehr als »nur« einen früh verstorbenen Elternteil.

»Ich liebe und hasse ihn gleichzeitig!«, entfährt es Sibylle. Sie erzählt, dass sie es kaum noch mit Max aushalte und auch schon mehrfach versucht habe, ihn auf die Straße zu setzen. Sie wolle ihn nicht mehr in ihrer Wohnung haben. Als Max einmal in seinem Rausch in der Wohnung randalierte, rief sie zur Unterstützung sogar die Polizei.

In einer Aufstellung mit Papierscheiben, die hier als erster Schritt in Richtung einer späteren Aufstellung in der Gruppe dienen soll, kommt jedoch anstatt Hass zwischen Mutter und Sohn etwas ganz anderes zum Vorschein: eine tiefe Liebe! Sibylle hatte ihren eigenen Vater fast im selben Alter verloren wie ihr Sohn Max den seinen. Sie war damals fünf Jahre alt, als ihr Vater plötzlich an einer Blutvergiftung starb.

In der Aufstellung wollte Sibylle nicht nur zu ihrem toten Vater, sondern auch zu einem jüngeren Bruder, der damals mit ihr zusammen an einer Hirnhautentzündung erkrankt war. Während sie die Krankheit überlebt hatte, verstarb der Bruder im Alter von vier Jahren. Auf der Papierscheibe von Max stehend, kann man eine tiefe Verbundenheit mit Sibylles Vater und vor allem dem verstorbenen Bruder von Sibylle wahrnehmen. Sibylle fühlt sich schuldig, dass sie damals den Infekt überlebt hat, während ihr Bruder starb.

Auf den Papierscheiben kann Sibylle zwar die Verbindung ihres Sohnes zu seinem Großvater und seinem Onkel spüren, doch sie selbst sagt: »Für mich sind der Bruder und mein Vater ohne große Bedeutung! Ich spüre da nichts. Die interessieren mich auch gar nicht!« Doch gerade weil sie nichts spürt, spürt Max es für sie! Sibylle hasst ihren Sohn, weil sie nicht wahrhaben will, dass seine Randale und seine Sucht Mittel äußerster Liebe zu ihr sind! Mit »aller Gewalt« will Max seine Mutter im Leben halten. Sie hasst ihn dafür. Sie will seine Liebe nicht wahrhaben.

Max will seine Mutter am Verschwinden hindern. In letzter Konsequenz bedeutet »Gehen« oder auch »Verschwinden«, dass jemand sterben will. Max' einzig guter Platz in der Aufstellung ist neben seinem verstorbenen Vater.

Sibylle sagt zu Max: »Ich freue mich, wenn du zu deinem Vater gehst. Misch dich in meine Liebe zu meinem Bruder und meinem Vater nicht ein!«

Sibylle weint, während sie so zu ihrem Sohn spricht und auch ihrem Mann einige wichtige Dinge sagt. Zu Max spricht sie jetzt wie ein kleines Mädchen zu ihrem großen Papa. Es ist offensichtlich, dass Max der »Große« und sie die »Kleine« ist. Max kann ihr jedoch weder den toten Bruder noch den Vater ersetzen, den sie so früh verlor. Was Sibylle von Max erwartet, kann sie nur in ihrer eigenen Familie erhalten. Wenn Kinder für schwache Eltern über lange Zeiträume große Verantwortung übernehmen müssen und die »Großen« spielen, kann dies suchtfördernd sein.[32]

Für Sybille entspricht das Ergebnis der Sitzung offenbar nicht im Geringsten dem, was sie vermutet hatte – kam sie doch eigentlich, um etwas für ihren alkoholkranken Sohn zu tun. »Ich melde mich wieder«, sagt sie am Ende der Sitzung, doch der Ton ihrer Stimme lässt vermuten, dass sie sich selbst nicht glaubt. Sie schämt sich offenbar, dass sie gegen ihren Willen weinen musste und Betroffenheit gezeigt hat. Doch vielleicht geht auch ein solch schnell verschüttetes Samenkorn eines Tages auf.

Magersucht und Bulimie

Bei Magersucht geht es nicht selten um Leben und Tod. 15 Prozent der Erkrankten sterben an dieser Krankheit, somit ist sie eine jener psychischen Erkrankungen mit der höchsten Sterblichkeitsquote. Von der Anorexia nervosa sind überwiegend Mädchen und junge Frauen betroffen.

Klinikaufenthalte und regelmäßige Begleitung durch einen Psychotherapeuten müssen unbedingt geprüft werden und sind oft unvermeidbar. Egal, welche therapeutischen Wege begangen werden: Im Umgang mit dieser Krankheit brauchen Behandelnder, Patient und Eltern viel Geduld. Auch von Aufstellungen darf man hier keine Wunder erwarten. Man sollte die familiensystemische Arbeit als wichtige Ergänzung zu anderen Therapiemethoden betrachten.

Bei der Anorexie will das betroffene Kind in der Regel anstelle des Vaters »verschwinden«, so auch im folgenden Fall.

Jennifer, vierzehn Jahre, leidet unter Magersucht

Richards Anliegen ist seine magersüchtige Tochter Jennifer, aber auch seine jüngste Tochter, die häufig mit ihm streitet. Im ersten Aufstellungsbild blickt Jennifer in die Ferne. Sie will nicht länger in der Familie bleiben. Die jüngste Tochter hingegen ist wütend auf Richard.

Beiden Eltern geht es nicht gut. Richard fühlte sich taub und unwohl auf seinem Platz. Da eine seiner Schwestern bei der Geburt verstarb, wird sie nun hinzugestellt. Sie steht weit außerhalb und fühlt sich fremd. Nur Jennifer verspürt sofort einen Sog zur Tante und stellt sich neben sie. Dort geht es ihr gut. Sie blickt zum Vater und sagt: »Für dich ist es zu schlimm. Ich gehe zur Tante an deiner Stelle.«

Erst als der Vater diesen Satz auf sich wirken lässt, fällt die Taubheit plötzlich von ihm ab. Energisch sagt er: »Ich will das nicht. Komm zurück!«

Die Positionen von Tochter und Vater werden vertauscht, sodass Richard seiner früh verstorbenen Schwester gegenübersteht. An dieser Stelle nimmt Richard seine eigene Rolle in der Aufstellung ein, und sein Stellvertreter setzt sich.

Die Tote gibt zu verstehen, dass sie sich gut fühlt. Dieser Satz bricht den Damm. Richard kann zum ersten Mal in seinem Leben die tiefe Verbundenheit zu der verstorbenen Schwester spüren.

»Zum ersten Mal sehe ich dich«, sagt er zu ihr unter Tränen und fügt spontan hinzu: »Ja, du bist meine Schwester, auch wenn ich dich so lange vergessen habe.«

Dann zeigt er ihr die Ehefrau und seine Kinder, insbesondere Jennifer. Diese hatte auch geweint, als der Vater die Schwester (Tante) umarmte. Vater und Tochter bitten die Tote um ihren Segen für die Zukunft.

Nun kann Jennifer endlich wieder zurück in ihre Geschwisterreihe. Zum ersten Mal sieht sie die anderen nicht als Fremde an, sondern bekommt Interesse an ihnen. Insbesondere Richards jüngste Tochter freut sich über ihr Zurückkommen.

Sie erklärt, warum sie immer so wütend auf Richard gewesen war: »Ich habe immer gefühlt, dass Papa etwas tun kann und es nicht macht.«

Im Lösungsbild stehen die Kinder an der Seite der Mutter, weil sie dort sicherer sind als neben dem Vater. Neben der Mutter steht Richard mit seiner verstorbenen Schwester. In diesem Bild geht es allen gut.

Aufstellungen zeigen, dass das magersüchtige Kind meist für den Vater »verschwinden« will, zuweilen ist es aber auch wie im folgenden Beispiel die Mutter.

Alina, elf Jahre, leidet unter Anorexie

Dora hat sich vor sechs Jahren von ihrem Mann getrennt. Zusammen haben sie einen Sohn und eine jüngere Tochter namens Alina. Diese redet oft davon, dass sie gern sterben möchte. Nichts hält sie im Leben … Doch es scheint nicht nur um Alinas Todeswunsch zu gehen: Vor Kurzem fragte Alina ihre Mutter: »Stirbst du demnächst?« Ist also vielleicht auch die Mutter gefährdet?

Dora möchte in einer Gruppe aufstellen, um ihrer Tochter zu helfen. Es werden die beiden Eltern und die zwei Kinder aufgestellt. Im ersten Bild reiben Dora und Alina wie wild an ihrem Hals herum.

Alina: »Ich krieg kaum noch Luft …«

Der Seminarleiter (runzelt die Stirn): »Was ist denn los?«

Alina: »Ich sehe vor meinem inneren Auge jemanden, der an einem Strick baumelt … Ich fühle mich so wie dieser Betreffende …«

Der Seminarleiter zu Dora (die auf dem Stuhl sitzt): »Sowohl deine Stellvertreterin als auch die deiner Tochter greifen sich an den Hals … Hat sich jemand erhängt aus deiner Familie?«

Dora: »Ja, der erste Mann meiner Oma (mütterlicherseits) hat sich erhängt. Es war ein Tabu in der Familie … Er hat die Familienfirma in den Sand gesetzt und alle in ein finanzielles Chaos gestürzt.«

Der Seminarleiter: »Gut! Das ist der, den deine Tochter und du innerlich sehen und den wir jetzt dazunehmen müssen!«

Dora: »Aber der gehört doch gar nicht zur Familie!«

Der Seminarleiter: »O doch! Ohne seinen Selbstmord hätte sich deine Großmutter keinen zweiten Mann gesucht: Deine Mutter wäre nie geboren worden und du und deine Tochter auch nicht!«

Dora schaut mich ungläubig an, doch Doras und Alinas Stellvertreterinnen nicken zustimmend.

Der Selbstmörder kommt hinzu. Er liegt auf dem Boden. Alina und Dora knien neben ihm.

Dora kommt nun in ihre Rolle. Der Seminarleiter ermutigt sie, sich einfach ihren inneren Impulsen zu überlassen. Dora nimmt ihren Sohn und ihre Tochter an den Händen, verbeugt sich mit ihnen vor dem Erhängten und erklärt den beiden: »Er gehört zu unserer Familie!«

Unterdessen hat sich der erste Mann der Großmutter immer mehr entspannt. Er sagt: »Ich schaue freundlich auf euch alle. Es tut gut, endlich gesehen zu werden.«

Auch Alinas Vater regt sich. Er geht auf die Kinder zu. Sie stellen sich an seine Seite, wo sie sich wohlfühlen.

Der Seminarleiter zu Dora: »Sag deinen beiden Kindern, besonders Alina: ›Die Mama bleibt! Und ihr bleibt auch!‹«

Mit Tränen in den Augen sagt sie es. Alina nimmt ihre Mutter spontan in den Arm.

Der Seminarleiter zu Dora: »Weißt du, warum dieses ›Die Mama bleibt.‹ so wichtig ist?«

Dora: »Ich ahne es.«

Der Seminarleiter: »Alina hat dich doch gefragt: ›Stirbst du demnächst?‹ – Wenn du bleibst, kann auch sie bleiben.«

Dora nickt.

»Papa, bei dir schmeckt's mir!«: Bulimie

Nicht selten entwickelt sich aus einer Magersucht eine Bulimie. Dabei handelt es sich um Essanfälle, die mit anschließendem Erbrechen verbunden sind. In den Familien von Bulimikern vermittelt die Mutter den Kindern, so wie bei anderen Süchten auch: »Was vom Papa kommt, taugt nichts, ihr dürft nur von mir nehmen!« Normalerweise gehorcht das Kind der Mutter und nimmt von ihr. Da Kinder aber immer beide Eltern lieben, ist das Kind auch dem Vater treu: Aus Treue zur Mutter isst es, doch aus Rache darüber, dass es nur von ihr nehmen darf, isst es zu viel und bricht das Ganze dann heraus. Das ist die Solidarität mit dem Vater: der Ausgleich zwischen den Eltern. Genau diese Dynamik haben wir schon im Kapitel »Sucht« kennengelernt – das Essen bei der Bulimie hat Suchtcharakter.

Viele Familienaufsteller haben gute Erfahrung mit folgender Anweisung an die Klienten gemacht:[33] »Kauf dir alles ein, was dein Magen begehrt, breite es auf dem Tisch aus, und schau es mit Vorfreude an. Dann nimm einen Teelöffel, und stell dir vor, du sitzt auf Papas Schoß und beginnst zu essen.«

Doch vor jedem Bissen schaut die oder der Bulimiker(in) innerlich hinüber zum Papa und sagt ihm: »Papa, bei dir schmeckt's mir!« Wenn Klienten diese Übung *ernsthaft* durchführen, kann sie in kurzer Zeit sehr schnell heilend wirken.

Allerdings gibt es bei der Bulimie noch einen anderen Hintergrund, wenn sie während oder nach einer Magersucht eintritt. Magersucht, so wie oben geschildert, bedeutet letztlich:

»Lieber gehe ich als du!« (Zum Vater beziehungsweise zur Mutter gesagt.)

Wenn nun das Kind wieder isst, bedeutet dies: »Ich bleibe!« Indem es die Nahrung dann erbricht, sagt es: »Ich verschwinde!« Auf diese Weise pendelt das Kind zwischen Leben und Tod hin und her. Die heilende Dynamik lautet hier, dass das Kind, bevor es brechen will, jenem Elternteil, für den es verschwinden will, innerlich sagt: »Ich bleibe.« In den meisten von mir beobachteten Fällen, circa drei Viertel, ist dies der Vater.

Vor Kurzem kam eine magersüchtige und gleichzeitig an Bulimie leidende Jugendliche in eine Gruppe. In ihrem Fall bestand die Lösung darin, ihr Herz wieder für den zu Unrecht beiseitegeschobenen Vater zu öffnen. Als es ihr schlussendlich gelang, stürzte sie sich ihm leidenschaftlich in die Arme und ließ ihn gar nicht mehr los.

In einer E-Mail Wochen nach dem Kurs schrieb sie mir, dass es ihr jetzt deutlich besser gehe: »Ich vermute, dass dieser Kurs mein Leben gerettet hat, da ich nah am Abgrund stand.« Sie ist optimistisch, dass es jetzt eine Zukunft ohne Essstörung für sie gibt.

AD(H)S

»ADS« ist das Kürzel für das Aufmerksamkeitsdefizitsyndrom, während man mit »ADHS« die Aufmerksamkeitsdefizit-Hyperaktivitätsstörung bezeichnet. Der altbekannte »Zappelphilipp« aus dem *Struwwelpeter*-Buch wäre heute demnach ein »ADHS-Kind«.

Je nach Anlage der jeweiligen wissenschaftlichen Studien geht man von etwa fünf Prozent der Kinder aus, auf die diese Diagnose zutrifft. Jungen sind dabei wesentlich häufiger betroffen als Mädchen. Therapeutisch fährt die Medizin zweigleisig: Je nach Schweregrad wird eine Kombination von Medikation plus Verhaltenstherapie (Aufmerksamkeitstraining und anderes) empfohlen. Auch Sport, Ergotherapie und sogar eine spezielle Diät werden begleitend eingesetzt.

Als Ursache für AD(H)S nennen Ärzte eine Stoffwechselstörung, die die Reizübermittlung im Frontalhirnbereich beeinträchtigt. Aber auch genetische Faktoren werden unter anderem als Auslöser diskutiert. Als Medikamente sind hauptsächlich Methylphenidat (Ritalin), Atomoxetin und Amphetaminsulfat in Gebrauch.

Die ständige Zunahme der Diagnose AD(H)S – mittlerweile die am häufigsten diagnostizierte Verhaltensstörung bei Kindern und Jugendlichen – wirft Fragen auf. Hat diese Störung tatsächlich in der letzten Zeit so rapide zugenommen? Oder liegt all das nur daran, dass die Medizin ihre neue »diagnostische Brille« vermehrt einsetzt? Da zu »Struwwelpeters« Zeiten keine derartigen Diagnosekriterien vorlagen, gab es auch keine ADHS-Fälle – aber es gab Zappelphilippe ...

Der Wahrheit liegt wohl irgendwo in der Mitte. Die extreme Zunahme von digitalen Medien (Smartphones, Tablets, Spielekonsolen) führt tatsächlich zu kognitiven Veränderungen der Kinder, die ihnen schaden. Wer stundenlang mit gesenktem Haupt wie wild auf irgendwelche Tasten drückt, der entwickelt sich mental und sozial völlig anders als ein Kind, das in den Sechziger-, Siebzigerjahren den ganzen Nachmittag Räuber und Gendarm spielte, auf der Straße herumtollte, im Wald Unterstände mit Gleichaltrigen zimmerte oder sich mit Seilspringen die Zeit vertrieb. In den Büchern des Psychiaters Manfred Spitzer kann man diese Dinge wissenschaftlich fundiert nachlesen (siehe Literaturverzeichnis).

Hyperaktive Kinder halten es nicht nur mit sich selbst schlecht aus, sondern sie wirken auch intensiv auf ihre Umgebung ein: Manche werfen im Kindergarten mit Gegenständen um sich und verletzen sogar andere Kinder. Der »Zappelphilipp« in der Schule wirkt auf die Mitschüler und die Lehrer störend und macht sich schnell unbeliebt. Zu Hause bringt er Geschwister und Eltern wegen seiner Unruhe und mangelnden Konzentrationsfähigkeit zur Verzweiflung. Das typische ADHS-Kind ist meist ein Junge, redet oft dazwischen, kann nicht richtig zuhören, hält sich nicht an Regeln, handelt oft, ohne nachzudenken und ist stets schnell frustriert.

Wen wundert es da, dass solche Kinder schnell mit Psychopharmaka ruhiggestellt werden. In der Tat stören die Kinder anschließend nicht mehr so viel, doch Untersuchungen haben gezeigt, dass gerade der kindliche Körper im Gegensatz zum Körper des Erwachsenen Psychopharmaka besonders schlecht verarbeitet und bei deren Verabreichung Schädigungen innerer Organe möglich sind. Allerdings können die Medikamente auch helfen, den Schulalltag besser zu meistern und teilweise die Gefahr sozialer Isolation zu vermindern.

Selbstverständlich gibt es Fälle, in denen man an der Verschreibung von Psychopharmaka für Kinder nicht vorbeikommt. Auch Kinder, die eher still und verträumt sind und »nur« unter mangelnder Aufmerksamkeit leiden, erhalten nicht selten Ritalin. Ein verantwortungsbewusster Arzt wird die richtige Entscheidung erst nach ausführlicher Diagnostik treffen. Dieser Aufwand ist auch notwendig, um auszuschließen, dass das Kind an Depressionen oder einer Angststörung leidet. Bei Kindern können sich Depressionen nämlich ganz anders zeigen als bei Erwachsenen und schnell mit ADHS verwechselt werden. Bei Angststörungen kommt dies ebenfalls immer wieder vor.

Manchmal gehen die Beteiligten mit dem Thema »Medikation« auch gedankenlos um. Ein abschreckendes Beispiel aus meinem persönlichen Umfeld, in dem es nun wirklich nicht um

»Hyperaktivität« oder ADHS ging, ist das folgende: Eine Mutter konnte nachts nicht mehr »durchschlafen«, weil ihr Baby (!) viel schrie. Sie ging zum Kinderarzt, weil sie für ihr Kind ein Schlafmittel oder ein Psychopharmakon haben wollte. Der Kinderarzt erhob Einspruch und wollte der Mutter klar machen, dass Babys aus den unterschiedlichsten Gründen nachts schreien können und dass man deswegen nicht unbedingt solche tief greifenden Medikamente verschreiben müsse. Außerdem müssen Babys den Tag-Nacht-Rhythmus erst noch erlernen.

Die Mutter beharrte jedoch auf ihrem Wunsch, und der Arzt gab nach, wenn auch widerwillig. Das Mittel wirkte aber nicht, und so trieb die Mutter den Arzt beim zweiten Besuch an, ein anderes Mittel zu verschreiben. Insgesamt wurden dem Baby drei (!) verschiedene Psychopharmaka und Schlafmittel verschrieben. Die Frage, was dies alles für einen noch so kleinen und verletzlichen Organismus bedeutet, hat sich hier niemand gestellt!

Für die Hyperaktivität sind in den letzten Jahren und Jahrzehnten die unterschiedlichsten Ursachen im Gespräch gewesen: genetische Disposition, Erziehungsfehler, Traumata, Alkohol und Nikotinkonsum während der Schwangerschaft, Allergien auf bestimmte Lebensmittel oder Zusatzstoffe, zum Beispiel auf Phosphate oder Amalgam, zu viel Süßigkeiten, Mobilfunkantennen, Haustelefone mit DECT-Standard, durch Rutengeher aufgedeckte Störfelder in der häuslichen Wohnung, zum Beispiel Wasseradern, elektrische Geräte im Kinderzimmer (Radios, Fernseher, Computer, die nachts auf »Stand-by« stehen und Elektrosmog bewirken), Gifteinwirkungen durch die Umwelt, beispielsweise durch Emissionen eines Industriebetriebs und besonders in letzter Zeit auch Ungleichgewichte im mikrobiellen Bereich (Darmflora, fehlende »Erstausstattung« durch die Vaginalflora bei Kaiserschnittgeburten und dergleichen). Die Liste ist bei Weitem nicht vollständig, doch sie vermittelt einen Eindruck davon, wie weitläufig dieses Feld ist und wie wenig verlässliche Orientierung es für Eltern gibt. Ist das Kind nun »überaktiv« oder »hyperaktiv«? Hat es »ADS«, »HKS« (Hyperkinetisches Syndrom) oder vielleicht doch »MCD« (Minimal Cerebral Disease)? Oder ist das Kind einfach nur ein bisschen »zu nervös«? Die Übergänge der einzelnen Bezeichnungen sind fließend, und die von Ärzten geäußerten Definitionen helfen den Eltern auch nicht immer weiter.

Die Diskussion um klar abgegrenzte Definitionen sei den Kinderärzten und anderen Fachleuten überlassen. Nicht vergessen werden sollte jedoch die psychische Sichtweise. Lässt sich in der Familie von hyperaktiven Kindern Gemeinsames finden? Die Psychotherapeutin Sieglinde Schneider[34] hat beispielsweise festgestellt, dass hyperaktive Kinder ihre Eltern in Atem halten, als ob sie damit sagen wollten: »Wenn du dich auf mich konzentrierst, kannst du Mama (oder Papa) nicht mehr verlassen.« In der Tat lässt sich oft feststellen, dass in Familien mit hyperaktiven Kindern einer der beiden Eltern mit dem Gedanken spielt, die Ehe zu verlassen.

Des Weiteren sind Kinder mit schwerer ADHS meiner Beobachtung nach oft mit Toten verbunden. Die Psychotherapeutin Jirina Prekop bringt das Beispiel eines Jungen, der mit einem tot geborenen Geschwister mitfühlte, er trug sogar dessen Vornamen: Raphael. Auf diese Weise hatte der erste Raphael keine Chance mehr, in der Familie einen Platz zu erhalten, denn der spätere hyperaktive Raphael nahm ihn ein. Jirina Prekop warnt jedoch davor, die Hyperaktivität auf Systemisches zu reduzieren:

»Am häufigsten handelt es sich [bei ADHS] um eine ungenügende Formung des noch unreifen Bewegungssystems des Kleinkindes. Normalerweise geschieht eine solche Formung schon im Bauch der Mutter, später in einem Tragetuch, indem die noch ungezielten Bewegungen des Ba-

bys wohltuend gehemmt und durch rhythmische Bewe-
gungen der Mutter beziehungsweise der Wiege oder Hän-
gematte harmonisiert und koordiniert werden.«[35]

Bei älteren Säuglingen empfiehlt Prekop, einen Laufstall oder eine abgegrenzte Spielecke, um die überschüssige Bewegung zu hemmen. Erfährt ein Kleinkind »mangelhafte Unterstützung, um seine Konzentration und Aufmerksamkeit zu entwickeln und Phasen der Aktivität und des Ruhens zu erleben, wird es durch ungeordnete Reizangebote überfordert«.

Diese problematischen Erfahrungen des Kindes können sich dann in Form von zerebralen Fehlfunktionen in sein Gehirn ein-prägen. Solche Fehlfunktionen können aber auch vorgeburtlich angelegt sein, oder es werden Angstzustände der Mutter auf das Kind übertragen. Aus Sicht der Familienaufstellungen hat Letzteres oft mit einer problematischen Bindung der Mutter zur Herkunftsfamilie zu tun.

Trotz Jirina Prekops Hinweisen auf die frühe Bewegungsförderung bei Kindern ist meiner Erfahrung nach der Blick auf die systemischen Zusammenhänge wichtig. Häufig sind stark hyperaktive Kinder nicht nur in allgemeiner Hinsicht mit Toten verbunden, sondern es handelt sich nicht selten um solche Tote, die einen besonderen, oft qualvollen Tod starben: Angehörige, die durch einen schlimmen Unfall oder auf andere gewaltsame Weise aus dem Leben schieden.

In einem Fall war der hyperaktive Junge mit dem im sechsten Monat abgetriebenen Kind der Großmutter verbunden. Die Mutter des Jungen sah ihre Mutter deswegen stets als Mörderin. In der Aufstellung wirkte der Schwangerschaftsabbruch in der Tat nicht wie eine Abtreibung, sondern wie ein Mord. Indem die Frau sich als Richterin ihrer Mutter fühlte, anstatt sich in Achtung zurückzuziehen, verband sich ihr Sohn mit dieser Schuld seiner Großmutter.

In einem anderen Fall ging es um einen hyperaktiven Jungen, der extrem aggressiv war. Im Gespräch erzählte die Mutter, dass der Sohn aus ihrer ersten Ehe stammte. Der Vater des Kindes war gewalttätig und hatte sich früh umgebracht. Ebenfalls umgebracht hatte sich der Vaters dieses Mannes. In wieder einem anderen Fall war der hyperaktive Sohn verbunden mit dem ersten Freund seiner Mutter, der Selbstmord verübte, indem er sich mit einer Waffe in den Kopf schoss.

Fred, vierzehn Jahre, ist hyperaktiv (ADHS)

Birgit und Manfred kamen in einen Kurs, weil beide ihrem hyperaktiven Sohn Fred helfen wollten. Da man überhaupt nicht mehr mit ihm zurechtkam, war geplant, ihn in einem Internat unterzubringen. In der Aufstellung zeigte sich, dass der Sohn mit dem Vater der Mutter in Verbindung stand, der bei einem Unfall mit landwirtschaftlichen Geräten qualvoll gestorben war.

Indem Birgit und ihre Mutter den Großvater ehrten, ging es dem Kind in der Aufstellung sogleich besser. Im Lösungsbild musste Fred an die Seite von Manfred, wo er vor dem Unfallgeschehen aus der Familie der Mutter geschützt war. Auf diese Weise war er vor der Versuchung sicher, anstelle der Mutter zu dem toten Großvater zu gehen. Birgit »übergab« ihren Sohn dem Vater, versicherte ihm aber, dass sie seine Mutter mit allen Rechten und Pflichten bleibe.

Ein Jahr später kamen Manfred und Birgit in die Praxis und erzahlten, was nach dem Seminar geschehen war. Als die beiden nach Hause kamen, strahlte Fred seine Eltern an.

»Dabei strahlte er uns sonst nie an!«, sagte Manfred. »Der Junge war völlig verwandelt.«

In den nächsten vier Wochen war von ADHS nicht mehr die geringste Spur zu entdecken. Fred verhielt sich so, als sei er nie hyperaktiv gewesen. Doch dann fiel er langsam wieder in sein früheres Verhalten zurück. Die Eltern wollten nun wissen, warum die Lösung nicht länger vorgehalten hatte.

Als Birgit mithilfe der bunten Papierscheiben und Holzfiguren in meiner Praxis die Familienmitglieder auf dem Boden aufstellte, wurde schnell klar, was des Rätsels Lösung war: Birgit stellte den Sohn neben sich statt neben den Vater. Sie erzählte, dass sie damals tatsächlich den Sohn an Manfred übergeben, sich »das Ganze jedoch irgendwann wieder rückentwickelt« habe.

In der Tat geschieht es nicht selten, dass jemand für eine gewisse Zeit in die Lösung geht und dann aus Solidarität mit den Familienmitgliedern, die gelitten haben, wieder umkehrt: Er erlaubt sich nicht, frei vom Leid zu leben, weil er sich sonst vor den Früheren als »schuldig« empfindet. So war es auch hier: Weder hatte Birgit dem Sohn *dauerhaft* die Erlaubnis gegeben, sich an Manfreds Seite zu stellen, noch traute sie sich im Angesicht des tödlichen Unfalls des Großvaters und des Leids ihrer Mutter, ja zu ihrem Leben zu sagen.

In solchen Situationen ist es meist ratsam, die schon vollzogenen therapeutischen Schritte *nicht* mit dem Therapeuten zu wiederholen. Denn das wäre eine Entwertung von Birgits Aufstellung!

Allerdings rate ich allen Teilnehmern in meinen Gruppen, dass sie sich noch am Tag der Aufstellung Notizen von den Lösungsschritten machen. Auf diese Weise kann man sich dann später *selbstständig* mit diesen Notizen in der Lösung verankern, wenn dies notwendig werden sollte.

Ein weiteres Beispiel über gewaltsame Todesumstände im Familiensystem hyperaktiver Kinder ist die Geschichte von Jonas.

Jonas, dreizehn Jahre, leidet am ADHS

Maria und Karl kommen in die Praxis, weil sie sich Sorgen um ihren Sohn Jonas machen, ein Einzelkind. Insbesondere die ständige Einnahme der vom Arzt verschriebenen Psychopharmaka finden sie bedenklich. In unserem Dreiergespräch ergreift vor allem Maria die Initiative. Wenn ich eine Frage stelle, ist sie es, die antwortet. Karl macht den Eindruck, als ob ihn das alles nichts angehe.

In einer Aufstellung mit Papierscheiben, die ich die beiden für die Familienmitglieder auf den Boden legen lasse, ergibt sich folgendes Bild: Sowohl der Sohn als auch Maria leiden für Karl. Ebenso die Art und Weise, wie wir zu diesem Ergebnis kommen, bestätigt folgendes Bild: Während Maria auf den Papierscheiben deutliche Körperempfindungen hat, sagt Karl stets: »Ich fühle hier auf diesen Scheiben nichts.« Er scheint verwundert, dass zwei erwachsene Menschen (Ehefrau und Therapeut) auf bunten Papierscheiben so deutliche Wahrnehmungen haben können. Ihm scheinen all diese Dinge sehr verdächtig.

Auf Befragen stellt sich heraus, dass Karl ebenfalls ein Einzelkind ist. Sein Vater starb als Soldat im Krieg, als er zweieinhalb Jahre alt war. Karl wuchs dann bei der Mutter auf. Über den Vater wurde nicht geredet. Auf die Frage, ob Karl seinen Vater als Kind vermisst habe, schüttelt Karl den Kopf. Er findet, dass alles seinen guten Gang hatte. Doch die Art, wie er es sagt, und sein ganzer Körperausdruck zeigen, dass er wie eingefroren wirkt und sich nicht erlaubt, Gefühle zu empfinden. Stattdessen fühlen Sohn und Ehefrau für ihn. Sie spüren seinen Schmerz, keinen Vater gehabt zu haben!

Mit Tränen und in großer Erregung sagt Maria ihrem Mann, als sie auf ihrer eigenen Papierscheibe steht und ihn anblickt: »Ich lasse diese Schmerzen jetzt ganz bei dir. Es ist nicht mein Vater, sondern dein Vater.«

Karl bleibt nach wie vor völlig ungerührt. Auch mit dem Satz »Jonas muss an meine Seite, dort ist er sicher«, den seine Frau an ihn richtet, kann er nichts anfangen.

Im Gespräch weise ich die beiden darauf hin, dass eine Arbeit mit Platzhaltern eine Aufstellung in der Gruppe nicht vollwertig ersetzen kann. Für Jonas wäre es gut, wenn die Eltern in einer Gruppe nochmals aufstellten.

Einige Monate später kommen Maria und Karl tatsächlich in eine Gruppe. Hier, im Seminar, würde sich Karl nicht mehr so einfach entziehen können, wie bei unserem ersten Dreiergespräch. Dies ist einer der großen Vorteile der Gruppenaufstellung gegenüber der Aufstellung mit Platzhaltern. Am ersten Seminartag gelingt es Karl allerdings noch, sich der menschlichen Tiefe der Aufstellungen zu entziehen. Seine Miene zeigt eindeutig, dass nichts an ihn herankommt. Doch bei der »Runde« zu Beginn des zweiten Tages zeigt sein Gesicht zum ersten Mal etwas Weiches. Durch die Erlebnisse des ersten Tages war ihm klar geworden, dass Menschen für andere Familienmitglieder tatsächlich in Liebe Schweres tragen möchten.

Karl sagt: »Am liebsten würde ich weglaufen, mich alldem nicht stellen, aber nach dem, was ich hier erlebe, gibt es jetzt kein Zurück mehr. Ich werde heute aufstellen.«

Immer wieder weise ich in meinen Gruppen darauf hin, dass das Wichtige an solchen Seminaren nicht das eigene Aufstellen ist. Entscheidend ist, in der Erfahrung mit anderen Menschen die Sicht der Seele kennenzulernen. Wer sich darauf einlässt, findet oft auch Lösungen ohne den Therapeuten.

Als Karl an der Reihe ist, liefert er neue Informationen: Zwei Brüder von Karls Vater waren ebenfalls jung als Soldaten gestorben.

Während sein Stellvertreter in der Aufstellung dem verstorbenen Vater gegenübersteht, geschieht zunächst nichts. Der Stellvertreter zeigt genau das eingefrorene Gesicht, das für Karl so bezeichnend war.

Nachdem der Seminarleiter ihn auffordert, zum Vater zu sagen: »Ich war zweieinhalb Jahre alt, als du im Krieg gestorben bist«, kann die Trauer endlich ihren Weg finden. Karl sitzt auf dem Stuhl und schaut bewegt zu. Als er jetzt für den Stellvertreter an den eigenen Platz kommt, kann er den Schmerz und die Trauer zeigen, die er ein ganzes Leben lang ausgeblendet hatte. Auch zu den beiden Onkeln kann er in Liebe und Achtung hingehen und ihnen seinen Sohn Jonas zeigen. Die nun folgenden Lösungsschritte, die in der Aufstellung mit den Platzhaltern keine Chance hatten, können jetzt vollzogen werden. Jonas findet einen guten Platz neben der Mutter, von wo aus er auch einen guten Kontakt zum Vater hat.

Hyperaktive Jungen haben zuweilen auch etwas Weibliches in ihrer Psyche, das sie motorisch unruhig macht. Wie das folgende Beispiel von Valentin zeigt, hängt dies mit der großen seelischen Nähe des Kindes zu weiblichen Verwandten zusammen.

Valentin, zwölf Jahre, leidet an ADHS mit Todessehnsucht

Schon im Kindergarten lief Valentin ständig über alle Tische und Stühle hinweg. Als er eingeschult wurde, hatte fast jeder Lehrer Valentins Eltern zum Gespräch eingeladen, weil er ein ständiger Störenfried war und wegen seiner Unruhe und Aggression auffiel.

Barbara, Valentins Mutter, ist sehr an alternativen Heilmethoden interessiert und hat vieles mit ihrem Sohn ausprobiert, nachdem sie nicht länger mitanschauen konnte, wie ihr Sohn mit verschreibungspflichtigen Psychopharmaka ruhiggestellt wurde.

Tatsächlich haben ihn eine homöopathische Behandlung und mehrere andere alternative Heilverfahren viel ruhiger gemacht, sodass er zumindest nicht mehr auf Psychopharmaka angewiesen war.

Doch dann geschah etwas, was die Eltern sehr nachdenklich stimmte – immer häufiger lamentierte der Junge: »Ich bin zu nichts nutze. Was soll ich auf der Welt?« Und einmal kam er zerknirscht zu seiner Mutter und erzählte, dass er versucht hatte, sich vom vierten Stock des Hauses aus dem Fenster zu stürzen: »Doch selbst dazu bin ich unfähig und zu feige. Ich bin ein totaler Versager!« Welche Eltern würde eine solche Aussage ihres Kindes nicht schockieren?

In der Familienaufstellung, an der beide Eltern teilnehmen, stellen sowohl Barbara als auch ihr Mann das zweitgeborene Kind (Valentin) vor die Mutter, während die Tochter Inge neben dem Vater steht.

Dem Stellvertreter von Valentin ist schnell unwohl. Er steht Barbara im Weg, denn sie will weg aus der Familie. Auf Nachfrage ergibt sich, dass Barbaras Mutter früh den Tod von drei Geschwistern zu beklagen hatte. Aber auch Barbara selbst verlor eine Schwester, die als Fehlgeburt im vierten Monat abging. Nachdem diese vier Verwandten in die Aufstellung gekommen sind, stabilisiert sich Valentin schnell. Er hat eine starke Verbindung zu den Toten, insbesondere zu Barbaras Schwester. Valentin möchte anstelle seiner Mutter zu den Verstorbenen.

Barbara weint, als sie sieht, was passiert. Alle anschließenden Versuche einer Lösung scheitern, denn Barbara ist nicht bereit, im Angesicht der Toten, insbesondere ihrer so früh gestorbenen Schwester, ihr eigenes Leben zu nehmen; lieber will sie leiden. Auf die Frage, ob sie etwas für den Sohn tun möchte, antwortet sie: »Natürlich.« Anschließend bittet sie Valentin, er solle sich von den Toten wegbewegen und sich stattdessen neben den Vater stellen. Der Vater freut sich, als der Sohn sich neben ihn stellt. Hier geht es Valentin gut.

Erwähnenswert ist in dieser Geschichte die intensive Nähe des Jungen mit einer Frau, Barbaras toter Schwester. Eine solch gegengeschlechtliche Affinität kann einen Jungen in der Geschlechtsidentität verwirren und eine starke innere Unruhe bewirken.

Behinderte Kinder

Wenn Eltern für ihre geistig oder körperlich behinderten Kinder aufstellen, zeigt sich immer wieder ein ähnliches Bild: Das Kind wäre mit seinem Schicksal im Frieden, wenn es doch endlich die Eltern auch wären. Nicht wenigen Eltern fällt es jedoch schwer, ihr Kind mit einer Behinderung ganz als ihr Kind zu nehmen.

Nicht übersehen darf man, dass die »Fortschritte« der Medizin etliche ethische Schranken haben fallen lassen. Umfangreiche genetische und andere Vorsorgeuntersuchungen machen es Müttern und Vätern – in einer Zeit, in der wirklich alles perfekt sein muss –, immer schwerer, von Herzen ja zu einem behinderten Kind zu sagen. Manchmal werde man sozial ausgegrenzt, weil behinderte Kinder beim heutigen Stand der Medizintechnik nicht mehr sein müssten, erzählen betroffene Eltern immer wieder. Aber muss man sich tatsächlich rechtfertigen, wenn man ein behindertes Kind hat? Ist nur noch das »makellose« Baby ein gutes Baby?

In der Geschwisterreihe der Kinder ist es immer mit Folgen verbunden, wenn eines von ihnen behindert ist: Häufig trauen sich die Gesunden nicht, ihre Lebenschancen kraftvoll wahrzunehmen. Sie fühlen sich schuldig, dass sie gesund sind, während einer aus der Familie vom Leben benachteiligt erscheint. Hier hilft es, wenn die nicht behinderten Geschwister das Schicksal des behinderten Kindes achten. Sie dürfen sich trauen, ihr Leben im Angesicht der Behinderung des Bruders oder der Schwester zu nehmen. Besonders schwierig erscheint dies oft, wenn es sich insgesamt nur um zwei Geschwister handelt: ein gesundes und ein behindertes Kind. In einem solchen Fall sieht das gesunde Kind keine weiteren gesunden Geschwister um sich herum und fühlt sich oft besonders verpflichtet, auf die freie Entfaltung seiner Möglichkeiten zu verzichten.

Hier trifft man den Ausgleich im Schlechten an: »Im Angesicht deiner Behinderung traue ich mich nicht, etwas aus meinen Chancen zu machen. Das ist meine Liebe zu dir.« Möglicherweise wird das gesunde Kind sogar krank. Dieser Ausgleich im Schlechten ist auch für das behinderte Geschwister eine seelische Belastung. Die Alternative ist der Ausgleich im Guten. Hier kann der Gesunde dem Behinderten sagen: »Meine Gesundheit ist mir Verpflichtung, dich als Bruder (beziehungsweise Schwester) zu unterstützen, wo du es brauchst. Im Angesicht deiner Erkrankung traue ich mich, etwas aus meinem Leben zu machen.«

Joachim, neun Jahre, ist behindert durch eine visuelle Wahrnehmungsstörung

Wolfgang und Karin haben vier Söhne. Ihr dritter Sohn leidet unter einer seltenen Wahrnehmungsstörung: Sein Gehirn ist nicht in der Lage, die Seheindrücke der Augen wirklichkeitsentsprechend zu verarbeiten. Mit seinem Bewusstsein kann Joachim manches, was er sieht, nicht auf Anhieb richtig begreifen und einordnen. Das liegt bei ihm keineswegs an einer Sehschwäche, sondern an einer Störung in jenem Hirnareal, in dem die Seheindrücke in bewusste Gedanken und Wahrnehmungen umgewandelt werden.

Trotz dieser Probleme wurde Joachims Intelligenz von Ärzten als normal eingeschätzt. Über die Gründe seiner Hirnstörung weiß die Medizin jedoch nichts zu sagen. Möglicherweise sind genetische Ursachen ausschlaggebend, doch sicher ist dies nicht.

Im Gespräch vor der Gruppenaufstellung erzählt die temperamentvolle Karin, dass sie die Behinderung des Sohnes nie richtig angenommen habe: »Die drei anderen Söhne waren in der Schule nicht nur gut, sondern sogar exzellent. Ich bin sehr stolz auf sie. Wieso sollte da ein Kind aus der Reihe schlagen? Ich wollte das nicht glauben, und für mich blieb Joachim ganz normal.«

Wolfgang pflichtet dem bei: »Es ist sehr schwer, die Behinderung anzunehmen.«

Im aktuellen Lebensalter als Neunjähriger scheint es Joachim allerdings immer besser zu gelingen, ein sozial normales Leben zu führen. Vieles macht das Kind jedoch mit sich im Stillen aus, weil es weiß, dass seine Eltern unter seinen Problemen leiden.

In der Aufstellung stellt Karin den Mann rechts neben sich und alle Kinder an ihre linke Seite. Als ich Wolfgang bitte, er möge das Bild aus seiner Sichtweise aufstellen, macht er es umgekehrt: Die Kinder stehen alle an seiner Seite. Bei der Befragung der Stellvertreter ergibt sich, dass es der Mehrzahl der Kinder im zweiten Bild, beim Vater, viel besser geht.

In beiden Bildern geht es der Mutter nicht gut. Es zieht sie zwar nicht aus der Familie, doch sie wirkt nervös. Nachdem Karins Eltern in die Aufstellung hereingekommen sind, fühlt sich Joachim ihnen direkt nahe, insbesondere Karins Mutter. Als Karin trotzig auf die Hereinnahme ihrer Mutter reagiert, solidarisiert sich Joachim sofort mit seiner Großmutter.

Karin lehnt ihre Mutter ab, und Joachim mischt sich in dieses Verhältnis ein. Als sich Karin und ihre Mutter gegenüberstehen, lacht Karin. Sie fühlt sich der Mutter in jeglicher Hinsicht überlegen und drückt dies auch aus: »Ich bin dir in jeglicher Hinsicht überlegen!« Joachim schmerzt das, doch Karin bittet ihn, sich in ihr Verhältnis zur Mutter nicht einzumischen.

Karin verhält sich der Mutter gegenüber nicht wie ein Kind,

sondern wie eine Konkurrentin. Meine Vermutung, hier könnte noch eine frühere Frau von Karins Vater im Spiel sein, stellt sich als falsch heraus. Karins Eltern waren füreinander die ersten Partner.

Da zwischen Karin und ihrer Mutter momentan keine Lösung möglich ist, wird ein Zwischenbild aufgestellt, in dem das Ehepaar seine eigenen Rollen einnimmt: Alle Söhne kommen an Vaters Seite, während die Mutter bei ihren Eltern steht. Joachim fühlt sich wohl. Er strahlt seinen Vater an und tritt vor ihn hin. Wolfgang sieht den Sohn an und freut sich.

Nach Vorgabe des Seminarleiters sagt er ihm unter Tränen und mit viel Gefühl: »Du bist mein lieber Sohn, ich nehme dich mit deiner Behinderung, so wie du bist.«

Das Kind ist erleichtert. Wolfgang möchte noch einen Satz ergänzen und sagt spontan: »Ich fordere und fördere dich jetzt!«

Dem Kind fehlt nun nichts mehr außer der Zustimmung der Mutter, dass es so sein darf, wie es ist. Sie versucht es zwar, doch der Seminarleiter unterbricht sie schnell, weil nur wenig Kraft in ihren Worten liegt.

Joachim sagt Karin: »Mama, ich kann warten!«

Für beide ist dies stimmig. Joachim geht zurück in die Reihe der Kinder.

Wolfgang schaut zu seiner Frau und sagt: »Ich warte auch!«

Die Großmutter meldet sich ebenfalls zu Wort und schaut Karin an: »Ich warte auch!«

Karin sagt ihnen allen: »Ich brauche noch etwas Zeit.«

Wie sich nach der Aufstellung im Gespräch zeigt, hat Karin sich oft Vorwürfe gemacht, sie habe als Mutter dem schwierigen Sohn gegenüber versagt. Doch im Alltag versichert ihr Joachim dann stets liebevoll: »Mama, hör doch auf mit diesen Gedanken! Ich mach das mit meiner Krankheit alles allein! Ich kümmere mich allein darum.«

Während einer Runde später im Seminar sagt Karin: »Ich glaube, es ist für mich und auch für Joachim wichtig, dass ich das Verhältnis zu meiner Mutter kläre und von meinem hohem Ross ihr gegenüber herabsteige.«

Für Eltern von behinderten Kindern geht es häufig darum, die Behinderung als Wirkung einer größeren Kraft zu sehen, auf die sie keinen Einfluss haben. Dies gilt insbesondere für Frauen. Ihnen fällt es meiner Beobachtung nach viel schwerer, der Behinderung des Kindes als Teil des Schicksals zuzustimmen, als den Vätern. Dies hängt wohl auch damit zusammen, dass sich die Mütter durch die körperliche Intensität der Schwangerschaft in jeglicher Hinsicht mehr für das Kind und sein Wohlbefinden verantwortlich fühlen als die Väter! Somit haben es Väter aus biologischen Gründen etwas leichter, Kinder so zu nehmen, wie sie sind. Mütter dagegen fühlen sich im Guten wie im Schlechten »verantwortlicher«.

Christian, acht Jahre, ist geistig behindert

In der Aufstellung mit ihrem Mann zeigt sich, dass Kerstin sich nicht traut, ihr behindertes Kind Christian offen anzuschauen. Nur Christians Vater blickt wohlwollend auf den Sohn.

Christian sieht zum Vater und sagt: »Mit Papa habe ich keine Probleme, nur mit Mama. Sie sieht mich gar nicht richtig.«

Kerstin war schon zu Beginn in die eigene Rolle gekommen. Sie schaut jetzt zum Sohn und sagt: »Ich bin schuld an deiner Behinderung.« Sie erklärt, was sie damit meint: Die Frauen in ihrer Familie haben eine Wehenschwäche. Davon erfuhr sie allerdings erst nach Christians Geburt. Kerstin glaubt nun, dass sie dies hätte vorher erfragen sollen; mit dieser Information wäre sie dann viel früher in die Klinik gefahren. Es kam damals zu einer Kaiserschnittgeburt. Auf Nachfrage berichtet Kerstin noch, dass das Kind während der Geburt in keiner Weise gefährdet war.

Während Kerstin spricht, schüttelt Christian den Kopf. »Nein, Mama! Niemand ist schuld an meiner Behinderung«, sagt er dann. »Mir geht es gut mit meiner Behinderung. Wenn du nur nicht so leiden würdest! Das ist es, was mich traurig macht.«

Kerstin beginnt zu weinen. Auf Vorschlag des Seminarleiters soll sie dem Kind sagen: »Ich nehme dich mit deiner Behinderung als mein richtiges Kind. Du bist gut, so wie du bist.«

Kerstin wird nun energisch: »Nein! Nein! Nein! – Ich will wissen, warum er behindert ist.« Weinend und auch aggressiv sagt sie immer wieder: »Warum? Ich will wissen, warum!«

Der Seminarleiter bittet einen Mann aus der Gruppe, als Stellvertreter des Schicksals dazuzukommen. Wie sich zeigt, kann sowohl der Vater von Christian als auch Christian sich vor dem Schicksal verneigen.

Christian sagt zum Schicksal: »Ich nehme mein Leben, so wie ich es bekommen habe.«

Das Schicksal lächelt und entspannt sich.

Den gleichen Satz sagt Christian auch zur Mutter, doch Kerstin wird wieder wütend: »Ich werde mich vor dem Schicksal niemals verbeugen! Ich will endlich wissen, warum du behindert bist.«

Darauf reagiert das Schicksal heftig: »Das ist sehr schlimm, was sie sagt.« Das Schicksal blickt äußerst ernst.

Christian hat den körperlichen Impuls, von der Mutter abzurücken. Zusammen mit dem Vater will sich Christian neben das Schicksal stellen. Dort geht es Vater und Sohn gut. »Ich fühle jetzt, dass das Schicksal, mein Vater und ich eine Gemeinschaft bilden«, sagt Christian.

Kerstin schüttelt nur den Kopf, während Christian sagt: »Bitte, Mama!«

Daraufhin Kerstin spontan: »Ich will alles kontrollieren! Die Dinge müssen so sein, wie ich es will. Ich habe hier ein Recht auf Auskunft!«

Das Schicksal macht einen Schritt rückwärts und antwortet (während es auf die Mutter deutet): »Ich brauche sie nicht.«

An dieser Stelle bittet der Seminarleiter die Stellvertreter, aus den Rollen zu gehen. Die Anmaßung gegenüber dem Schicksal ist zu groß geworden, denn Kerstin hat sich über das Schicksal erhoben.

Bei der Gesprächsrunde des nächsten Seminartages zeigt sich jedoch, dass Kerstin langsam beginnt, ihre anmaßende Rolle zu verlassen. Ganz offen sagt sie nun auch: »Ich hatte immer schon gefühlt, dass die Behinderung von Christian für meinen Mann kein Problem darstellt. Ich freue mich, dass die beiden gut miteinander können. Ich selbst bin leider noch nicht an diesem Punkt.«

Christians Vater blickt die ganze Zeit wohlwollend auf den Sohn. Umgekehrt hatte Christian schon zu Beginn der Aufstellung gesagt: »Mit Papa habe ich keine Probleme.«

An diesem Tag machte Kerstin eine weitere Aufstellung, die sehr deutlich den eigentlichen Grund für ihr Hadern mit dem Schicksal aufzeigte. Da das zutage getretene Schicksal ihrer Herkunftsfamilie sehr schwer und komplex war, wird es hier nicht weiter aufgezeigt. Kerstins Zustimmung zu diesem Schweren machte jedoch den Weg frei für die Zustimmung zum Krankheitsschicksal ihres Sohnes.

Manuel, Downsyndrom und körperlich schwach, starb mit vier Jahren

In der ersten Runde des Seminars sagt Felicitas, dass sie gern ihre Herkunftsfamilie aufstellen möchte. Sie habe Probleme mit ihren Eltern. Auf die Frage, ob sie verheiratet sei und Kinder habe, nimmt ihr Gesicht schlagartig einen traurigen Ausdruck an. Sie erzählt, dass sie verheiratet sei und drei Kinder habe. Das erste der Kinder sei »mongoloid« (Trisomie 21) und starb im vierten Lebensjahr. Tränen schießen ihr in die Augen: »Ich habe nicht von ihm Abschied nehmen können. Ich war zum Zeitpunkt seines Todes gerade nicht in der Klinik.«

Felicitas stimmt zu, dass im Laufe des Seminars nicht die Herkunfts-, sondern die gegenwärtige Familie aufgestellt wird. Hier ist eindeutig zu spüren, was Vorrang hat. Sie berichtet noch, dass sie regelmäßig an Manuels Geburtstagen depressiv wird und an heftigsten Magenschmerzen leidet. Immer noch macht sie sich Vorwürfe, dass sie nicht Abschied nehmen konnte.

Felicitas stellt am zweiten Tag des Seminars auf. Am schlechtesten geht es ihrer eigenen Stellvertreterin. Sie kann ihren geistig behinderten Sohn nicht richtig anschauen.

Manuel platzt heraus: »Sie kann mich nicht anschauen. Sie lehnt mich ab. Sie will mich gar nicht als Kind.«

Manuel schaut zum Vater, der ihn anlächelt. Der Vater hat keinerlei Probleme mit dem geistig behinderten Sohn. Man sieht, wie die Liebe zwischen ihnen fließt.

Der Seminarleiter fragt Felicitas, was sie zu alldem sage. Felicitas erzählt unter Tränen, dass sie ihren Sohn tatsächlich nie ganz angenommen habe. Ständig schämte sie sich vor allen Verwandten und Nachbarn, ein behindertes Kind geboren zu haben. Genau diese Scham konnte man in den Bewegungen von Felicitas' Stellvertreterin beobachten.

Felicitas kommt nun in der Aufstellung in ihre eigene Position, während sich ihre Stellvertreterin setzt. Sie blickt Manuel in die Augen und sagt auf Vorschlag des Seminarleiters: »Ich nehme dich, so wie du bist, als mein Kind. Deiner Behinderung und deinem Tod stimme ich zu.«

Manuel ist gerührt und nickt heftig: »Das tut so gut!«

Felicitas nimmt ihren Sohn in die Arme. Wie sich weiter zeigt, spielt es für Manuel keine Rolle, dass die Mutter während seiner Todesstunde nicht anwesend war. Felicitas kann Manuels Worten zunächst kaum glauben, doch am Ende stimmt sie dem erleichtert zu. Den frühen Tod eines Kindes empfinden die meisten Menschen als furchtbar. Da es nur so kurz auf der Welt gewesen sei, habe es nichts vom Leben gehabt. Doch wenn man das Leben vergleicht mit dem, was vor der Geburt war, und dem, was nach dem Tod kommt, erscheint einem selbst die Biografie eines Hundertjährigen nur als ein kurzer Augenblick. Niemand weiß tatsächlich, ob jene, die früh starben, etwas versäumt haben. Deswegen ist es auch überheblich, wenn man sie bedauert. Früh Verstorbene hinterlassen häufig sogar tiefere Spuren als spät Verstorbene.

In einer anderen Aufstellung ging es um ein vierzehnjähriges Mädchen mit Downsyndrom und einen chronisch bedingten Husten der Mutter. Der Husten hatte sich bislang jeder medizinischen Behandlung widersetzt. Er wurde zuletzt vom Arzt als »psychogen« eingestuft. Auf Nachfrage erfuhren wir, dass der Husten seit dreizehn Jahren besteht – somit ist er ungefähr so alt wie die behinderte Tochter!

Im ersten Bild eilen der Husten (eine Stellvertreterin) und die Tochter aufeinander zu. Sie umarmen sich und nehmen sich dann an der Hand: Sie gehören zusammen. Die Mutter war leider nicht bereit, das Schicksal ihres Kindes anzunehmen, worauf die Tochter einen Wutanfall bekam! Sie sagte spontan: »Ich habe mir die geistige Behinderung ausgesucht! Ich brauche sie, um mich seelisch zu entwickeln. Wann begreifst du das endlich?« Diese Sätze wirkten wie ein Donnerschlag!

Die Stellvertreterin des Hustens nickte parallel heftig dazu und sagte: »Wenn die Mutter das begreift, kann ich endlich verschwinden!«

Todessehnsucht und Suizidversuche

Bei selbstmordgefährdeten Kindern und Jugendlichen findet man fast immer handfeste systemische Hintergründe in der Familie. Meist geht es wie in den folgenden Beispielen um eine Schuld.

Nico, zehn Jahre, wurde dreimal knapp vorm Tod gerettet

Alexander kommt in eine Gruppe, weil er seit der Geburt des Sohnes Angst hat, dass dieser stirbt. Schon die Geburtsumstände waren so dramatisch, dass Nico es nur mit Glück geschafft hatte. Einmal verschluckte Nico einen Gegenstand und wäre fast daran erstickt, wenn Alexander, der von Beruf Krankenpfleger ist, nicht so schnell gehandelt hätte. Bei einer anderen Gelegenheit wollte Nico über die Straße rennen, als sich gerade mit großer Geschwindigkeit ein Lkw näherte. Alexander konnte ihn in letzter Sekunde noch zurückreißen. Und kürzlich hatte Nico eine fiebrige Infektionskrankheit, die sich unaufhaltsam verschlimmerte. Alexander betete ständig für seinen Sohn, doch die Chancen standen sehr schlecht. Wie durch ein Wunder hat es Nico erneut geschafft.

»Und ich bin auch gefährdet«, seufzt Alexander. »Kürzlich hatte ich eine Blutvergiftung am Rücken, die ich fast übersah. Es war ganz knapp … Irgendwie hatte ich das im Vorfeld gemerkt, denn ich habe vor diesem Ereignis einen Zwang verspürt, noch schnell eine Lebensversicherung abzuschließen!«

Es werden nun Alexanders Ehefrau, er selbst, der Sohn und ein Stellvertreter für die »Todesnähe« aufgestellt. Als der Sohn auf den Vater schaut, schüttelt es ihn. Er hat Angst vor ihm und geht rückwärts. Im nächsten Schritt kommen nun Alexanders Eltern hinzu. Schlagartig verliert Nico die Angst vor seinem Vater und kommt wieder näher. Alle schauen auf Alexanders Mutter, die sich krümmt und ihre Hände auf den Unterleib legt. Die »Todesnähe« stellt sich dabei neben sie.

»Was ist mit deiner Mutter?«, fragt der Seminarleiter.

»Sie hat fünfmal abgetrieben, eventuell auch noch nach dem dritten Schwangerschaftsmonat«, antwortet Alexander.

Es kommen nun fünf Personen in das Aufstellungsbild, die sich auf den Boden legen. Nicos Großmutter legt sich spontan dazu. Alexander kommen die Tränen.

Der Seminarleiter zu Alexander: »Sag deiner Mutter: ›In Achtung lasse ich dir dieses Schwere. Bitte schau freundlich auf Nico und mich.‹«

Die Mutter nickt: »Misch dich hier nicht ein«, sagt sie ihrem Sohn Alexander. »Ich mache das wirklich allein!«

Nico schaut währenddessen gebannt auf die toten Kinder und seinen Vater. Als der Vater mit der Großmutter spricht, schüttelt sich Nico am gesamten Körper, so als wolle er diese ganze Verantwortung endlich abstreifen. Dann wird er von Alexander weggeführt zu seiner Mutter, die aus der Entfernung ihrem Sohn und ihrem Mann zugeschaut hatte. Nico lächelt seine Mutter an und dann auch den Vater.

Alexander umarmt Nico weinend. Auf Vorschlag des Therapeuten sagt er seinem Sohn: »Du darfst jetzt bleiben, und ich bleibe auch! Es geht nun los – ganz ohne Dramen!«

Nico geht es danach gut, und auch die Mutter und Alexander entspannen sich. Die Großmutter reagiert ebenfalls mit Erleichterung. Hier wird die Aufstellung beendet.

Am nächsten Morgen beginnt der Kurs mit einer kurzen Runde, in der jeder sagt, wie es ihm geht.

Alexander ist ganz aufgewühlt: »Im Gegensatz zu den meisten hier schlafe ich ja nicht im Hotel vor Ort, sondern ich bin 100 Kilometer nach Hause gefahren, um dort zu übernachten. Kaum war ich richtig im Wohnzimmer, hat Nico zu mir gesagt: ›Papa, ich möchte nicht, dass du stirbst! Ich möchte, dass du lebst. Und ich möchte auch, dass ich lebe. Ich will nicht sterben.‹« Er hält inne und schüttelt den Kopf. »Das gibt es doch gar nicht! Er ist erst zehn Jahre alt … Was bedeutet das?«

»Was glaubst du?«, antwortet der Seminarleiter mit einer Gegenfrage.

»Ich glaube, er hat in der Seele die Aufstellung gestern mitbekommen. Es zeigt mir ganz deutlich, dass das alles stimmt, was wir hier gestern erarbeitet haben.«

Felix, fünfzehn Jahre, legte sich auf Bahngleise

Bernd kommt in die Praxis, weil er Angst um seinen jüngsten Sohn Felix hat. Dieser war schon immer ein extrem verschlossenes Kind, ein »Eigenbrötler«. Er wollte nie mit auf Familienausflüge, sondern blieb lieber allein zu Hause. Er lebt extrem zurückgezogen und ist süchtig nach Computerspielen. Außerdem isst er nur wenig, leidet unter periodisch auftretenden schweren Kopfschmerzen, Übelkeit und Schwindel. Für die Schule macht Felix nur das Notwendigste und ist deswegen auch schon sitzengeblieben. Wegen eines Mädchens, in das er sich verliebt hatte und das ihn ablehnte, hatte er schon vor längerer Zeit einen ersten Selbstmordversuch unternommen.

Bernd berichtet, er und Felix' Mutter seien seit einigen Jahren geschieden. Von den zwei Kindern wächst der ältere Sohn bei der Mutter auf, während Felix bei ihm lebt. Der Sohn hatte vor Kurzem einen weiteren Suizidversuch unternommen, indem er sich auf Bahngleise legte. Der Freitod wurde nur dadurch vereitelt, dass der Junge zufällig durch Bahnarbeiter gefunden worden war.

»In meiner Familie hat es so viele Selbstmorde gegeben«, seufzt Bernd. »Ich spüre, dass Felix mit Dingen aus meiner Familie verbunden ist. Wenn ich jetzt nichts unternehme, werde ich mir das nie verzeihen. Deswegen bin ich hier.«

Das weitere Gespräch ergibt, dass sich Bernds Eltern innerhalb von zwölf Monaten beide umgebracht hatten, als Bernd siebzehn war. Bernd leidet seit Langem unter Albträumen, in denen Kriegsgräuel vorkommen. Nachdem er sich mit Büchern über Familienaufstellungen beschäftigt hatte, ahnte er, dass die SS-Vergangenheit seines Vaters sowohl mit dem Selbstmord seiner Eltern als auch Felix' Suizidversuchen und seinen eigenen Albträumen in Zusammenhang steht. Bernds Vater hatte sich an der Erschießung von Juden beteiligt.

Angesichts der Schwere des Berichteten kommt eine Aufstellung mit Holzfiguren und Papierscheiben hier kaum in Betracht. Deswegen rate ich Bernd, an einer Gruppenaufstellung teilzunehmen.

Im Anfangsbild der Gruppenaufstellung zwei Monate später ist die Mutter der Kinder im Abseits während Bernd und seine beiden Söhne auf den Boden starren. Eine tiefe Trauer liegt über der ganzen Gruppe. Der Seminarleiter bittet Bernd, seine Eltern und vier Vertreter für mögliche Opfer der SS dazuzustellen. Bernd stellt die Opfer, die sich bald auf den Boden legen, direkt vor sich und die Kinder, während er seine Eltern hinter sich und die Kinder stellt. Auf diese Weise können der Täter und seine Frau die Opfer nicht richtig sehen. Das Bild zeigt, wie Bernd seine Eltern vor den Folgen ihres Tuns im Dritten Reich schützen will.

Im weiteren Geschehen wird deutlich, dass die Eltern in keiner Weise auf die Toten reagieren. »Das geht mich überhaupt nichts an – völlig uninteressant«, sagt Bernds Vater. Wenn die Täter sich den Folgen ihrer Taten und der Schuld nicht stellen, tun dies Spätergeborene: Nicht nur der jüngste Sohn will für Bernd und den Großvater zu den toten Opfern, sondern auch Bernds älterer Sohn signalisiert, dass er zu den Toten will. Den

Großvater der Kinder rührt dies alles nicht, doch Bernds Stellvertreter ist bewegt. Er möchte jetzt zu den Opfern. An dieser Stelle kommt Bernd in seine eigene Rolle. Er legt sich zu den Toten. Dort fühlt er sich sogleich wohl. Wie die Stellvertreter der Opfer später berichteten, fanden sie es nicht in Ordnung, dass ein Kind des Täters zu ihnen kam. Sie warteten auf den »Richtigen«.

An dieser Stelle kehrt eine große Stille ein. Plötzlich beginnt Bernds Mutter zu schluchzen: »Ich schäme mich!« Immer wieder schlägt sie die Hände vor das Gesicht, um die Opfer nicht anschauen zu müssen. Der Seminarleiter bittet Bernds Eltern jedoch, immer wieder nach vorn auf die Toten zu blicken.

»Die sind mir egal«, beharrt Bernds Vater. »Nur mein Sohn gehört da nicht hin.«

Auch ein zusätzlicher SS-Täter, der hineingenommen wird, reagiert ähnlich wie Bernds Vater: »Ich fühle mich in Bezug auf die Toten ganz unbeteiligt.«

Erfahrungsgemäß ist diese kaltschnäuzige, seelenlose Reaktion typisch für das Verhalten von SS-Männern in Aufstellungen!

Bernd fühlt sich schon bald nicht mehr wohl neben den Opfern, nachdem er einem von ihnen in die Augen geblickt hat. Er steht wieder auf und tritt vor seine Eltern. Er beginnt zu zittern. Nacheinander blickt er auf den Vater und die Mutter: »Ihr habt euch umgebracht, als ich siebzehn Jahre alt war. Ihr fehlt mir sehr! Es war schlimm für mich.«

Der Vater wird weicher und streckt seinem Sohn die Hände entgegen. Bernd umarmt ihn und dann auf dieselbe Weise auch die Mutter.

Bernd sagte seinen Eltern: »Ich nehme das Leben von euch und mache etwas aus dem, was ihr mir gegeben habt. Eure Verbindung zu diesen Toten achte ich und auch eure Schuld, die euch mit ihnen verbindet.«

Die Eltern stimmen dem bewegt zu.

Zwischen Opfern und Tätern kommt jedoch nur zögerlich ein Prozess in Gang. Bernds Vater beginnen bald die Knie zu zittern, aber er will noch nicht ganz auf den Boden gehen. Stattdessen sagt er spontan: »Ich bitte um Entschuldigung«, so als ob man die Morde auf diese Weise ungeschehen machen könnte.

Auf die Opfer hatte dies keinerlei Wirkung. Drei von ihnen sagen: »Das ist so, als hätte er gar nichts gesagt.«

Das vierte Opfer meint: »So einfach kann er es sich nicht machen! Wir haben sehr viel Zeit, unendlich viel Zeit.«

Bernds Vater reagiert daraufhin barsch: »Für mich ist die Sache jetzt beendet.«

Doch das ist sie natürlich keineswegs!

In weiteren Schritten entfernen sich Bernd und seine Söhne zusammen mit Bernds Frau. Bernd sagt den Kindern, dass sie sich auf Mutters Seite stellen sollen. Kaum hat er das geäußert, atmen die beiden gefährdeten Kinder tief ein.

»Wir müssen ganz eng zur Mutter«, sagt Felix, und auch der Bruder nickt.

Die Mutter und die Söhne rücken enger zusammen. Die Kinder bestätigen, dass sie sich jetzt sicher fühlen.

Bernd ist anzumerken, wie schwer es ihm fällt, die Kinder ganz bei der Mutter zu lassen: »Auch wenn ihr zur Mutter geht, ich bleibe euer Vater!«

Nachdem die Aufstellung beendet ist, erzählen die Stellvertreter noch von ihren Erfahrungen in den Rollen. Ein Opfer war gänzlich auf Rache ausgelegt und war voller Schadenfreude. Die anderen jedoch berichteten, dass sie durch die heftigen Gefühle zwischen Bernd und seinen Eltern aus der Lethargie aufgewacht seien. Sie hatten Bernd gegenüber viel Sympathie und freuten sich, als für die Enkel des Opfers eine Lösung gefunden war. Der Prozess zwischen Opfern und Tätern ist jedoch noch nicht zu einem Ende gekommen.

Halluzinationen und Stimmenhören

Ähnlich wie bei selbstmordgefährdeten Kindern und Jugendlichen findet sich bei psychiatrischen Störungen in den Stammbäumen nicht selten eine verleugnete Schuld, zum Beispiel Kriegsverbrechen.

Leonie, sieben Jahre, hört Stimmen und halluziniert

Veras Tochter Leonie hört seit zwei Jahren Stimmen und sieht »Dinge, die eigentlich nicht zu sehen sind«. Außerdem achtet sie nicht auf die Gefahren im Alltag. Gemeinsam mit ihrem Mann kommt Vera zu einer Gruppe.

In einer Aufstellung zeigt sich sehr schnell, dass Leonie mit ihrem Großvater mütterlicherseits verbunden ist. Dieser war bei der SS. Nicht nur der Großvater, auch drei Stellvertreter für Opfer der SS werden dazugestellt. Vera geht mit ihrer Tochter zu den Opfern, weil sich das Kind von ihnen angezogen fühlt. Die Toten schauen freundlich auf das Kind. Veras Mann wartet mit Tränen in den Augen, dass die beiden zu ihm zurückkommen. Doch zunächst bringt Vera ihre Tochter noch zum Großvater.

Auf einen Hinweis des Seminarleiters sagt ihm Vera: »Ich mische mich in deine Schuld nicht ein, bitte schau wohlwollend auf Leonie und mich.«

Der Großvater nickt. Nachdem Mutter und Kind wieder beim Ehemann stehen, geht ein Ruck durch den Täter. Er legt sich spontan zu den Opfern. Später erzählt der Stellvertreter dieses SS-Mannes, dass erst Veras Worte es ihm seelisch ermöglicht haben, sich zu den Opfern zu legen.

Im Lösungsbild steht Leonie vor ihren Eltern, die jetzt in ihre eigenen Rollen gekommen sind, und lächelt sie an. Der Seminarleiter fragt das Kind, ob es in gleich großem Abstand von den

Eltern stehen möchte oder ob es näher zum Vater oder zur Mutter will. Leonie probiert es aus: Erst stellt sie sich näher an die Mutter, dann näher an den Vater. Schließlich sagt sie: »Ich muss etwas näher zum Vater.«

Der Seminarleiter zu Vera: »Im Stammbaumes deines Mannes scheint es keine Kriegsverbrechen zu geben. Deswegen fühlt sich die Tochter etwas sicherer, wenn sie näher beim Vater steht! – Du bleibst natürlich trotzdem eine gute Mutter!«

Sechs Monate später kommt Vera wegen eines beruflichen Problems in meine Praxis. Sie erzählt, dass Leonie nach circa drei Wochen aufgehört habe, Stimmen zu hören und zu halluzinieren. Bis heute ist das so geblieben. Außerdem sei sie seelisch viel »lockerer« geworden.

Markus, vierzehn Jahre, halluziniert und hat Erscheinungen von Toten

Renate ist geschieden, sie hat einen Sohn und eine jüngere Tochter. Der Grund ihres Kommens ist die Angst um ihren Sohn Markus. Wenn in der Familie jemand stirbt, sieht Markus den Verstorbenen nachts an seinem Bett. In der Regel dauert es drei Monate, bis er den Toten nicht mehr sieht. So war es auch, als vor einiger Zeit Renates Bruder an Leukämie verstarb. Markus sah fast jede Nacht den Toten und wusste nicht, wie er damit umgehen sollte. Sobald es abends dunkel wurde, ängstigte er sich vor dem bevorstehenden nächtlichen Besuch.

Ähnliche Fälle gab es in der Familie mehrere. Vor einiger Zeit war plötzlich Renates Mutter gestorben. In jener Nacht, als Markus' Großmutter starb, sah Markus sie an sein Bett kommen. Noch *vor* (!) allen anderen Familienmitgliedern wusste Markus, dass die Großmutter gestorben war.

Unter Esoterikern werden solche Kinder nicht selten als »sehend« und »spirituell weit entwickelt« bezeichnet, denn sie erkennen, was den Lebenden verborgen ist. Dabei wird ausgeblendet, dass diejenigen, die solche seherischen Erfahrungen machen, in vielen Fällen in psychischer Hinsicht gefährdet sind. Sie stehen auf dem Grat zwischen dem Reich der Lebenden und der Toten. Sie sehen das Verborgene, weil sie den Toten näher sind als den Lebenden. Nur wenige Menschen sind imstande, solche Erfahrungen gleichzeitig mit einer tiefen Bodenverankerung zu machen; die meisten verlieren den Grund unter sich.

Aus meiner Erfahrung mit Familienaufstellungen ist ein Kind wie Markus also gefährdet. Was Renate zusätzlich beunruhigt, ist der Umstand, dass Markus schon lange das Gefühl hat, er müsse sehr früh, sogar noch als Kind sterben. Außerdem leidet er chronisch an wechselnden Allergien, Rückenbeschwerden und psychosomatischen Problemen aller Art. Häufig kann er wegen der verschiedensten Erkrankungen nicht zur Schule gehen.

In der Nacht vor der Familienaufstellung, so berichtet Renate, sah Markus den Tod als Person am Bett stehen: »Ich will noch nicht«, sagte Markus und berichtete es am Morgen der Mutter. Außerdem sah Markus in der letzten Zeit immer wieder nachts eine Frau mit langen lockigen Haaren.

Renate hat sich eine Theorie zurechtgelegt, um sich die Probleme des Kindes zu erklären. Sie glaubt, Markus habe ihre Scheidung sieben Jahre zuvor nicht verkraftet. Außerdem zeige der Stammbaum, dass in der Tat jeder Erstgeborene in ihrer Familie nicht über vierzig Jahre alt geworden ist, und auch Markus sei ein erstgeborenes Kind. Zum Dritten habe das Kind viel mit ihr mitgelitten, als ihr Bruder, Markus' Onkel, vor einiger Zeit qualvoll starb.

In der nun folgenden Aufstellung in der Gruppe wird deutlich, dass Renate diejenige ist, die nicht leben will und die sich dem Tod verbunden fühlt. Ihr geschiedener Mann und die Kinder, besonders Markus, versuchen, sie im Leben zu halten.

Die Wahrnehmung des Seminarleiters ist, dass eine wichtige Person fehlt, denn mehrere Stellvertreter blicken auf den Boden. Wenn dies der Fall ist, schauen sie in der Regel auf ein Grab.

»Mich zieht es zu meinem geliebten Bruder, der kürzlich an Krebs starb«, sagt Renate.

Doch weder die hinzugenommenen Eltern Renates noch ihr verstorbener Bruder ändern Wesentliches am Aufstellungsgeschehen. Plötzlich spürt der Seminarleiter eine Welle massiven Ärgers gegenüber Renate, die auf dem Stuhl sitzt und der Aufstellung folgt, und er sagt dies auch. Dieser spontan wahrnehmbare Ärger, der keinen äußeren Anlass hat, kann erfahrungsgemäß nur einen Grund haben: Renate verschweigt etwas Wesentliches!

Die Stellvertreter von Renates Mutter und den Kindern stimmen heftig zu: »Ja, sie könnte etwas sagen. Sie weiß etwas! Das ist eindeutig!«

Renate rutscht unruhig auf ihrem Stuhl hin und her: »Nein, ich weiß nichts.« Doch nach einigem Zögern setzt sie hinzu: »Da könnte vielleicht doch etwas sein – der Erstgeborene von uns Geschwistern war eine weibliche Totgeburt, doch ich dachte immer, das sei unwesentlich.«

Alle Stellvertreter fangen sogleich an zu nicken. Es ist zu spüren, dass endlich das Entscheidende zur Sprache gebracht worden ist. Handelt es sich hier um die Frau mit den langen lockigen Haaren, die Markus gesehen hatte? Nach der Hereinnahme von Markus' früh verstorbener Tante lächelt Markus die Tante sogleich an. Außerdem heben sich die Blicke von jenen Stellvertretern, die bislang auf den Boden geschaut hatten.

Markus sagt, während er die Tante anstrahlt: »Ich fühle, als wäre ich sie. Ich bin gar kein Junge!«

Renate seufzt auf ihrem Stuhl auf.

Markus' enge seelische Nähe zu einer weiblichen Verwandten ist verwirrend für seine Geschlechtsrollenentwicklung. Als Junge muss er zum Vater, um das Männliche in sich aufnehmen zu können, so wie Mädchen zu ihrer Mutter müssen, um das Weibliche aufnehmen zu können.

Der weitere Verlauf zeigt, dass weder Renates Mutter noch Renate bereit sind, die tote Erstgeborene in ihr Herz zu nehmen. Sie können und wollen keinen Bezug zu ihr herstellen. Dies jedoch macht Markus für die Familie, der weiterhin seine Tante anlächelt. Als die beiden abseits gestellt werden, schmerzt dies Markus' jüngere Schwester. Trotzdem kann sie neben dem Vater bleiben, wo sie stabil steht. Nur Markus kann seinen Platz dort nicht einnehmen.

»Ich will zur Tante!«, sagt er.

Dazu meint der Vater: »Schade, ich kann nichts machen, außer warten, dass Markus vielleicht doch noch zu mir kommt.«

Während der Aufstellung hat der Seminarleiter die am Rand sitzende Renate im Auge behalten. Ihre mangelnde Mitarbeit im Vorgespräch setzt sich im Ausdruck ihres Gesichts und ihrer lässigen Körperhaltung während der Aufstellung fort: Sie scheint mit der ganzen Sache gar nichts zu tun zu haben. Auf die Frage »Was sagst du zu alldem?« zuckt sie nur gelangweilt mit den Schultern. Es wird jetzt deutlich, dass ihr eine Lösung für Markus nicht wirklich wichtig ist! Aus diesem Grund wird die Aufstellung an dieser Stelle abgebrochen. Renate nimmt es mit Gleichmut hin.

Im Laufe des Seminars scheint jedoch etwas in ihr in Bewegung zu kommen. Sie meldet sich später noch zu Wort und meint: »Eine Lösung für Markus haben wir aber noch nicht – oder?«

Hier macht der Seminarleiter eine Übung mit ihr: »Welche Augenfarbe hat Markus?«

»Graublau.«

»Stell ihn dir vor, schau in seine Augen und sag ihm: ›Danke, dass du das alles für mich auf dich nehmen willst.‹«

Sie spricht es aus und lächelt dabei. Mimik und Gestik sind in völligem Einklang mit ihren Worten. Renate bemerkt ebenfalls, wie harmonisch die Sätze aus ihr herausgeflossen sind und dass sie stimmen.

Dabei belässt es der Seminarleiter. Die möglichen guten Wirkungen des Familienstellens beruhen darauf, dass man dem Klienten zeigt, was in der Wirklichkeit wirkt. Anschließend zieht man sich zurück. Auf diese Weise kann das Bild einen Weg in die Seele finden und dort vielleicht noch positiv wirken.

Depressionen und bipolare Störung (manisch-depressive Erkrankung)

Nach den Erfahrungen aus dem Familienstellen hat ein depressives Lebensgefühl bei Erwachsenen nicht selten die Ursache in der tiefen Verachtung der Eltern. Je mehr jemand auf seinen Vater und seine Mutter herabblickt, desto weniger nimmt er von ihnen die elterliche Kraft und wird dadurch schwächer. In einem solchen Fall verschwindet die Depression, wenn man den Eltern in Liebe so zustimmt, wie sie sind. Auch bei Jugendlichen kann dieser Zusammenhang eine Rolle spielen.

Wer Vater und Mutter stark herabsetzt, dem fehlt etwas Entscheidendes. Er fühlt sich unverwirklicht, und je heftiger die Ablehnung ist, desto stärker baut sich seelisch eine Gegenbewegung auf: Weil man die Eltern nicht nimmt, nimmt man auch keine Lebenskraft durch sie, und dementsprechend geht es den Betreffenden.

In anderen Fällen war zu erkennen, dass Depressive mit einer Abtreibung der Eltern oder anderen toten Kindern verbunden waren. Wie die folgenden Fallbeispiele zeigen, gilt dies auch für Kinder und Jugendliche.

Schwere Depressionen, die mit lang dauernder Einnahme von Psychopharmaka einhergehen, haben sowohl bei Erwachsenen als auch bei Kindern andere tiefe systemische Ursachen. Nicht selten findet sich großes Leid in der Familie. Die Eltern einer schwer depressiven Klientin waren beispielsweise Überlebende des KZ Auschwitz. Auch in Vanessas Aufstellung geht es um Kriegstraumata.

Depressiv kann ebenfalls werden, wer mit seinem früh verstorbenen Geschwister verbunden ist. Wenn jemand gar den Namen eines verstorbenen Geschwisters erhalten hat, ist er meist in besonderer Weise mit dem Schicksal des Toten verbunden.

Auch durch den frühen Tod eines Elternteils können Kinder depressiv werden. Mit einer Vierzehnjährigen arbeitete ich einige Stunden in meiner Praxis am Tod ihres Vaters, der sich erhängt hatte, als sie fünf Jahre alt war. Nach diesen therapeutischen Sitzungen ging es ihr besser. Im Alter von achtzehn Jahren kam die Depression jedoch wieder. Nun stellt sie in einer Gruppe sich und den toten Vater auf. Nachdem sie ihre Wut zugelassen hatte, ihn so früh verloren zu haben, kam sie endlich auch an den tief sitzenden Schmerz heran. Nach dieser Aufstellung verschwanden die Depressionen.

Umweltkatastrophen wie in Fukushima oder der Verlust der Heimat haben ebenfalls das Potenzial, depressionsauslösend zu wirken. Vergessen werden darf auch nicht, dass chronische Traumatisierung, wie beispielsweise Krieg, Folter oder Gefangenschaft, diese Krankheit auslösen kann. Lang anhaltende Depressionen sind ein häufiges Symptom bei chronisch traumatisierten Kindern und Jugendlichen wie beispielsweise bei den Kindern des syrischen Bürgerkriegs, die aus nächster Nähe schreckliche Dinge miterlebt haben.

Die folgenden Beispiele für Depressionen haben alle einen systemischen Hintergrund.

Vanessa, achtzehn Jahre, leidet unter Depressionen mit Suizidgefahr

Erika kommt mit ihrer soeben achtzehn gewordenen Tochter Vanessa in eine Aufstellungsgruppe. Der Ehemann ist leider zu Hause geblieben, doch er freut sich, dass Mutter und Tochter eine Aufstellung machen, denn es hat schon viel Leid mit den Kindern gegeben. Vanessa ist seit Jahren depressiv und hat einen Selbstmordversuch hinter sich. Ihre zehn Jahre ältere Schwester hat ebenfalls einen Suizidversuch überlebt. Regelmäßige psychotherapeutische Hilfe nahm Vanessa bisher leider nicht in Anspruch.

Vanessa ist ganz in Schwarz gekleidet. Wenn irgendwie möglich, überlässt sie das Reden ihrer Mutter. Doch auf alle Fälle kommt sie freiwillig in die Gruppe. In einem ersten Gespräch mit Vanessa in meiner Praxis konnte ich mich davon überzeugen. Erfahrungsgemäß hat es keinen Sinn, wenn jemand nur den »Eltern zuliebe« an einer Aufstellung teilnimmt.

Auf meine Frage, was denn außer den Suizidversuchen der Töchter noch in der Familie geschehen sei, erzählt Erika von dem Vater ihres Mannes. Als Soldat in Russland hatte er Grausames miterleben müssen. Fast alle seine Kameraden wurden getötet. Im Gefangenenlager der Russen wurde er misshandelt und kam traumatisiert nach Jahren der Haft zurück nach Deutschland. Nur drei Jahre nach der Haftentlassung legte er sich nachts auf die Gleise und beendete auf diese Weise sein Leben.

Vanessa wählt Stellvertreter für ihre Eltern, die Schwester und sich und stellt sie auf. Schnell zeigt sich, dass es den Vater kaum auf den Beinen hält. Als der Großvater väterlicherseits, der sich umgebracht hat, dazugelegt wird, möchte sich Vanessas Vater danebenlegen.

»Neben mir fehlt etwas«, sagt der Großvater.

Der Seminarleiter wählt zwei Männer aus der Gruppe und legt sie neben ihn.

»Jetzt ist es gut!«, bestätigt der Großvater, der freundlich Augenkontakt mit den Männern aufnimmt.

»Das sind zwei von seinen getöteten Kameraden«, sagt der Seminarleiter zur Gruppe.

Auch Vanessa und Erika hält es nicht auf den Beinen. Sie möchten sich ebenfalls dazulegen. Erika zittert stark in den Beinen.

Der Seminarleiter bittet Erika nun, ihren eigenen Platz in der Aufstellung einzunehmen. Sie schaut auf ihren am Boden liegenden Mann und wischt sich die Tränen ab. Dann sagt sie ihm nach Aufforderung des Seminarleiters: »Ich achte dein Schweres! Ich lasse es in Liebe bei dir. Für die Kinder und für mich werde ich jetzt stark sein – es gab schon so viel Leid!«

Der Ehemann ist sehr erleichtert und nickt.

Vanessa kommt jetzt ebenfalls in ihre eigene Rolle. Sie verneigt sich leicht vor dem Großvater, seinen Kameraden und dem Vater. Mit einer Hand auf dem Herzen fügt sie hinzu: »Ich achte euer Leid. Damit es nicht umsonst ist, traue ich mich, es mir gut gehen zu lassen.«

Auch Vanessas Schwester sagt diese Sätze.

Die Toten und auch der Vater schauen freundlich auf die Kinder.

Anschließend gehen die beiden Kinder zur Mutter und stellen sich vor sie. Da Erika immer noch etwas zittert, wird eine weitere Frau aus der Gruppe hinzugenommen. Sie stellt Erikas Mutter dar und wird ihr zur Unterstützung in den Rücken gestellt.

Erika atmet durch: »Jetzt fühle ich mich stark genug!« Sie kann sogar ein wenig lächeln! Zu ihren Kindern sagt sie: »Ihr beiden müsst diese schweren Dinge beim Papa lassen. Es ist für Kinder zu schwer … Traut euch, es euch bei mir gut gehen zu lassen! Und natürlich könnt ihr den Papa weiter lieben.«

Auch die Töchter atmen jetzt endlich durch. Ihr guter Platz ist bei der Mutter.

Sechs Monate nach der Aufstellung gibt mir Erika die Rückmeldung, dass ihre Tochter wie »ausgetauscht« sei. Von Depression sei nichts mehr zu spüren. Sie »blühe auf« und gehe endlich aus sich heraus.

Vier Jahre später treffe ich Vanessa durch Zufall in einem Einzelhandelsgeschäft wieder, in dem sie als Verkäuferin arbeitet. Da gerade nichts los ist, erzählt sie mir, dass sie keinen Rückfall seit der Aufstellung hatte. Regelmäßige Psychotherapie oder Medikation musste sie nicht in Anspruch nehmen.

Zoltan, elf Jahre, leidet schon lange unter Depressionen

Peter und Maria kommen in eine Gruppe, weil ihr ältester Sohn Zoltan bereits vor längerer Zeit ärztlicherseits als depressiv eingestuft worden ist. Obwohl Zoltan schon einiges an Psychotherapien hinter sich hat, sehen die Eltern keine Fortschritte.

Es werden nun Vater, Mutter, Zoltan und sein jüngerer Bruder Max aufgestellt. Sofort sieht man, welcher der Söhne das Schwerere trägt: Zoltan steht buchstäblich in der Mitte zwischen seinen Eltern. Er schaut auf den Boden und legt eine Hand auf den Bauch. »Mir ist übel«, sagt er.

Diese »Pufferposition« zwischen den Eltern sieht man häufig in Aufstellungen von belasteten Kindern. In einer solchen Stellung muss das Kind zwischen den Erwachsenen ausgleichen, was natürlich eine Überforderung bedeutet. Manchmal erlebt man sogar, dass die Erwachsenen sogleich wütend aufeinander losgehen, sobald man den Stellvertreter des Kindes bittet, einen Schritt zurückzumachen, um aus der »Sandwichposition« herauszukommen.

Hier ist es anders. Nachdem Zoltan einen Schritt zurückgegangen ist, schauen sich die Eltern orientierungslos an. Anscheinend muss Zoltan das Schweigen zwischen seinen Eltern »mildern« und auffangen.

Beide Eltern werden angehalten, dem Jungen zu sagen: »Mama und Papa lösen es, nicht du!«

Der Seminarleiter zu Peter und Maria (die noch auf ihren Stühlen sitzen): »Ihr sprecht innerlich bitte immer mit, wenn euer Stellvertreter hier etwas sagt.«

Dem Jungen geht es aber immer noch nicht gut. Er stiert weiter auf den Boden, bis er sich endlich auf den Boden setzt. Sein Bruder steht neben ihm.

»Auf welchen Toten blickt euer Sohn? Man sieht, dass er auf ein Grab schaut«, sagt der Seminarleiter zu dem Paar.

»Vermutlich ist es mein abgetriebenes Kind. Ich habe lange vor Peter mit einem anderen Mann eine Abtreibung gehabt«, antwortet Maria.

Es kommt nun ein Mann in die Gruppe, der sich genau auf die Stelle am Boden legt, auf die Zoltan dauernd schaut.

Kaum liegt der tote Halbbruder auf dem Boden, legt sich Zoltan lächelnd dazu.

Maria ist entsetzt. Sie legt sich nun auch neben den Stellvertreter für die Abtreibung.

Max geht nun neben seinen Vater, wo es ihm gut geht. Peter jedoch leidet, weil sein älterer Sohn weiterhin auf dem Boden liegt.

»Willst du in deine Rolle gehen?«, fragt der Seminarleiter Peter.

Dieser nickt und nimmt nun seinen Platz ein. Spontan breitet er die Arme in Richtung Zoltan aus.

Maria sagt zum Sohn: »Geh zum Papa. Alles andere ist egal für dich.«

Etwas zögernd geht Zoltan zu Vater und Bruder.

Es folgt nun ein längeres Ritual zwischen Mutter und abgetriebenem Kind. Das Kind, dem es anfangs schlecht ging, blüht langsam auf. Als Maria jedoch zu Peter und den lebenden Kindern gehen soll, schüttelt sie den Kopf.

Der Seminarleiter zu Maria (auf dem Stuhl): »Deine Stellvertreterin will bei der Abtreibung bleiben. Was fehlt dir noch?«

Maria schüttelt den Kopf.

Der Seminarleiter geht zurück zu Mutter und Kind. Er bittet die beiden, sich intensiv anzuschauen.

»Mama hat sich selbst noch nicht verziehen!«, sagt das abgetriebene Kind.

Maria kommt in ihre eigene Rolle. Das Ritual mit dem Kind wird wiederholt, und am Ende legt Maria eine Hand auf ihr Herz und sagt: »Ich verzeihe mir selbst!« Anschließend kann Maria zu Peter und den Kindern gehen.

Allen geht es gut, sowohl Zoltan als auch dem abgetriebenen Kind.

Nachdem der Seminarleiter Maria noch einige Hinweise gegeben hat, wie sie innerlich in den nächsten Wochen mit dem toten Kind umgehen soll, gehen alle aus den Rollen und setzen sich.

Gute vier Jahre später erfahre ich von Maria, wie es weitergegangen ist. Sie schreibt mir: »Seit der damaligen Aufstellung hat sich die Depression bei Zoltan zurückgezogen. Wenn Peter und ich damals nicht aufgestellt hätten, dann wäre die Entwicklung bestimmt nicht so gut gewesen. Das ist zumindest meine persönliche Überzeugung.«

Florian, achtzehn Jahre, leidet an Depressionen

Florian leidet seit vier Jahren an Depressionen. Seit drei Jahren nimmt er Psychopharmaka und hat auch eine Psychotherapie in Anspruch genommen. Seine Eltern Walter und Veronika kommen mit ihm zusammen in eine Gruppe.

Florian wählt aus der Gruppe einen Mann für sich und eine

Frau für seine Krankheit aus und stellt sie auf. Da wenig in Bewegung kommt, werden auch Stellvertreter für Walter und Veronika hinzugenommen. Die Krankheit geht sofort zur Mutter und stellt sich neben sie. Die beiden schauen sich strahlend an.

»Gab es vor deinem Mann eine Ehe oder einen Verlobten?«, fragt der Seminarleiter Veronika, die auf dem Stuhl sitzt.

»Nein«, sagt Veronika. »Walter ist für mich der erste Mann.«

Im nächsten Schritt werden Veronikas Eltern dazugenommen. Sofort spürt man, wie die Energie im Aufstellungsfeld stark ansteigt.

»Ich bekomme Angst«, meldet sich Florian.

»Dann stell dich mal neben Papa und prüfe, wie es dort ist«, ermuntert ihn der Seminarleiter.

Nachdem er neben dem Vater steht, sagt Florian. »Hier geht es mir gut!« Er lächelt den Vater an.

Unterdessen geht es Florians Großmutter und auch Veronika immer schlechter.

»Welche Information brauchen wir noch?«, fragt der Seminarleiter Veronika.

»Ich weiß es nicht«, meint Veronika.

Daraufhin wählt der Seminarleiter eine Frau aus und stellt sie neben Veronika und ihre Mutter.

Veronikas Mutter greift sich an den Hals und schluchzt: »Ich kann sie nicht anschauen, mir geht es so schlecht, wenn ich in ihre Richtung gucke!«

Die Krankheit hat sich unterdessen neben die neu ins Aufstellungsfeld gekommene Frau gestellt: »Sie ist für mich die wichtigste Person hier.«

Der Seminarleiter zu Veronika und Walter: »Ich habe sie in die Rolle des Familiengeheimnisses genommen. Mein Eindruck ist, es geht um ein totes Kind. Weißt du etwas?«

Veronika: »Während mein Vater fünf Jahre im Krieg war, könnte es bei Mama ein totes Kind gegeben haben, so munkelt man jedenfalls …« Die Stellvertreterin des Geheimnisses nickt mit dem Kopf.

Veronika und Walter kommen in ihre eigenen Rollen. Liebevoll und mit Achtung lässt Veronika ihrer Mutter das Geheimnis. Sie sagt ihr auch, dass sie nicht nachforschen wird. Anschließend geht sie zu Walter und ihrem Sohn. Florian schaut fast sehnsüchtig zu dem Familiengeheimnis hin, das vermutlich ein totes Kind darstellt. Unbedingt will er zu ihm, um sich zu verabschieden. Nachdem er das getan hat, stellt er sich wieder zum Vater.

Veronika sagt jetzt zu Florian: »Die Mama bleibt, und du kannst auch bleiben!« Zu Florians Krankheit sagt sie: »Danke für das, was du uns gezeigt hast!«

Die Krankheit meldet sich noch ein letztes Mal: »Ich werde jetzt nicht mehr gebraucht.«

Neun Monate nach der Aufstellung schreibt mir Walter eine bemerkenswerte E-Mail. Darin teilte er mir nicht nur mit, dass es Florian deutlich besser gehe, sondern er berichtete auch Folgendes:

»Ein Neffe Veronikas, der somit ebenfalls Enkel derselben Großmutter ist, die ein Geheimnis um ein totes Kind birgt, nahm vor einigen Wochen an einer Aufstellung bei einem Kollegen von dir teil. Er stellte seine Depression auf! Dieser Neffe ist also auch Cousin von Florian! Beide haben identische Symptome!

Das Verblüffende ist nun, dass auch bei ihm dasselbe Aufstellungsergebnis herauskam, nämlich der Bezug der Oma zu einem (vermuteten) toten Kind – ohne dass vor der Aufstellung in diese Richtung spekuliert worden war …

Diese Dinge haben wir gerade von meiner Schwägerin erfahren. Wir waren im Moment so sprachlos, dass wir noch nicht sagen konnten, dass bei unserer Aufstellung für Florian dasselbe herausgekommen war.

Ist es deiner Auffassung nach möglich, dass gleich zwei Enkel dasselbe Leid einer Person im Stammbaum übernehmen?«

In der Tat ist dies kein Einzelfall. Tatsächlich können zuweilen mehrere Personen an das Leid eines Ahnen »angeschlossen« sein, auch wenn dies nicht die Regel ist. Warum ist das so? Auch nach über zwanzig Jahren Familienstellen habe ich keine befriedigende Erklärung dafür gefunden. Fest steht nur, dass eine Lösung möglich ist: Wenn man das Leid der früher Geborenen achtet, wirkt dies wie ein Segen für die Lebenden!

Finn, fünfzehn Jahre, hat eine bipolare Störung

Finn kommt in meine Praxis, nachdem seine Eltern mir in einer Vorbereitungssitzung die Vorgeschichte erzählt haben. Finn war schon mehrmals wegen seines Leidens in der Psychiatrie und muss auch schon längere Zeit Medikamente nehmen. Unter den Tabletten leidet Finn sehr, denn seit er sie regelmäßig einnehmen muss, hat er stark an Gewicht zugenommen. »Er sieht auch im Gesicht ganz anders aus als früher«, sagte die Mutter im Erstgespräch.

Immerhin ist Finn durch die Psychopharmaka gut stabilisiert und auch an Psychotherapie interessiert. Die Mutter hatte ihm ein Buch über Familienaufstellungen zum Lesen gegeben, und Finn wollte sofort einen Termin bei mir. Leider ist eine solche Aufgeschlossenheit nicht die Regel für einen Fünfzehnjährigen! Meist haben die Jugendlichen kein Interesse, »tiefer zu bohren«. Ich bin mir wohl bewusst, dass Finns folgende Geschichte nicht die durchschnittliche Erfahrung solcher Fälle widerspiegelt. Es kamen hier viele positive Momente zusammen.

Gleich in der ersten Sitzung möchte Finn seine Herkunftsfamilie mit Holzfiguren aufstellen. Außer Vater und Mutter gehört auch der ältere Bruder Gerd dazu. Immer wieder bin ich verblüfft, dass Kinder und Jugendliche auf Papierscheiben und Holzfiguren oft viel intensiver und differenzierter wahrnehmen als Erwachsene. Sie lassen sich mehr auf unmittelbares Spüren ein als die »Großen«, die meist nur noch über den »Kopf« funktionieren. Finn und ich gehen nacheinander auf die Positionen und haben fast immer identische Wahrnehmungen. Beide spüren wir, dass man auf der Mutter nach hinten wegfällt; über ihrer Holzfigur stehend, fühlt man sich sehr schwach.

»Bedeutet das, dass meine Krankheit mit etwas aus dem Stammbaum meiner Mutter verbunden ist?«, fragt Finn.

Diese Frage bejahe ich. Da die Mutter im Wartezimmer sitzt, gehe ich zu ihr und schreibe mir kurz das Wichtigste aus ihrer Familie und der des Vaters auf. Ein Bruder der Mutter hat Selbstmord verübt, indem er von einer Brücke sprang. Der Vater der Mutter hat sich erschossen, dessen Schwester ebenfalls. Sogar die Urgroßmutter mütterlicherseits hat Selbstmord verübt.

In einer weiteren Sitzung mit Finn werden alle Verwandten, die Selbstmord verübt hatten, mit Figuren aufgestellt. Finn tritt mit jedem Einzelnen in Kontakt und würdigt dessen Freitod. Gleichzeitig spürt er einen tiefen Sog zu den Toten. Von dieser Erfahrung ist Finn sehr bewegt.

Am Ende der Sitzung fragt er: »Und was bedeutet das nun für mein Verhältnis zur Mama?«

Ich antworte: »Gar nichts! Du darfst sie genau so lieb haben wie bislang. Wenn es dir aber mal schlecht geht, dann stellst du dich innerlich neben den Vater. Er kann dir die männliche Kraft geben, die du brauchst. Überhaupt ist es gut, wenn du dich innerlich auf Dauer neben deinen Vater stellst.«

Finn nickt und ist erleichtert. Wir probieren das Ganze gleich praktisch auf Holzfiguren aus. Da es sein Wunsch ist, allein mit mir zu arbeiten, bleibt die Mutter im Wartezimmer.

In einer Sitzung, die ich später allein mit der Mutter führe, rate ich ihr, für sich selbst und auch für den Sohn eine Gruppenaufstellung all dieser tragischen Familienereignisse zu machen.

Es folgen weitere Sitzungen mit Finn, in denen ich auch andere therapeutische Verfahren anwende, unter anderem NLP und Traumatherapie.

Zwei Monate später kommen Finns Eltern in eine Gruppe. Im ersten Bild steht Finn seiner Mutter im Weg, die weglaufen will. Nachdem die vier Selbstmörder dazugenommen worden sind, beruhigt sich das Bild. Finn legt sich spontan zu all diesen Toten auf den Boden.

Die äußerst intensive und lange Aufstellung wird hier nicht wiedergegeben, doch von Bedeutung ist das Schlussbild: Alle vier Toten freuen sich, als Finn endlich wieder aufsteht und sich zu seinen Eltern stellt. Sowohl Finn als auch seine Mutter haben die vier Verwandten im Herzen mitgenommen.

Einer der Toten hat Finn spontan mit auf den Weg gegeben: »Mach es nicht so wie ich … sondern schätze das Leben, es ist so kostbar!«

Beide Eltern haben im Schussbild ihre eigenen Rollen eingenommen. Als ihr Sohn zu ihnen kommt und ja zum Leben sagt, sind sie tief bewegt und weinen vor Freude. Dann umarmen die drei sich lange.

In den folgenden vier Jahren hatte ich einige wenige Sitzungen mit den Eltern, jedoch viele Sitzungen mit Finn. Dabei hielten wir nie einen regelmäßigen Rhythmus ein. Es bestand die Vereinbarung, dass Finn sich immer meldet, wenn er einen Termin benötigt. Manchmal hörte ich auch vier Monate nichts von ihm.

Seit der Gruppenaufstellung ging es Finn nach und nach immer besser. Nach Absprache mit dem behandelnden Psychiater erfüllte sich sein Wunsch, die Medikamente über einen längeren Zeitraum auszuschleichen. So wie jeder andere Jugendliche musste Finn durch Krisen gehen, bei denen er sich jeweils meiner Unterstützung sicher sein konnte. Die erste tiefe Liebe hätte ihn ein Jahr später fast aus der Bahn geworfen. Ich versicherte ihm, dass es keine Schande ist, bei Bedarf wieder Medikamente zu nehmen, doch es war nicht notwendig.

Sowohl zu Partnerschafts- als auch Berufsfragen nahm Finn eine Reihe von Sitzungen in Anspruch, um sich seiner eigenen Wahrnehmungen zu versichern. Nach und nach lernte er, seiner inneren Stimme mehr zu vertrauen. Nach dem Ausschleichen der Medikamente wurde Finn schlank und hatte als junger Mann eine ganz andere Ausstrahlung als zuvor. Beruflich ging er in die IT-Branche, und mein letzter Kontakt mit der Mutter sieben Jahre nach der Aufstellung ergab, dass es Finn gut geht. Insbesondere hat er gelernt, sich kleine »psychische Auszeiten« zu nehmen, wenn er emotional überfordert ist. Da sowohl seine Partnerin als auch die Eltern ihm einen stabilen Rückhalt geben, fühlt er sich auch in belastenden Situation viel sicherer als früher.

Diese Geschichte zeigt eindrucksvoll, wie wichtig für einen psychisch Kranken ein stabiles familiäres Umfeld ist! Finn wusste stets, dass seine Eltern zu ihm halten und dass für sie die Welt nicht untergegangen wäre, wenn er einen Rückfall erlitten hätte.

Psychosen und Schizophrenie

Im Fall dieser psychiatrischen Störungen von Kindern wie auch von Erwachsenen sind im Familienhintergrund oft lang gehütete Tabus zu finden. Häufig geht es dabei um Mord oder andere Verbrechen. Nicht selten wirkt das Familientabu so stark, dass es eine Aufstellung massiv behindern kann wie im Falle eines fünfzehnjährigen schizophrenen Mädchens, dessen Mutter für das Kind aufstellen wollte. Das erste Aufstellungsbild war völlig kraftlos, keiner der Stellvertreter nahm etwas Besonderes wahr.

Ich bat die Frau, die Augen zu schließen und innerlich folgenden Satz zu sprechen: »Ich erlaube mir, allen Teilnehmern der Gruppe und auch dem Seminarleiter, Wahrnehmungen zu machen.«

Eine Sekunde danach geriet das Aufstellungsfeld in heftige Bewegung; durch die innere Erlaubnis der Klientin war es, als hätte jemand auf den »Startknopf« gedrückt. Schnell konnten wir herausarbeiten, dass die kranke Tochter mit mehreren Verwandten ihrer Großmutter mütterlicherseits verbunden war, die im Ersten Weltkrieg in einem Internierungslager misshandelt wurden. Einer der Verwandten musste nach dem Krieg deshalb in die Psychiatrie.

In der Tat kommt es häufig vor, dass Psychotiker mit ihrem Leiden an ein früheres Familienmitglied erinnern, das ebenfalls psychotisch war. Auf die Hintergründe von Psychosen und Schizophrenie bin ich an anderer Stelle ausführlich eingegangen.[36]

Bei einem psychotischen Mädchen, das zusätzlich stark unter zwanghaften Symptomen (Waschzwang und anderem) litt, ging es um die Verbindung des Kindes mit dem Großvater väterlicherseits, der Schuld als SS-Mann auf sich geladen hatte. Fast immer findet man bei Zwängen eine konkrete Schuld im Familiensystem. Ähnlich wie in Georginas Fall (siehe Seite 249) hatte der Vater in der betreffenden Aufstellung genauso reagiert wie Georginas Vater: Er saß gelangweilt auf dem Stuhl und tat so, als hätte alles gar nichts mit ihm zu tun. Dieser Vater sagte sogar: »Das ist doch alles Humbug ... Wieso soll denn ein SS-Offizier Schuld auf sich geladen haben?« Dass die Tochter litt, schien ihm völlig gleichgültig zu sein. Dies erlebe ich leider sehr oft bei Kindern mit psychiatrischen Störungen: Derjenige Elternteil, für den das Kind leidet und aus dessen Stammbaum das Verbrechen kommt, will einfach nicht auf den dunklen Fleck der Familie blicken.

Das nun folgende Beispiel von Dominik zeigt einen typischen Hintergrund, während Georginas Familiengeschichte mit einer drogenkranken Großmutter eher untypisch ist.

Dominik, siebzehn Jahre, ist psychotisch

Rieke macht sich Sorgen um Dominik, den jüngeren ihrer beiden Söhne. Seit seiner Geburt ist Dominik ständig krank. Er litt unter Krupphusten und einer nicht enden wollenden Kette von Infektionskrankheiten. Gleichzeitig war er schon als Kleinkind verhaltensauffällig. Später machten ihm fortwährende Aggressionen und Lernschwierigkeiten schwer zu schaffen. Seit Beginn der Pubertät ist er des Öfteren psychotisch, sodass er entsprechende Medikamente nehmen muss. Dominik war auch schon stationär in der Kinder- und Jugendpsychiatrie.

Um mir ein erstes Bild zu verschaffen, mache ich mit Rieke eine Familienaufstellung mit Papierscheiben. Sie, ihr Mann und Dominiks älterer Bruder stehen eng beisammen, während Dominik extrem weit ins Abseits gestellt wird. Wenn ein Kind so platziert ist, vertritt es meist einen Menschen im Familiensystem, der tabuisiert wird.

Auf die Frage, wer die ausgeschlossene Person sein könnte, erzählt Rieke folgende Geschichte: Ihr Mann habe noch eine ältere Halbschwester, die er allerdings zwanzig Jahre nicht mehr gesehen habe. Es könnte sein, dass sie Jüdin ist. Es gebe wohl irgendein Geheimnis »um etwas Jüdisches«. Nachdem das »jüdische Geheimnis« mit einer weiteren Papierscheibe dazugestellt wird, ist auf der Scheibe von Riekes Mann eine starke Erschütterung spürbar.

Rieke soll nun bis zur nächsten Sitzung mit ihrem Mann über dieses Geheimnis sprechen, um noch mehr Informationen zu erhalten, insbesondere über die Halbschwester. Außerdem wäre es natürlich wünschenswert, wenn ihr Mann zum nächsten Termin mitkäme.

In der Tat kommt Rieke in der folgenden Sitzung zusammen mit ihrem Mann Claus. Obwohl nur drei Wochen zwischen der ersten und der zweiten Sitzung lagen, hat sich sehr viel ereignet. Nach zwanzig Jahren hat Claus tatsächlich auf Riekes Drängen hin Kontakt zu seiner Halbschwester Valerie aufgenommen. Die beiden berichten, dass Valerie seltsamerweise auf den Telefonanruf gewartet zu haben schien.

»Ach, ihr seid es, schön, dass ihr euch meldet …«, reagierte sie am Telefon, als hätte es diese riesige zeitliche Lücke nie gegeben.

Sogleich wurde ein Treffen arrangiert. Aus der Erzählung von Valerie geht hervor, dass sie tatsächlich durch ihren Vater jüdische Wurzeln hat. Sie und Claus haben dieselbe Mutter. Diese war vor Claus' »deutschem« Vater mit einem Juden zusammen, Valeries Vater.

Ursprünglich hatte die Mutter Claus' Vater nicht zum Mann nehmen wollen, denn sie war noch mit Valeries Vater zusammen, den sie sehr liebte. Da verriet Claus' Vater seinen Rivalen an die Nazis, die ihn in ein Konzentrationslager brachten und ermordeten. Auf diese Weise wurde Valerie vaterlos. Nachdem der Rivale auf diese heimtückische Weise beseitigt war, erpresste Claus' Vater die Mutter: »Wenn du nicht bei mir bleibst und tust, was ich sage, wirst du deine Tochter auch noch verlieren!«

Die Mutter gehorchte, denn sie wollte ihr Kind nicht verlieren. Die Familie zog schließlich – vermutlich auf die Initiative von Claus' Vater hin – in die Wohnung eines Juden, die von den Nazis konfisziert worden war.

Claus hörte der Erzählung seiner Schwester erschüttert zu. Bei diesem Familientreffen war auch Dominik zeitweise anwesend. Entgegen seinem sonstigen aggressiven Abwehrverhalten reagierte er auf seine jüdische Tante äußerst positiv: »Das ist

schön, dass ich dich endlich kennenlerne!«, sagte er zur Begrü-
ßung.

Zur Verblüffung von Claus und Rieke umarmte Dominik seine
Tante sogar, als ob er sie schon ewig kenne. Nachdem Valerie
gegangen war, bat Dominik seine Eltern um ein Foto der Tante,
sein Vater hatte bei dem Treffen nämlich einige Bilder gemacht.

»Was willst du denn mit dem Foto machen?«, fragte Rieke,
denn ihr kam das Verhalten des Sohnes sehr merkwürdig vor.

»Ich stelle es auf mein Nachtschränkchen, damit ich es gut
sehe«, antwortete Dominik strahlend.

Beide Eltern sind sich einig, dass es Dominik seit diesem Familientreffen deutlich besser gehe. Er sei sehr viel ruhiger und
ausgeglichener geworden.

In einer späteren Familienaufstellung in der Gruppe, an der Rieke
und Claus teilnehmen, bestätigt sich die enge Verbindung von
Dominik und seiner Tante. Es zeigt sich, dass Dominik anstelle
von Claus zu Valeries ermordetem Vater will. Dominik möchte für
seinen Großvater Sühne leisten.

In einer sehr dramatischen Aufstellung findet Claus am Ende
seinen Platz neben der Halbschwester. Beide halten sich weinend
im Arm und gehen zu dem Ermordeten.

Im weiteren Verlauf zeigt sich auch, dass Claus' Mutter sich
das Zusammenbleiben mit dem zweiten Mann nicht verzeihen
konnte. Sie liebte und hasste ihn zugleich. Solche »inneren Spal-
tungen« findet man nicht selten in der Ahnenreihe von Psychoti-
kern. Nach anfänglicher innerer Abwehr spürt sie eine wachsen-
de Nähe zu ihm. Sie stellt sich schließlich doch noch neben ihn,
worauf sie sich mit dem Mann zusammen dem Toten zuwendet.
Am Ende bilden Claus' Mutter, der Ermordete und der Täter
(Claus' Vater) eine Dreiergemeinschaft.

Im Lösungsbild ist Dominiks Platz neben seiner Mutter und
seinem Bruder. Auf der anderen Seite der Mutter steht Claus

mit seiner Halbschwester und stellt sie der Familie vor: »Das ist meine jüdische Halbschwester, eure Tante. Sie gehört jetzt dazu!«

Georgina, zwanzig Jahre, ist schizophren

Valeska und Eckart kommen zusammen zu einer Aufstellungsgruppe. Ihre gemeinsame Tochter Georgina ist seit fünf Jahren an Schizophrenie erkrankt. Nach dem achtzehnten Lebensjahr ist es dem Kind normalerweise selbst möglich, eine Aufstellung durchführen zu lassen und zu einem Kurs zu kommen. Bei schizophrenen und psychotischen Kindern gilt diese Regel selbstverständlich nicht, da sie dazu nicht in der Lage sind.

Die Aufstellung macht deutlich, dass die Stellvertreterin der Schizophrenie auf den Vater Eckart orientiert ist. Eckart war erst vier Jahre alt, als seine suchtkranke Mutter an einer Überdosis Drogen verstarb. Eckart hat diesen Verlust nie überwunden. Bis zum heutigen Tag hat er seinen Schmerz um die Mutter nie zugelassen. Deswegen sitzt er auch völlig entspannt und ruhig auf dem Stuhl. Es ist unglaublich, wie lässig er auf alles reagiert. Heftig lehnt er es ab, seinen eigenen Platz in der Aufstellung einzunehmen, denn er sieht nirgends ein Problem! Mutter Valeska hingegen weint viele Tränen angesichts der dramatischen Aufstellungsbilder.

Der Seminarleiter setzt sich neben das Paar und fordert Valeska auf, Eckart in die Augen zu schauen. Dann soll sie ihm sagen, dass sie aufhört, sein Schweres zu tragen. Er soll sich selbst dem eigenen Schmerz stellen, während sie sich vor allem um die Tochter kümmere.

Ungerührt schüttelt Eckart den Kopf.

Valeska weint. Mit sehr schwacher Stimme sagt sie: »Ja, ja, ich weiß es ja schon so lange, dass ich alles für ihn trage. Mein Gott.«

Der Seminarleiter erklärt ihr, dass es Eckart noch schwerer gemacht werde, sich dem Ganzen zu stellen, solange sie für ihn trage. Letztlich handele es sich um eine Art »Diebstahl«, wenn auch ein Diebstahl aus Liebe! Eindringlich macht er ihr klar, wie bedeutsam es jetzt für sie und ihre Tochter ist, in ihre Stärke als Frau und Mutter zu gehen. Da in der Familie sonst niemand stark ist, muss sie diesen Part übernehmen.

Valeska stimmt zu, obwohl sie immer noch weint. In der Aufstellung passiert parallel dazu Folgendes: Während ich zu Valeska gesprochen habe, nickt Georginas Stellvertreterin eindringlich und signalisiert dadurch ihre Zustimmung.

Ich frage Georgina, wie es ihr gehe. Georgina legt den Arm um ihre Mutter und antwortet, dass Valeska »so schwach« sei, dass sie ihre Mutter stützen müsse. Dabei sollte doch eigentlich die Mama sie als Tochter stützen, da sie auch sehr schwach sei. Unmissverständlich weist sie darauf hin, dass sie die Unterstützung der Mutter bräuchte, weil der Vater in keiner Weise zur Verfügung stehe.

Die »richtige Valeska« sieht dem Geschehen zu und schluchzt auf. Ihr Ehemann ist immer noch völlig unbeteiligt, als habe er mit alldem nichts zu tun.

Valeska nimmt nun ihren Platz in der Aufstellung ein. Noch einmal sagt sie Eckart, dass sie ihm das Schwere lasse, und auch ihre Tochter fordert sie auf, nicht auf das Dunkle beim Papa zu schauen. Am Ende versichert sie ihr, dass sie als Tochter nur neben ihr sicher sei und dass sie ihr als Mutter die Unterstützung fürs Leben gebe, die sie benötige.

Valeska hat alles mit sehr viel Kraft in der Stimme gesagt. Georgina reagiert darauf mit einem wunderbar strahlenden Lächeln. Sie umarmt die Mutter innig und will sie gar nicht mehr loslassen. Nun stimmt das Bild zwischen Muter und Tochter: Valeska spendet dem Kind Trost und gibt Halt, nicht umgekehrt!

Der Seminarleiter fragt Valeska, ob die Aufstellung an diesem

Punkt beendet werden könne oder ob noch etwas fehle. Es sei für sie so in Ordnung, signalisiert Valeska, sodass alle Stellvertreter aus den Rollen gehen und sich wieder setzen.

Eckart steht nun vor der Entscheidung, seinen Schmerz um die tote Mutter in einer Einzeltherapie anzugehen und/oder zu einem späteren Zeitpunkt in einer Gruppe aufzustellen. Für die Gegenwart allerdings zählt nur eins: Mama geht jetzt für sich und die Tochter in ihre eigene Stärke!

Sechs Monate nach dem Kurs erhalte ich eine E-Mail von Valeska. Sie schreibt unter anderem: »Für deine Hilfestellung für unsere Familie möchte ich mich herzlich bedanken. (...) Es hat sich nach diesem Seminar einiges bei uns verändert. Die schizophrenen Symptome bei Georgina sind verschwunden!« Des Weiteren schreibt Valeska, dass trotz dieser positiven Veränderungen bei Georgina ein ganz normales Leben noch nicht erreicht sei. Die Tochter würde jetzt in eine psychosomatische Klinik gebracht. Dort wolle man ihr helfen, ihre sozialen Ängste zu überwinden.

Meiner Ansicht nach kann bei einer solch schwerwiegenden Erkrankung Heilung ohnehin nur ein Prozess sein, der Schritt für Schritt durchgeführt wird. Dazu braucht es viel Geduld – von allen Beteiligten.

Die Basis zu dieser neuen Chance hat hier die Mutter gelegt, die endlich in ihre eigene Kraft gegangen ist. Nach allem, was durch die Aufstellung gezeigt wurde, werden die Karten in dieser Familie in jeder Hinsicht neu gemischt werden. Gerade in Bezug auf die Ehe der beiden wird mit Sicherheit nicht alles beim Alten bleiben![37]

Weitere Probleme von Kindern

In diesem Abschnitt finden sich einige Fallgeschichten, die keinem der früheren Kapitel zuzuordnen waren. Auch aus diesen Geschichten kann man viel lernen über die Art und Weise, wie familiensystemische Gesetze in Bezug auf Kinder funktionieren.

Widerwillen gegen Hygiene

Willi, sechzehn Jahre, legt keinen Wert auf Hygiene und hat Schulprobleme

Volkmar und Luise kommen wegen ihres ältesten Sohns in die Gruppe, weil er die Hygiene sehr vernachlässigt. Willi fühlt sich der Familie nicht zugehörig. Außerdem hat er Schulprobleme, verweigert die Mitarbeit, hat an nichts Interesse und provoziert ständig sein Umfeld. Mehrere ambulante kinderpsychiatrische Behandlungen wegen Lernproblemen und Lethargie waren nach Luises Auskunft ohne Wirkung. Eine genaue Diagnose wurde nicht gestellt. Neben Willi haben Volkmar und Luise noch eine jüngere Tochter namens Claire.

Die Aufstellung zeigt, dass sich Willi als »Fremdkörper« empfindet. Er fühlt sich, als gehöre er nicht zur Familie. Auch Luise geht es nicht gut. Sie erzählt von einem Bruder ihres Vaters, der als letzter von fünf Brüdern auf die Welt kam. Erst unmittelbar vor Seminarbeginn hat sie die bislang totgeschwiegene Geschichte ihrer Familie erfahren: Die Großmutter hatte schon nach der Geburt des dritten Kindes verkündet: »Schmeißt ihn auf den Mist, ich will keine Jungen mehr sehen! Ich will nur noch ein Mädchen.« Um den fünften Jungen, der körperlich sehr schwach war, scherte sie sich kaum noch. Weder kümmerte sie sich um seine Hygiene, noch nahm sie ihn richtig als ihr Kind wahr. Ob sie ihm genug zu essen gab, ist ungeklärt. Das Kind starb recht schnell.

Es werden nun Luises Eltern, der früh verstorbene Bruder von Luises Vater und Luises Großeltern väterlicherseits in die Aufstellung hereingenommen. Sogleich wird deutlich, wie intensiv Willi den Onkel seiner Mutter anstrahlt. Indem er sich familienfremd fühlt und sich in hygienischer Hinsicht nicht um sich kümmert, spiegelt er teilweise das Schicksal des Großonkels wider.

Auf den Hinweis des Seminarleiters dreht sich der Onkel der Mutter zu seinen Eltern um. Der Onkel kann der Großmutter, seiner Mutter, kaum in die Augen schauen, denn er spürt Abscheu vor ihr: »Ich halte sie kaum aus! Ich muss weg von hier.«

Umgekehrt fühlt sich die Großmutter sehr schlecht, wenn sie auf dieses Kind blickt: »Ich mag ihn gar nicht angucken, da wird's mir ganz schlecht!«

Die Großmutter spürt den Drang, sich weit von der Gruppe zu entfernen, wo es ihr bald besser geht.

Daraufhin nimmt Luises Vater Luise an der Hand. Auch Willi nehmen sie mit und verbeugen sich vor dem früh Verstorbenen.

Dieser ist sehr gerührt: »Für mich ist es in Ordnung so. Ich bin froh, wenn ich auf euch alle blicke.«

Luise umarmt weinend ihren Onkel und sagt ihm unter anderem: »Das ist mein Sohn Willi. Er fühlt mit dir mit.«

Willi kommen die Tränen, und er sagt spontan zur Mutter: »Ich weiß alles über ihn, alles!«

Wie Luise später erzählt, hat sie den Onkel Willi gegenüber noch nie erwähnt, doch Willis Seele scheint ihn gut zu kennen! Anschließend wird ein Halbkreis gebildet, der von dem verstorbenen Onkel und Luises Eltern angeführt wird. Es folgen Luise, ihr Mann Volkmar und dann die Kinder. Willi strahlt: »Jetzt gehöre ich dazu!«

Infekte, Fieber[38]

Als die Mutter einer Frau schwer erkrankte, entschloss sie sich, ihre Mutter die letzten Tage und Wochen zu pflegen und in den Tod zu begleiten. Parallel dazu wurde ihr zehnjähriger Sohn krank und litt an chronisch hohem Fieber. Auf Rat des therapeutischen Begleiters hin sagte sie dem Kind und seinen Geschwistern: »Ich komme wieder zurück zu euch Kindern!« Wie die Frau berichtete, ging das Fieber schlagartig zurück, und die Krankheitssymptome verschwanden sogleich dauerhaft. Die Frau konnte nun ihre Mutter in den Tod begleiten, ohne sich um den Sohn ängstigen zu müssen.

Carsten, drei Jahre, hat ständig Infekte

Jördis ist verheiratet und hat zusammen mit ihrem Mann einen Sohn: Carsten. Seit Jördis ihn in den Kindergarten bringt, gibt es Probleme. Es fällt ihr unendlich schwer, ihr Kind dort zu lassen. Sie fühlt sich dabei sehr schlecht; und oft ist sie erleichtert, wenn Carsten krank ist und nicht in den Kindergarten gebracht werden muss. Erschrocken war sie jedoch, als sie sich vor Kurzem bei dem Gedanken ertappte: »Hoffentlich fühlt sich Carsten morgen krank, dann brauche ich ihn nicht in den Kindergarten zu bringen.« Tatsächlich ist Carsten nun öfter krank als früher. Spätestens jetzt wird ihr klar, dass irgendetwas nicht stimmt.

Im Gespräch bitte ich Jördis, mir genau zu schildern, wie sie sich fühlt, wenn sie das Kind abgibt.

Sie erzählt: »Meine Körpersprache sagt alles. Ich laufe mit gesenktem Haupt durch die Stadt. Mein ganzer Körper fühlt sich schwer an. Und ich fühle mich so unendlich schlecht, mein Kind abgegeben zu haben.«

Auf meine Frage, ob in der Familie schon einmal ein Kind weggegeben worden ist, beginnt Jördis zu weinen: »Ja, meine Mutter.«

Die Mutter wurde nach der Geburt an deren Großmutter (Jördis' Urgroßmutter) übergeben, wo sie aufwuchs. Jördis Oma stand nicht zu dem Kind, weil es unehelich war, was damals als Schande galt.

Kontakt zu ihrem anderweitig verheirateten Vater hatte Jördis' Mutter nur selten gehabt.

In einer Aufstellung mit Papierscheiben und Holzfiguren wird deutlich, woher jenes schlechte Gewissen kommt, das Jördis immer spürt, wenn sie Carsten abgibt: Es war das Lebensgefühl der Großmutter. Sie fühlte sich ihrem abgelehnten Kind gegenüber schuldig, weil sie sich nur wenig um die Tochter gekümmert hatte. Gemeinsam spüren Jördis und ich, welch heilsame Sätze die Mutter zur Großmutter sprechen könnte und umgekehrt.

Jördis meint spontan: »Ich habe auch mit der Oma Mitgefühl, nicht nur mit meiner Mutter.« Nun soll Jördis einfach innerlich dabei zuschauen, wie sich die beiden begegnen. Jördis stellt sich vor, wie ihre Mutter zu deren Mutter sagt: »Ich weiß, es war schlimm für dich, dass ich unehelich auf die Welt kam. Alle haben mit dem Finger auf dich gezeigt. Du hast mir sehr gefehlt und mein Vater auch!«

Jördis muss weinen, als sie sich diese Szene vorstellt. Sie hört innerlich noch einige weitere Sätze, die die beiden miteinander austauschen, und stellt sich auch die Urgroßmutter und den stark entbehrten Vater ihrer Mutter vor.

Am Ende geht sie noch einmal innerlich zu ihrer Mutter: »Mama, ich weiß, wie schwer du es hattest. Umso mehr freue ich mich, dass ich immer bei dir und Papa bleiben durfte und dass auch Carsten bei mir und seinem Vater bleiben darf!« Hierbei schluchzt sie auf, und ich bitte sie, in ihrer Vorstellung ihre Mutter kräftig zu umarmen. Wie wir auf der Papierscheibe für die Großmutter feststellen können, geht es auch ihr jetzt wesentlich besser. Sie freut sich, dass ihr Enkel bei Jördis bleiben darf.

Alles scheint nun gut zu sein, doch Jördis meint, es fehle noch etwas. Ihre Mutter mische sich nämlich zuweilen sehr bestimmt in die Kindererziehung ein, und sie komme kaum gegen die Mutter an. Bestimmte Dinge dürfen jedoch nur die Eltern entscheiden, nicht die Großeltern. Deswegen spricht Jördis noch einmal zur Mutter: »Mama, bestimmte Dinge müssen wir als Eltern allein entscheiden. Wir hören deine Meinung gern, aber entscheiden tun wir allein. Jetzt darf es anders sein, Mama, als du es mit Oma und deiner Mama erlebt hast.«

Jördis' Mutter hatte immer ihre Großmutter als maßgebliche Erziehungsperson erlebt, nicht die Mutter. Für Jördis' Mutter war es von klein auf selbstverständlich, dass die Großeltern alles bestimmten und nicht die Eltern. Indem Jördis jetzt das Schicksal ihrer Mutter achtet, hat sie die Kraft und den Mut, es mit Carsten anders zu machen. Auf der Papierscheibe für die Mutter kann man Zustimmung zu dem Satz der Tochter spüren. Auch auf Carstens Papierscheibe kann man wahrnehmen, dass er nun ganz entspannt auf seine Mutter blickt.

Viruslähmung

Helena, neunzehn Jahre, fürchtete, ihren Biathlon-Sport aufgeben zu müssen

Helena ist seit Jahren erfolgreiche Biathletin. Sie hat schon Wettbewerbe gewonnen. In meiner Praxis erzählt sie, dass sie vermutlich den Sport aufgeben müsse. Seit Kurzem hat sie einen Virus im Armbereich mit Lähmungsfolgen. Die Auskunft des Neurologen war nicht besonders aufmunternd: »Möglicherweise bleibt diese Lähmung für das ganze Leben.«

Mit Papierscheiben und Holzfiguren testen wir in der Praxis, ob es sinnvoll ist, dieses Leiden in einer Gruppe aufzustellen. Das Ergebnis ist ein klares »Ja«.

Bald sehen wir uns in einem Kurs. Helena wählt eine Person für sich und eine Frau für die Lähmung. Als die Eltern hinzugenommen werden, geschieht etwas Unerwartetes.

Die Mutter sagt zu Helena: »Ich hasse dich.«

Der Seminarleiter zu Helena: »Kannst du dir das erklären?«

Helena: »Nein.«

Der Seminarleiter: »Bei deiner Mutter ist es zu einer Verschiebung gekommen. Sie trägt etwas Fremdes aus. Der Satz gilt vermutlich nicht wirklich dir!«

Der Seminarleiter wählt einen Mann aus der Gruppe aus und stellt ihn hinzu, sagt aber nicht, wofür er steht. Da man sieht, dass es der Mutter körperlich immer schlechter geht, fragt er Helena nach besonderen Geschehnissen im Stammbaum der Mutter, doch sie weiß nichts.

Es werden nun die Eltern der Mutter dazugestellt. Der Großvater schüttelt sich, als er auf den fremden Mann schaut. Im Vertrauen auf einen inneren Impuls wählt der Seminarleiter noch einen Mann aus der Gruppe aus.

Er sagt: »Das ist jetzt der Vater des Großvaters, also Helenas Urgroßvater.«

Das Aufstellen des Urgroßvaters hat augenblicklich Folgen: Einige in der Familie greifen sich mit den Händen an den Kopf, die »Viruslähmung« stößt einen Schrei aus, und Helena zittert.

Der Seminarleiter zu Helena, die noch auf dem Stuhl sitzt: »Weißt du etwas über diesen Urgroßvater? War etwas im Krieg?«

Helena: »Ich habe mich vor diesem Kurs über meinen Stammbaum informiert, so gut ich konnte, doch mir ist nichts bekannt.«

Der Großvater wendet sich vom Urgroßvater ab. »Mit dem will ich nichts zu tun haben«, sagt er verächtlich.

Helena kommt nun in ihre eigene Rolle. Sie fragt: »Wer ist der fremde Mann?«

Der Seminarleiter: »Das ist das Familiengeheimnis!«

Die Mutter meldet sich spontan: »In dem Moment, als du den Urgroßvater hineingenommen hast, hörte der Hass auf Helena sofort auf! Ich kann sie jetzt ganz normal als mein Kind anschauen und verwechsle sie nicht mehr!«

Helena ist erleichtert und stellt sich vor die Mutter. Auf Bitten des Seminarleiters verbeugt sie sich vor ihr und sagt: »Liebe Mama, ich achte das Familiengeheimnis zwischen deinem Vater und deinem Großvater. Und ich achte, dass du mich dadurch verwechselt hast.«

Mutter und Tochter nehmen sich erleichtert in den Arm. Die Viruslähmung gibt zu erkennen, dass sie aus der Aufstellung verschwinden möchte. Helena bedankt sich bei ihr für das, was sie ihr gezeigt hat.

Nach der Aufstellung sage ich noch zu Helena: »Bitte forsch nicht nach, was das Familiengeheimnis ist, du würdest dir nur die Finger daran verbrennen!«

Drei Monate später erhalte ich die Rückmeldung, dass die Lähmung abgeheilt ist. Helena übt wieder ihren geliebten Sport aus!

Der Leser mag sich fragen, ob es immer sinnvoll ist, Familiengeheimnisse in Ruhe zu lassen und nicht weiter nachzuforschen. Das trifft keineswegs generell zu! Immer muss *individuell* geprüft werden, was für den Klienten am hilfreichsten ist. Wenn für den Aufstellenden mit der Achtung des Geheimnisses ein gutes, kraftvolles Schlussbild gefunden werden kann, dann sollte man es in der Folge tatsächlich dabei belassen. So entgeht man der Gefahr, durch Nachforschen wieder in Kontakt mit der nicht selten gewalttätigen Energie in Berührung zu kommen; dadurch gerät man womöglich schnell wieder aus der Aufstellungslösung heraus.

Manchmal jedoch will die Seele des Klienten unbedingt, dass ein Geheimnis gelüftet wird! Wenn zum Beispiel Vater oder Mutter etwas wissen, aber dem Kind nicht sagen, spricht der Aufstellende zu ihnen: »Ich achte euer Geheimnis, doch zu meiner Heilung benötige ich diese Information unbedingt. Bitte sag es mir bald!«

Den Betreffenden gebe ich den Rat, einige Monate lang *innerlich* mit dem Geheimnisträger »zu reden« und ihn um Auskunft zu bitten. Aus zwanzig Jahren Erfahrung kann ich sagen, dass die meist schmerzhafte Information oft kurz nach der Aufstellung gegeben wurde. Wird die Auskunft nicht erteilt, dann rate ich dazu, den Betreffenden *vorsichtig* in einem Gespräch zur Rede zu stellen. Zum Beispiel kann man, wenn es etwa um die Mutter geht, bei einem Treffen sagen: »Mama, ich hatte da letztens einen seltsamen Traum … Du hattest Tränen in den Augen und meintest, du wolltest mir schon seit Jahren etwas Wichtiges sagen, hättest dich aber nicht so recht getraut …«

Diese »Technik« funktioniert bei den meisten Eltern viel besser, als wenn man offen über seine Erfahrungen in Gruppenaufstellungen spricht, denn so befinden sie sich weniger in einer »Verteidigungshaltung«.

Häufiges Erröten

Meiner Beobachtung nach hat ständiges Erröten bei Kindern oft den Hintergrund, dass es irgendwo im Familiensystem eine tiefe Scham gibt, so wie auch in Paolas Fall.

Paola, achtzehn Jahre, errötet ständig und ist magersüchtig

Elvira und Werner nehmen als Paar an einem Seminar teil. Sie haben drei Kinder, wobei das jüngste, Paola, seit Längerem magersüchtig ist. Aus dem Vorgespräch ergibt sich, dass Werner bereits einmal verlobt war und in dieser Beziehung ein Kind abgetrieben wurde. Beide haben schon Bücher über Familienaufstellungen gelesen und »wissen«, dass das magersüchtige Kind meist für den Vater »verschwinden« will. Elvira erzählt noch, Paola leide darunter, dass sie bei den kleinsten Anlässen schnell und heftig eröte.

»Das hat sie von mir«, sagt Elvira. »Bei mir ist das auch so.«

Schon im ersten Aufstellungsbild zeigt sich, dass die Vermutungen der Eltern über den Hintergrund der Magersucht nicht stimmen. Auf das Wissen aus Büchern allein darf man sich bei Familienaufstellungen nie verlassen. Die Kinder haben sich auf eine eindeutige Weise um die Mutter im Kreis herum gruppiert, als wollten sie mit allem Einsatz verhindern, dass sie sie verlässt. Die größte Bereitschaft unter den Kindern, für die Mutter zu gehen, zeigt Paola.

Elvira erzählt nun aus ihrer Familie, dass ihr Vater während seiner Kriegsgefangenschaft im Ausland eine Tochter mit einer einheimischen Frau gezeugt habe. Diese Tatsache wird in der Familie schamhaft verschwiegen. Der Vater kam aus dem Krieg zurück und zeugte dann mit der Mutter weitere Kinder. Was mit seiner

Freundin und dem Kind im Ausland geschah, weiß bis heute niemand.

Dazu muss man wissen, dass in vielen Ländern einheimische Frauen, die sich mit Deutschen einließen, nicht nur öffentlich gebrandmarkt, sondern auch ausgestoßen und misshandelt wurden. So zum Beispiel in Norwegen, wo jene Frauen, die von einem Deutschen ein Kind bekamen, manchmal sogar gefoltert wurden. Auch ihre Kinder wurden zum Teil gefoltert oder gar ermordet. In vielen Fällen wurden die Kinder auch gewaltsam ihren Müttern entrissen und in Waisenhäuser gesteckt, um die »nationale Schande« vor der Öffentlichkeit zu verstecken.

Es wird nun klar, woher das heftige Erröten Paolas und ihrer Mutter kommt: Sie fühlen die Scham der ausländischen Freundin von Elviras Vater, sie erröten für sie und den Vater beziehungsweise Großvater. Dabei ist er derjenige, der erröten müsste, doch er hat diesen Teil seines Lebens augenscheinlich von sich abgespalten. Hier geht es aber um mehr als nur um die Scham eines Fremdgehens mit Folgen. Von einem Feind ein Kind zu bekommen konnte damals die eigene Vernichtung zur Folge haben. Um der öffentlichen Schande zu entgehen, wurden die Kinder oft schon im Vorfeld abgetrieben oder unmittelbar nach der Geburt von den Müttern umgebracht.

In die Aufstellung hineingenommen werden jetzt Elviras Eltern, die Freundin des Vaters und deren Tochter, Elviras ältere unbekannte Halbschwester. Das nun Folgende läuft völlig stumm ab, weil die Stellvertreter nur ihre körperlichen Impulse zulassen. Die Halbschwester von Elvira kann sich kaum auf den Beinen halten. Sie dreht den Rumpf und reckt ihre Arme auf eine Weise, wie es nur stark behinderte Kinder tun. Ist die Halbschwester tatsächlich behindert – womöglich als Folge eines fehlgeschlagenen Abtreibungsversuches? Ist sie tot? Weder der Vater noch die Freundin wollen zu dem Kind hin, doch Elvira und Paola gehen zu ihr. Sie stellen sich neben sie.

Die fremdländische Mutter mag vor lauter Scham und Schuldgefühlen nicht hinschauen und sehen, was geschieht. Sie kann sich dem Kind nicht zuwenden. Auch Elviras Vater steht wie erstarrt da. Endlich kommt aber Bewegung in ihn: Er gibt sich einen kleinen Ruck und geht einen halben Schritt auf sein Kind zu, dann bekommt er plötzlich Angst und weicht wieder zurück. In dem Moment, als sein Blick dem Blick des Kindes begegnet, bricht das Kind zusammen und fällt auf den Boden. Elvira und Paola legen sich dazu.

Es wird deutlich, wie tief Paola in Liebe mit der Halbschwester ihrer Mutter verbunden ist. Sie schaut nur sie an. Doch Elvira drängt die Tochter sanft beiseite. Elvira umarmt ihre Schwester und lässt ihren Tränen freien Lauf. Die Schwester ist tief gerührt. Die drei halten sich lange. Irgendwann steht Elvira zusammen mit ihrer Tochter und ihrer Halbschwester auf und geht zurück zu ihren anderen Kindern. Die Halbschwester schaut jetzt abwartend auf ihre Eltern, die immer noch zu keiner Reaktion fähig sind.

Im weiteren Verlauf dieser langen Aufstellung wird zusätzlich deutlich, dass Werner als Mann und Vater der Kinder nicht energetisch präsent ist. Er ist aufs engste mit einer früheren Verlobten und dem mit ihr abgetriebenen Kind verbunden.

Im letzten Bild der Aufstellung steht Elvira zusammen mit ihrer Halbschwester vor den Kindern. Allen Kindern geht es gut, auch Paola.

Elvira sagt ihrem Mann, der bei der früheren Verlobten und dem abgetriebenen Kind steht: »Ich warte auf dich!«

Doch Werner wehrt ab: »Ich komme nicht zurück! Lass mich hier.«

Werner und Elvira sind bis zum Schluss auf ihren Stühlen geblieben. Elvira weint sowohl vor Trauer als auch vor Freude, während Werner teilnahmslos auf den Boden schaut. Auf die Frage, was er zu alldem sage, schüttelt er nur den Kopf.

Für Elvira geht es nun darum, Näheres über das Schicksal ihrer Halbschwester in Erfahrung zu bringen. Erst kurz vor dem Seminar hatte sie überhaupt von ihr erfahren! Auf alle Fälle ist es für Paola und die anderen Kindern wichtig, von Elvira über die Tante informiert zu werden.

Ihrer Tochter Paola kann sie nun im Herzen sagen: »Die Mama bleibt, und du, Paola, darfst auch bleiben! Das Erröten kannst du anderen in meiner Familie überlassen!«

Elviras und Werners Ehe allerdings ist gefährdet, weil Werner im Gegensatz zu seiner Frau nicht bereit ist, sich den Problemen zu stellen.

Angstzustände und ständig wechselnde Leiden

Stefan, achtzehn Jahre, hat Angst und verschiedene Leiden

Stefans Mutter hatte ihren Sohn zu einem Vortrag über Familienaufstellungen mitgenommen. Sie empfahl ihm anschließend, an einer Aufstellungsgruppe teilzunehmen. Stefan fasste sich ein Herz und meldete sich tatsächlich an.

Vor den anderen Teilnehmern erzählt Stefan über seine schon sehr lange bestehenden Probleme. Am meisten leidet er unter Angstzuständen.

In der Aufstellung stehen Vater, Mutter, zwei jüngere Schwestern und Stefan als ältestes der Kinder. Die Kinder schauen alle auf den Boden. Wie schon mehrmals erwähnt wurde, blicken die Stellvertreter in solch einem Fall meist auf ein Grab.

Auf die Frage, um wen es sich hier handeln könne, berichtet Stefan von einem totgeborenen Kind der Mutter im fünften Monat. Als die Fehlgeburt in die Aufstellung hineingenommen wird, heben sich sogleich die Augen der Kinder. Alle schauen auf das tote Geschwister. Den stärksten Bezug zu dem toten Kind, für das Stefan einen Mann auswählte, hat Stefan selbst. Endlich kommt jetzt auch Bewegung in die bislang wie gelähmt erscheinenden Eltern.

Gerührt nehmen sie nun ihr totes Kind als ihnen zugehörig an. Den lebenden Kindern versichern sie, dass sie jetzt zu viert und nicht mehr zu dritt sind. Auch Stefan geht zu dem toten Kind hin, das das zweite in der Reihe ist.

Er weint und bekennt: »Endlich sehe ich dich. Ich hätte dich gern kennengelernt. Du gehörst jetzt dazu. Wir sind zwei Brüder.«

Etwas zu klären gibt es auch noch zwischen Stefan und seinem Vater; er sagte ihm: »Es tut mir leid, dass ich dich so verachtet habe.«

Einige Monate nach der Aufstellung, meldet sich Stefans Mutter wegen eines ganz anderen Anliegens für eine Aufstellung an. Sie berichtet, dass Stefan seit der damaligen Familienaufstellung wie verwandelt sei. Die Angst und auch die anderen Symptome seien völlig verschwunden.

Wenn ein Nachbarkind zum »eigenen Kind« wird

Pippa, vierzehn Jahre, ist »Kind der Nachbarin«

Am Telefon lässt sich Maria einen Gesprächstermin geben, weil sie solche Probleme mit ihrer pubertierenden Tochter habe. Wie sich dann herausstellt, ist Pippa jedoch nicht ihr eigenes Kind, sondern das einer Nachbarin aus demselben Haus!

»Macht das denn einen Unterschied?«, fragt Maria entrüstet. »Schließlich kommt die Kleine seit dem siebten Lebensjahr regelmäßig zu mir. Mittlerweile bin ich ihre Mama geworden, zu ihren wirklichen Eltern hat sie kaum einen Bezug.«

Pippa hat tatsächlich Marias Wohnung wie ihre eigene benutzt. Hier machte sie regelmäßig ihre Hausaufgaben und ging ein und aus wie bei ihren Eltern. Den Eltern schien es ganz recht zu sein, dass von ihren vielen Kindern eines weniger oft zu sehen war und sich offensichtlich in guten Händen befand.

Auf alle Fälle hat Maria zu Pippas Eltern ein gutes Verhältnis. Problematisch sei alles erst geworden, seit Pippa in die Pubertät gekommen sei und den Jungen hinterhergucke. Sie nabele sich schrittweise immer mehr von ihr ab. »Das tut mir als ›Mutter‹ sehr weh; jetzt bin ich nämlich allein, und Pippa scheint das völlig egal zu sein«.

Ich werfe ein: »Es tut Ihnen als fürsorgende Nachbarin weh.«

»Na ja«, entgegnet Maria. »Ich fühle mich halt als Pippas Mutter.«

Bevor wir eine Papierscheibenaufstellung machen, erzählt Maria noch aus ihrem Leben. Sie ist ein Einzelkind und hat es stets genossen, von ihren Eltern verwöhnt zu werden. Seit Jahren lebt sie ohne festen Partner und hat keine eigenen Kinder. Doch durch ihren anspruchsvollen Beruf fühlt sie sich ausgefüllt.

In einer Aufstellung mit Platzhaltern werden Pippa und Maria aufgestellt. Sowohl der therapeutische Begleiter als auch Maria nehmen übereinstimmend wahr, dass Pippa keinerlei Bezug zu Maria hat.

Maria ist empört: »Ich war ihr so viele Jahre Mutter gewesen. Ich habe ihr so viel gegeben, und ihr ist das jetzt scheinbar alles gar nicht wichtig! Früher sagte sie immer zu mir: ›Nur du, Maria, zählst wirklich für mich, meine Eltern sind mir egal.‹«

Der therapeutische Begleiter deutet an, dass hier womöglich eine Verwechslung vorliege. Pippa habe sich bei ihr als Nachbarin etwas geholt, was eigentlich aus der Familie hätte kommen müssen, und umgekehrt habe auch Maria vielleicht etwas von dem Kind erhalten. Der Therapeut hat Marias Beziehung zu ihren Eltern, insbesondere die Beziehung zu ihrer Mutter im Verdacht. Gibt es hier noch etwas zu klären?

Es wird nun eine weitere Papierscheibe hinzugelegt, die wir als »Fragezeichen« bezeichnen. Diese Scheibe soll Aufschluss darüber geben, was es eigentlich mit der intensiven Liebe zu dem fremden Kind auf sich hat. Sogleich ist die Energie in dem kleinen System verändert. Pippa zieht es extrem weg von Maria, und auch Maria hat nicht mehr das geringste Interesse an Pippa. Auf der Fragezeichenscheibe fühlte es sich jedoch so an, als ginge es um ein kleines leidendes Kind, das nicht gesehen wird. Auch Maria kann auf der Scheibe spüren, wie intensiv ihr Bezug zu dem »Geheimnis« ist.

Auf die Frage, ob ihre Mutter ein Kind verloren habe oder um welches andere Kind der Familie es sich hier handeln könne, schüttelt Maria den Kopf. »Es fühlt sich aber an wie ein leidendes Kind«, beharrt der therapeutische Begleiter.

Maria kommen die Tränen. Wie sich zeigt, war sie nämlich doch vor langer Zeit schwanger gewesen und hatte abgetrieben. Dieses Kind wäre heute vierzehn Jahre alt – genau wie Pippa! Jetzt steht der Lösung mit Pippa also nichts mehr im Wege.

Maria sagt ihr nun: »Liebe Pippa, ich achte deine Mutter und deinen Vater. Sie sind genau die Richtigen für dich. Jetzt habe ich endlich *mein* richtiges Kind gefunden. Ich habe dich mit meinem abgetriebenen Kind verwechselt. Das, was ich dir gegeben habe, war aber nicht umsonst. Ich habe es dir gern gegeben. Du darfst es behalten. Das andere musst du dir jetzt in deiner Familie holen.«

Maria ist froh: »Dass die Lösung so einfach ist, habe ich nicht geglaubt! Aber gern habe ich die Kleine schon gehabt! Jetzt kann ich sie endlich loslassen.«

In einer weiteren Sitzung werden dann die Beziehung zu Marias damaligem Partner und die Abtreibung thematisiert.

Söhne, die ihre Väter verachten

Tim, elf Jahre, stellt den Vater infrage

Rebecca und Frank kommen zum Seminar, weil sie sich Sorgen um ihren Sohn Tim machen. Vor allem Frank leidet darunter, dass Tim ihm gegenüber so aufmüpfig und anmaßend ist. Während die jüngere Tochter problemlos im Alltag »nebenher mitläuft«, nehme der Sohn durch seine Widerspenstigkeit die ganze Energie der Familie in Anspruch. Tim stellt alles infrage, was der Vater macht, und unterhöhlt seine Autorität auf massive Art und Weise.

Im ersten Aufstellungsbild steht Tim direkt neben der Mutter. Die Mutter verdeckt ihm die Sicht zum Vater. Es fällt auf, dass Rebecca ihn intensiv mit ihrem Blick bannt.

Tim sagt im Laufe der Aufstellung: »Sie fixiert mich und lässt mich keinen Moment los.«

Da Rebecca eine Fehlgeburt (zweiter bis dritter Monat) erwähnt hat, wird diese nun dazugestellt. Rebecca wählt einen Jungen aus. Als das Kind in die Aufstellung hineinkommt, strahlt Tim.

Die Fehlgeburt schaut sehnsüchtig die Eltern an, insbesondere den Vater: »Der Vater sieht mich, die Mutter jedoch nicht«, sagt der verstorbene Bruder.

Endlich traut sich auch Rebeccas Stellvertreterin, den toten Sohn anzuschauen. Es ist offensichtlich, dass er in der Geschwisterreihe dazugezählt werden muss.

Zu diesem Zeitpunkt kommen Rebecca und Frank in ihre Rollen und nehmen ihre Plätze ein. Sie trauern bewegt um den Tod des Kindes und nehmen es (kniend am Boden) in den Arm.

»Es war mir immer klar, dass ich noch einen Sohn habe«, sagt Frank.

Beide Eltern können ihren lebenden Kindern sagen: »Ihr seid zu dritt.«

Für Tim ist es wichtig, dass ihm die Eltern noch vermitteln, dass er nicht der Erstgeborene ist, sondern der Zweite. Auf diese Weise verliert Tim seine beherrschende, machtvolle Position, die er bisher innehatte! Denn er erinnert mit seiner aufmüpfigen Art an den toten Bruder.

Doch noch etwas anderes ist wichtig, um Tim wieder auf die Position eines Kindes heranzuführen. Angesprochen auf ihren »bannenden Blick« zu Beginn der Aufstellung, mit dem sie Tim fixierte, sagt Rebecca auf Nachfrage: »Er ist mein Sohn, er ist mein Kind, ganz mein Kind.« Das Wort »allein« hat sie dabei zwar nicht in den Mund genommen, doch es klingt spürbar mit.

Die Mutter lässt in diesem Fall nicht zu, dass das Kind auch zum Vater gehen kann. Indem sie Tim in der Aufstellung diese Erlaubnis gibt, schrumpft er noch einmal in seiner Bedeutung. Endlich kann Tim ganz Kind sein und sich auch dem Vater zuwenden.

»Ich brauche ihn. Er ist mir ein Vorbild. Hier geht es mir gut«, strahlt Tim.

Frank meint dazu: »Das geht mir unter die Haut! So mir zugewandt habe ich den Sohn bislang nie erlebt.«

Rebecca blickt Frank in die Augen: »Ich stimme zu, dass er auch zu dir geht. Er braucht dich.«

Gerald, fünfzehn Jahre, verachtet seinen Vater

Helmut, der zwischen vierzig und fünfzig Jahre alt ist, hat seinem Vater schon als Jugendlicher den Tod gewünscht. Bis zum heutigen Tag hat Helmut nur selten Kontakt zu seinem Vater. Er verachtet ihn. Sein Sohn Gerald macht es mit ihm nicht viel anders: Er verachtet Helmut, so wie dieser seinen Vater verachtet. Helmut und Gerald haben zu Hause lediglich durch häufiges Streiten Kontakt miteinander; eine andere Form des menschlichen Austauschs scheint zwischen ihnen nicht möglich zu sein.

Im Seminar ist Helmut erstaunt über das, was die Bilder der Aufstellung seiner Herkunftsfamilie zeigen: Aus Liebe zur Mutter wünscht er seinem Vater den Tod. Helmut ist solidarisch mit der Mutter, die den Vater hasst. Helmut zeigt sich zunächst jedoch recht unberührt von der Aufstellung. Reue gegenüber dem Vater empfindet er scheinbar nicht. Das Seminar geht an einem Sonntag zu Ende, und bereits am gleichen Abend geschieht bei ihm zu Hause etwas Erstaunliches. Helmut berichtet mir in einer E-Mail davon:

»Es ist wirklich ein Wunder. Ich ging zur Familienaufstellung, um das Problem mit meinem Vater zu lösen. Obwohl ich mich innerlich kaum öffnete, hat sich trotzdem sofort die Welt verschoben. Unser Sohn, der üblicherweise sonntags sehr spät nach Hause kommt und, wenn er kommt, weder redet noch ansprechbar ist, kam bereits um 21 Uhr heim! Zusammen mit meiner Frau haben wir zu dritt in einem völlig neuen Geist zwei Stunden (!) miteinander geredet. Gerald hat mich offensichtlich für ›voll‹ genommen und ich ihn zum ersten Mal auch! Ich habe ganz oft richtig die Liebe zwischen uns gespürt. Damit habe ich den Mut gefunden, jetzt auch zu meinem Vater zu gehen und ihn auch meinen Vater zu nennen, was ich mehr als zehn Jahre nicht konnte. Nach langer Zeit kann ich nun wieder an die Zukunft glauben.«

Ausgeklammerte Heimat

In multikulturellen Familien spüren die Kinder oft, wenn ein Heimatland ihrer Eltern ausgeklammert ist.

Achmed, fünf Jahre, hat psychosomatische Probleme

Jutta und Ali haben einen Sohn namens Achmed. Ali stammt aus Indonesien. Er kam vor vielen Jahren nach Deutschland, weil man in seiner Heimat nicht bleiben könne: »Die jungen Leute wollen das Moderne, deswegen bin auch ich ins Ausland. Hier ist es besser.«

In Deutschland lernte Ali seine jetzige Ehefrau kennen, eine Deutsche, mit der er noch immer zusammenlebt.

Auch Jutta ist noch mit einem anderen Mann verheiratet, mit dem sie zwei jugendliche Söhne hat. Während der Ehe ging sie mit Ali fremd, worauf sie mit Achmed schwanger wurde. Beide sind jedoch nach wie vor an ihren jeweiligen Ehepartner gebunden. Die letzten Jahre waren geprägt durch ein wirres Familienleben. Achmed lebt zwar in Juttas Familie, doch ihm fehlt der regelmäßige Kontakt zu seinem indonesischen Vater, und ständig gibt es Streit zwischen den beteiligten vier Erwachsenen.

Achmeds große Augen blicken oft traurig in die Welt. Außerdem berichtet Jutta, dass Achmed häufig sehr »verloren« wirkt und zu nichts Lust habe. Er sei antriebslos und habe die unterschiedlichsten psychosomatischen Probleme. Ali und Jutta nehmen nun gemeinsam an einem Seminar teil.

Die entscheidende Rolle in der Familienaufstellung spielen die durch Stellvertreter verkörperten Länder Deutschland und Indonesien. Achmed hat von Beginn an nur Augen für Indonesien, etwas anderes nimmt er kaum wahr. Er geht auf Indonesien zu, das von einer Frau dargestellt wird. Sie nehmen sich in den Arm und halten sich lange, während Deutschland, das von einem Mann repräsentiert wird, sich schrittweise völlig von allen zurückzieht.

Der Stellvertreter von Deutschland sagt später: »Ich spiele hier keinerlei Rolle.«

Angesichts der innigen Liebe zwischen Achmed und Indonesien lächelt schließlich auch Alis Stellvertreter seinem Heimatland zu. Jutta hat ebenfalls keinen Blick für Deutschland übrig, sondern blickt nur sehnsuchtsvoll auf Alis Heimat. Indonesien breitet wie eine Mutter die Arme aus, um sie alle aufzunehmen.

Ali sagt seiner Heimat: »Ich komme zurück und bringe meine Familie mit.«

Indonesien nickt freundlich.

Sprachlos haben Jutta und Ali auf ihren Stühlen dem Geschehen zugesehen. Das war für Jutta das Letzte, was sie von der Aufstellung erwartet hatte.

Ali meint jedoch: »Wenn ich ehrlich bin, überrascht es mich nicht. Tief in mir drin habe ich es immer gewusst …«

Noch etwas anderes ist hier zu einer guten Lösung notwendig: Wenn Ali und Jutta zu ihrer Schuld gegenüber den jetzigen Ehepartnern stehen, kann sich etwas Gutes daraus entwickeln. Keinesfalls darf man das Aufstellungsbild jedoch mit einer konkreten Handlungsanleitung verwechseln!

Flüche und »Verteufelungen«

In den meisten Fällen, in denen vom »Teufel« oder von »Magie« die Rede ist, finden sich bei Familienaufstellungen recht irdische Hintergründe. In der Regel vertritt der »vom Teufel Besessene« ein Familienmitglied. Bei einer Aufstellung[39] ging es um einen adoptierten Jungen, der besessen schien. Doch es zeigte sich, dass seine Adoptivmutter der eigentliche »Teufel« war. Sie hatte, weil sie ihren Mann ärgern wollte, sieben Kinder abgetrieben. Dies brachte das Adoptivkind durch sein verrücktes Verhalten zum Ausdruck. Um dem Kind zu helfen, muss man prüfen, ob es in seiner neuen Umgebung bleiben kann. Es braucht Adoptiveltern, die dem Kind helfen wollen, anstatt Rachefehden auszutragen.

Der vorhergehende Fall sollte jedoch nicht dazu verleiten, übernatürliche Phänomene für unmöglich zu halten. Daan van Kampenhout, der als Schamane und Familienaufsteller arbeitet, gibt in seinem Buch *Die Heilung kommt von außerhalb – Schamanismus und Familienstellen*[40] eine anschauliche Einführung in Bereiche, die jenseits des Sichtbaren liegen. In einem anderen seiner Bücher[41] erzählt er eine Geschichte über einen afrikanischen Kultgegenstand, die nachdenklich stimmt:

> *»Ich hatte einen Patienten, der zu mir zur Beratung kam. Er litt an unerklärlichen körperlichen Beschwerden. Während der Sitzung stellte sich heraus, dass seine Schmerzen von einer kleinen Holzstatue aus Afrika herrührten. Nachdem mein Patient die Statue aus seiner Wohnung entfernt hatte (...), verschwanden seine Beschwerden augenblicklich.«*

Die nun folgende Geschichte von Jumila bezieht sich ebenfalls auf Afrika. Sie zeigt Auswirkungen von magischem Tun auf, gleichgültig, auf welche Weise man versucht, »Magie« zu erklären.

Jumila, vier Jahre, Opfer eines afrikanischen Fluchs

Gerlinde erzählt im Seminar von ihrer Tochter Jumila, die sie mit einem afrikanischen Freund hat. Als Gerlinde schwanger wurde, wollte der Freund sie zur Abtreibung zwingen, aber sie entschied sich, das Kind gegen seinen Willen zu bekommen. Als er die

Tochter im Alter von neun Monaten das erste Mal sah, wollte er Gerlinde sofort heiraten. Doch nun war sie ihm gegenüber nicht mehr offen; sie hatte herausbekommen, dass er vermutlich bereits mit mehreren Frauen verheiratet war und wahrscheinlich schon mehrere Kinder hatte. Bislang hatte er das jedoch immer abgestritten.

Gerlinde musste sich eingestehen, dass sie sich zu wenig für die Sitten und die Kultur ihres Freundes interessiert hatte und sich möglicherweise leichtfertig auf ihn eingelassen hatte. Da sie ihn nicht mehr als Partner wollte, nahm sich der Vater von Jumila eine afrikanische Frau, mit der er seitdem in einer deutschen Großstadt lebt und vier Kinder hat. Gerlindes Freund brach den Kontakt zu ihr und der Tochter ab. In einem Brief erklärte er, dass keiner seiner afrikanischen Verwandten jemals von diesem Mischlingskind erfahren würde. Jumila sei einfach »nicht existent«. Aus diesem Grund war auch ein selbst aufgesetztes Dokument beigelegt, in dem er jedweder Adoption zustimmte.

Außerdem berichtet Gerlinde, dass die afrikanische Ehefrau extrem eifersüchtig sei und jeden Kontakt des Vaters zu seiner Tochter verhindere. Als Jumila einige Monate alt war, hatte Gerlinde von ihr in einem Brief einen Fluch erhalten: Die Frau hatte ohne das Wissen ihres Mannes ein schwarzmagisches Ritual aus ihrer Heimat durchgeführt und dabei Gerlinde und ihrer Tochter den Tod gewünscht. Beiden war in diesem Brief der Tod prophezeit worden. Seitdem ist nicht nur die Tochter immer wieder schwer, zum Teil sogar lebensbedrohlich, erkrankt, sondern auch Gerlinde selbst. Jumila hat häufig problematisch verlaufende Lungenentzündungen, die sich nicht erfolgreich medizinisch behandeln lassen.

Aufgestellt werden nun Gerlinde, Jumila und ihr Vater, auch die Afrikanerin, ihre Kinder (Jumilas jüngere Halbgeschwister) und eine Person (Frau) für den afrikanischen Todesfluch.

Von Anfang an zieht der Fluch alle Beteiligten in seinen Bann.

Vor der Frau, die ihn darstellt, zittern insbesondere Gerlinde und ihre Tochter. Selbst Jumilas Vater ist erstarrt. Zunächst hat er zu seiner Tochter geschaut, doch als er auf den Fluch blickt, ist er zutiefst erschüttert. Genau wie alle anderen wird er durch den Fluch in seinem Tun gelähmt. In den Augen der Afrikanerin blitzt der Hass gegen ihre Rivalin und deren Kind. Die Spannung wird für Gerlinde und Jumila unerträglich. Sie können sich kaum noch auf den Beinen halten. Schließlich dreht sich der Fluch um und schaut auf seine Urheberin: die afrikanische Frau. Durch diesen Richtungswechsel atmen Gerlinde und Jumila sofort durch und richten sich langsam wieder auf.

Die Augen der Afrikanerin drücken jetzt, da der Fluch sie anschaut, keinen Hass, sondern nur noch blanke Todesangst aus. Als sich der Fluch mit wuchtigen Schritten wie eine unaufhaltsame Macht auf die Urheberin zubewegt, stößt die Afrikanerin einen lauten Schrei aus.

Während sich der Fluch immer mehr nähert, sagt er: »Jetzt töte ich dich anstatt sie!« Um nicht vernichtet zu werden, spricht sie den Wunsch aus, der Fluch möge sich endlich auflösen. Doch dieser nähert sich immer bedrohlicher und drängt seine Erschafferin in eine Ecke des Raumes. Die Afrikanerin steht buchstäblich mit dem Rücken zur Wand.

Der Fluch sagt: »Es braucht sehr viel Zeit, bis ich verschwinden kann, sehr viel Zeit!«

Kraftvoll und bedrängend bleibt er vor der Afrikanerin stehen und gewährt ihr kein Entrinnen. Gerlinde und ihre Tochter drehen sich nun um, sodass sie das Geschehen nicht mehr verfolgen können. Jetzt geht es ihnen gut.

Die »Folgen des Fluchs« müssen zu ihrem Ursprungsort zurück. Andere Gesichtspunkte spielen in dieser Aufstellung keine Rolle, da der Fluch mit seiner Macht alle aufgestellten Personen völlig dominiert.

Gerlinde sitzt bis zum Ende der Aufstellung fassungslos auf

ihrem Stuhl und windet sich vor Aufregung. Genau so, wie die Situation sich hier darstellt, hat sie die vergangenen Jahren erlebt: Sie fühlte sich und ihre Tochter durch den Fluch vom Tode bedroht. Bei jeder neuen Lungenentzündung Jumilas fürchtete sie um das Leben des Kindes.

Knapp zwei Jahre nach der Aufstellung haben Gerlinde und ich wieder Kontakt. Vor der damaligen Aufstellung wollte sie nichts von Afrika und seiner Kultur wissen. Das Afrikanische war für sie nach allem, was sie erlebt hatte, mit Angst besetzt. Aus verständlichen Gründen wollte sie damit nichts mehr zu tun haben.

Obwohl Tochter Jumila äußerlich ihre afrikanische Herkunft nicht verleugnen konnte, sah sie sich als »Weiße«. Auf Bildern malte sie sich sogar stets mit blonden Haaren. Tatsächlich ist sie jedoch schwarzhaarig. Das Kind hat das Ausklammern der afrikanischen Kultur durch die Mutter gespürt und sich aus Liebe zur ihr danach verhalten und sich als »Weiße« gesehen. Vom Tag der Familienaufstellung an änderte sich das: Das Kind malt sich seitdem als Schwarze – ohne dass ihr irgendetwas gesagt worden wäre! Parallel dazu spürte Gerlinde, dass es nun notwendig war, sich mit Afrika auseinanderzusetzen. Nachdem die Mutter sich für die afrikanischen Wurzeln des Kindes geöffnet hatte, fühlte sich auch das Kind ermutigt, diese andere Seite in sich zuzulassen. Gerlinde vermittelt ihrer Tochter den christlichen Glauben, doch sie bringt sie ebenso in Kontakt mit afrikanischer Religion.

Seit der Aufstellung führte Gerlinde viele intensive Gespräche mit Afrikanern, aber auch mit deutschen Frauen, die ebenfalls mit ihren Kindern von Afrikanern verflucht worden waren. Ein christlicher Pfarrer mit afrikanischen Wurzeln berichtete ihr, wie häufig diese Flüche ausgesprochen würden – im schlimmsten Fall mit Todesfolge. Gerlinde wurde bewusst, dass ihre Geschichte also kein Einzelfall war. Egal, was Westeuropäer über die geistigen

Praktiken Afrikas glauben mögen, die Folgen von rituellen Verfluchungen können weitreichend sein.

Auch mit Angehörigen jenes Stammes, dem Jumilas Vater angehört, hat Gerlinde mittlerweile Kontakt. Dabei erfuhr sie, dass solche Flüche in Afrika keineswegs ein Kavaliersdelikt sind, vor allem dann nicht, wenn sie innerhalb einer Familie ausgesprochen werden. Auf die Schilderung ihres Falles hin wurde ihr gesagt, dass es sich auch nach afrikanischer Sitte bei solchen Flüchen um eine verabscheuungswürdige Tat handele. Dennoch werden Fluchrituale sehr oft ausgesprochen. Gesundheitlich haben sich bei Jumila die Dinge seitdem zum Guten entwickelt. Bis zum Zeitpunkt der Familienaufstellung hatte Jumila sechs bedrohliche Lungenentzündungen, seit der Aufstellung keine einzige mehr. Die Wirkung des Fluchs hat sich seit der Aufstellung aufgelöst, und Jumila entwickelt sich seitdem positiv. Jumilas Vater hat allerdings bislang noch kein Interesse gezeigt, seine Tochter wiederzusehen.

Gerlinde erzählt, dass die Wirkung der Aufstellung nach knapp zwei Jahren immer noch anhalte. Sie merke an sich, wie sie durch eine neue berufliche Orientierung und auch durch die kulturellen und geistigen Dinge, mit denen sie sich seitdem beschäftigt hat, auf einen neuen Weg gebracht worden ist.

Nach weiteren vier Jahren meldet sich Gerlinde ein letztes Mal telefonisch wegen einer allgemeinen Frage bei mir. Mutter und Kind geht es weiterhin gut.

Ausblick

Seit dem Erscheinen meines ersten Kinderbuchs und dem Verfassen des hier vorliegenden sind dreizehn Jahre vergangen. Beim Schreiben bin ich in den zurückliegenden Monaten immer wieder erschrocken darüber, wie stark sich in dieser relativ kurzen Zeit die Welt der Kinder und ihrer Familien doch verändert hat – leider nicht nur zum Guten.

Mehr denn je sind Familien durch die digital bedingten Umwälzungen in Gesellschaft und Arbeitswelt betroffen. Wie könnte dies ohne Auswirkungen auf unsere Kinder bleiben?

Auch die »berufliche Mobilität und Flexibilität« wird immer mehr zur Voraussetzung für Erfolg – sowohl für Männer als auch für Frauen. Immer mehr Arbeitende sind verunsichert, ob sie in jungen Jahren Kinder in die Welt setzen sollen. Festanstellungen an einem bestimmten Ort, die einer Familie »Planungssicherheit« geben könnten, gibt es immer weniger, während die Forderung nach »Flexibilität in Wohnortfragen« immer lauter wird. Nicht wenige hangeln sich von einem Zeitarbeitsvertrag zum nächsten und sehnen sich nach einer Festanstellung. Doch wenn weder die Frau noch der Mann einen »sicheren Job« finden, nicht wissen, ob sie im nächsten Jahr noch ein regelmäßiges Einkommen zur Verfügung haben, wie sollen sie dann das »Wagnis Kinder« eingehen?

Junge Paare liegen aber nicht nur aufgrund der Arbeitsmarkt-
bedingungen am Gängelband der Wirtschaft. Die Einmischung
von Konzernen in die Familienplanung nimmt mittlerweile vor
allem in den USA groteske Züge an. Die Wochenzeitung *Die Zeit*
beleuchtete in ihrem Artikel »Ein Kind von Apple«[42], wohin der
Trend geht. US-Firmen zahlen Mitarbeiterinnen Geld, damit sie
ihre Eizellen einfrieren und den Kinderwunsch zeitlich aufschie-
ben. Schon ab 7000 Dollar entnehmen Ärzte der Firma »Egg-
Banxx« ihren Kundinnen Eizellen, um sie schockzugefrieren und
einzulagern, damit sie später verwendet werden können. Un-
freundlich ausgedrückt: Anstatt wie bislang die Produktion von
Waren und Dienstleistungen zu steuern, übernehmen Firmen
jetzt auch die Familienplanung. Erst wenn die Mitarbeiterin viele Jahre lang »ihr Bestes« für den Arbeitgeber geleistet hat, kann
sie dann mit vierzig oder fünfzig Jahren Babys zur Welt bringen.
Aber ist es im Sinne unserer zukünftigen Kinder, dass sie mit
solch alten Eltern aufwachsen? Und eine Frage, die sich buchstäblich niemand stellt: Wirken solche durch die Medizintechnik
verursachten Manipulationen nicht auf die Psyche der auf diese
Weise gezeugten Kinder? Niemanden scheint das wirklich zu interessieren …

Facebook und Apple versprechen ihren Angestellten, künftig
die Kosten für ein solches *egg-freezing* zu übernehmen. Bis zu
20 000 Dollar zahlt Apple für die Entnahme und Lagerung von
Eizellen. Und auch bei Facebook wird seit Anfang 2014 diese Art
der Familienplanung praktiziert. Ohne Marxist sein zu müssen,
kann man in alldem eine Ausbeutung durch Firmen beziehungsweise einen »Zwang zur Selbstoptimierung« sehen. Sieht so die
»Emanzipation« der Frauen aus? Was passiert mit Mitarbeiterinnen, die am traditionellen Modell festhalten wollen und ihren
Kindern nicht als Oma, sondern als junge Mutter begegnen wollen? Mit fünfzig tollt es sich nicht mehr so ausgelassen im Sand-
kasten wie mit dreißig! Und wenn es kaum noch Frauen gibt, die

sich dem *egg-freezing* verweigern, weil es die Mehrheit schlicht-weg praktiziert, welche beruflichen Chancen haben traditionell orientierte Frauen dann noch? Wie groß wird der soziale Zwang?

Eine Emnid-Umfrage ergab, dass immerhin 37 Prozent der Deutschen solche Firmenangebote gut finden, bei den 14- bis 29-Jährigen sogar 53 Prozent! Der Leipziger Trendforscher Gábor Jánszky ist sich sicher, dass in nur fünf Jahren auch in Deutschland das gang und gäbe sein wird, was Facebook und Apple schon heute praktizieren.

Ähnlich skeptisch ist mein Blick in die Zukunft, wenn ich an die aktuellen Auswirkungen der »digitalen Revolution« auf Kinder und Jugendliche denke. Auf einem Urlaubsflug beobachte ich schräg vor mir einen etwa Fünfjährigen, der auf seinem Kinder-laptop Kriegs-PC-Spiele spielt. Ständig sieht man Explosionen und von ihm vernichtete »Gegner«, die tot und stark blutend auf den Boden fallen. Der Vater des Jungen sitzt daneben und löst Kreuzworträtsel. Das Tun seines kleinen Sohnes scheint ihn nicht im Mindesten zu befremden. Ist uns die Sensibilität dafür, was unseren Kindern nutzt und was ihnen schadet, abhandenge-kommen?

Im Hotel sitzt eine dreiköpfige Familie am Tisch. Die drei- bis vierjährige Tochter praktiziert Multitasking: Mit der rechten Hand balanciert sie auf der Gabel Kuchenstücke, die immer wie-der herunterfallen, oft neben den Teller. Mit der linken Hand bedient sie den Laptop, während ihre Augen fast ausschließlich auf den Trickfilm am Bildschirm gerichtet sind. Die Pupillen be-wegen sich fast nie zum Kuchen hin. Kein Wunder, dass das schiefgeht! Papa sitzt der Tochter gegenüber und demonstriert ihr geduldig, wie man die Gabel richtig benutzt. Doch die Toch-ter achtet gar nicht auf ihn. Sie widmet sich den bewegten Bil-dern. Leider merkt der Vater in keiner Weise, dass die Tochter ausschließlich auf den Film konzentriert ist und nicht auf seine

Demonstration. Er redet sich weiter ergebnislos den Mund fusselig ...

Das Erstaunlichste: Weder Mutter noch Vater kommen auf die Idee, dass man den Laptop des Kindes auch einfach schließen könnte, schließlich ist jetzt Zeit zum Essen und nicht zum Filmeschauen! Außerdem wäre eine gemeinsame Mahlzeit die Gelegenheit für Gespräche unter den Familienmitgliedern! Und wieder die Frage: Wo bleibt die Sensibilität für das, was Kinder benötigen? Das Digitale scheint im Leben von Erwachsenen und Kindern immer mehr die höchste Priorität einzunehmen.

In regelmäßigen Abständen erhalte auch ich wie alle Eltern E-Mails vom Schulleiter des hiesigen Gymnasiums, die auf extreme Störungen des sozialen Friedens in der Schule hinweisen. Auslöser sind Mobbingfälle durch Facebook- oder WhatsApp-Aktivitäten der Schüler. Soziale Netzwerke mögen zwar einen unbestreitbaren Nutzen haben, für Kinder und Jugendliche sind sie jedoch mindestens ebenso gefährlich. Fast ohnmächtig weist der Schulleiter darauf hin, dass man als Vater oder Mutter wenigstens das Zugangsalter kontrollieren solle: WhatsApp ist nämlich erst ab sechzehn Jahren erlaubt, Facebook ab dreizehn. Doch die Kinder manipulieren bei der Anmeldung regelmäßig ihr Alter – in der Regel mit Zustimmung ihrer Eltern, da es »ja jeder so macht«! Laut Angaben des Schulleiters sind fast *alle* Zehn- bis Zwölfjährigen der Schule in diesen beiden Netzwerken! Fast hat man den Eindruck, das Einhalten vernünftiger Regeln zum Schutz der Kinder sei mittlerweile die *Ausnahme* und als Vater oder Mutter sei man »verrückt«, wenn man sich heutzutage an bestimmten Grundsätzen und eigentlich vorgegebenen Regeln orientiert.

Wie global diese Entwicklung ist, macht ein Artikel in der *Süddeutschen Zeitung*[43] vom 17. März 2015 deutlich: Auch in China hat die digitale Revolution in den letzten Jahren eine breite Schneise geschlagen:

»Nachrichtendienste, Chat-Räume (...) bündeln die Aufmerksamkeit vieler Chinesen auch beim gemeinsamen Essen und Spazierengehen. Kinder werden von vielen Eltern gerne mit digitalem Spielzeug ruhig gestellt. Millionen von jungen Menschen gelten bereits als online-süchtig. In Erziehungslagern militärischer Gangart soll ihnen die Krankheit ausgetrieben werden. Die ständige Vernetzung ist eine Quelle der Unruhe in China.«*

Nein, ich bin kein Technikfeind! Ebenso weiß ich, dass man in China auch noch in anderer Hinsicht Bedrohungspotenziale im Internet zu erkennen glaubt als hierzulande, und für »Erziehungslager militärischer Gangart« bin ich erst recht nicht zu haben. Doch ich plädiere dafür, dass wir wesentlich sensibler dafür werden, in welchem Umfang und in welchem Alter wir unseren Kindern die digitale Welt öffnen, um Schaden von ihnen abzuwenden.

Jenseits des Digitalen und Virtuellen benötigen unsere Kinder für ihre Entwicklung Eltern, die ihnen Bodenhaftung und ein starkes Sicherheitsgefühl vermitteln. Dazu zählt, dass Eltern sich im Alltag trauen, tatsächlich in die Rolle »der Großen« zu gehen, damit Kinder »die Kleinen« sein dürfen. Nur so werden sie psychisch stabil genug, einen angstfreien Weg in einer sich technisch rasant verändernden Welt zu gehen.

Literaturverzeichnis

Bandler, Richard: *Veränderung des subjektiven Erlebens. Fortgeschrittene Methoden des NLP,* Paderborn 2001

Baxa, Guni-Leila, Christine Essen und Astrid Habiba Kreszmeier (Hg.): *Verkörperungen. Systemische Aufstellung, Körperarbeit und Ritual,* Heidelberg 2002

Biddulph, Steve: *Das Geheimnis glücklicher Kinder,* München 2001

Dilts, Robert B., Todd Epstein und Robert W. Dilts: *Know-how für Träumer. Strategien der Kreativität,* Paderborn 1994

Dilts, Robert B., Tim Hallbom und Suzi Smith: *Identität, Glaubenssysteme und Gesundheit. Höhere Ebenen der NLP-Veränderungsarbeit,* Paderborn 2006

Drexler, Diana: »Familien-Stellen und Suchtverhalten: Gesammelte Erfahrungen«, in: Weber (Hg.): *Derselbe Wind lässt viele Drachen steigen* (siehe unten)

Dykstra, Ingrid: *Wenn Kinder Schicksal tragen. Kindliches Verhalten aus systemischer Sicht verstehen,* München 2002

Eberwein, Werner und Gerhard Schütz: *Die Kunst der Hypnose. Dialoge mit dem Unbewussten,* Paderborn 2001

Erickson, Milton H., Ernest L. Rossi und Sheila L. Rossi: *Hypnose. Induktion, therapeutische Anwendung, Beispiele,* München 2013

Erickson, Milton H. und Ernest L. Rossi: *Hypnotherapie. Aufbau, Beispiele, Forschungen,* München 2007

Franke-Griksch, Marianne: *Du gehörst zu uns! Systemische Einblicke und Lösungen für Lehrer, Schüler und Eltern,* Heidelberg 2012

Gabert-Varga, Uwe und Bernhard Trenkle: »Therapeutische Anekdoten bei der Behandlung von Sprachstörungen«, in: Mrochen et al.: *Die Pupille des Bettnässers* (siehe unten)

Gómez Pedra, Sylvia (Hg.): *Kindliche Not und kindliche Liebe. Familien-Stellen und systemische Lösungen in Schule und Familie,* Heidelberg 2002

Grinder, John und Richard Bandler: *Therapie in Trance,* München 2007

Haley, Jay (Hg.): *Conversations with Milton H. Erickson, M. D., Bd. 3: Changing Children and Families,* o. O. 2014

–, *Die Psychotherapie Milton H. Ericksons,* München 2010

Holtz, Karl-Ludwig: »Die vielen Facetten des M. H. Erickson. Entwicklungspsychologische Überlegungen zur Hypnotherapie mit Kindern und Jugendlichen«, in: Mrochen et al. (Hg.): *Die Pupille des Bettnässers* (siehe unten)

Hellinger, Bert: *Die Quelle braucht nicht nach dem Weg zu fragen – ein Nachlesebuch,* Heidelberg, 2001

Hellinger, Bert und Gabriele ten Hövel: *Anerkennen, was ist. Gespräche über Verstrickung und Lösung,* München 1997

Innecken, Barbara: *Weil ich euch beide liebe. Systemische Pädagogik für Eltern, Erzieher und Lehrer,* München 2007

Kampenhout, Daan van: *Die Heilung kommt von außerhalb. Schamanismus und Familien-Stellen,* Heidelberg 2008

–, Heilende Rituale. *Verbesserung der Lebensqualität*, Freiburg 2000

–, *Schamanische Heilungsrituale*, Freiburg 2001

Kohen, Daniel P.: »Entspannung und mentales Vorstellungstraining (Selbsthypnose) als Hilfe zur Selbsthilfe für Kinder mit Asthma«, in: Mrochen et al. (Hg.): *Die Pupille des Bettnässers* (siehe unten)

Lahore, Idris: »Spiegelneuronen, Quantenphysik, Morphische Felder und Familienstellen«, in: *Praxis der Systemaufstellung*, München I/2009

Mills, J. und R. Crowley: *Therapeutic Metaphors for Children and the Child within*, New York 1986; deutsch: *Therapeutische Metaphern für Kinder und das Kind in uns*, Heidelberg 2011

Mrochen, Siegfried, Karl-Ludwig Holtz und Bernhard Trenkle (Hg.): *Die Pupille des Bettnässers. Hypnotherapeutische Arbeit mit Kindern und Jugendlichen*, Heidelberg 2011

Olness, Karen und Daniel P. Kohen: *Lehrbuch der Kinderhypnose und -hypnotherapie*, Heidelberg 2006

Prekop, Jirina: *Der kleine Tyrann. Welchen Halt brauchen Kinder?*, München 1991 (E-Book 2013)

–, *Hättest Du mich festgehalten*, München 2006

–, *Schlaf, Kindlein – verflixt noch mal! Ein Ratgeber für genervte Eltern*, München 2000

Prekop, Jirina und Bert Hellinger: *Wenn ihr wüsstet, wie ich euch liebe. Wie schwierigen Kindern durch Familien-Stellen und Festhalten geholfen werden kann*, München 2010

Prekop, Jirina und Christel Schweizer: *Kinder sind Gäste, die nach dem Weg fragen. Ein Elternbuch*, München 2000

Schäfer, Thomas: *So wird Ihr Kind bärenstark. Ein therapeutisches Vorlesebuch*, München 2009

–, *Wenn Liebe allein den Kindern nicht hilft*, München 2002

–, *Was die Seele krank macht und was sie heilt. Die psychotherapeutische Arbeit Bert Hellingers*, München 1997 und 2003

–, *Wenn der Körper Signale gibt. Wege zur Gesundheit durch Familienaufstellungen*, München 2012

–, *Wenn Dornröschen nicht mehr aufwacht. Die Botschaft der Märchen in Familienaufstellungen*, München 2008

–, *Wie aus Beruf Berufung wird. Erfolg und Glück aus Sicht des Familien-Stellens*, München 2009

–, *Wie aus Leiden wieder Liebe wird. Mann und Frau aus Sicht des Familienstellens*, München 2007

–, *Wie der Tod dem Leben dient. Abschied und Sterben im Familien-Stellen*, München 2008

–, *Wie die Seele uns durchs Leben führt. Die Essenz des Familien-Stellens*, München 2011

Schneider, Jakob, und Brigitte Gross: *Ach wie gut, dass ich es weiß – Märchen und andere Geschichten in der systemisch-phänomenologischen Therapie*, Heidelberg 2000

Schneider, Sieglinde: »Was Kinder brauchen«, in: Gómez Pedra (Hg.): *Kindliche Not und kindliche Liebe* (siehe oben)

Schützenberger, Anne Ancelin: *The Ancestor Syndrome – Transgenerational Psychotherapy and the hidden Links in the Family Tree*, London 1989

Shazer, Steve de: *Wege der erfolgreichen Kurzzeittherapie*, München 2012

Spitzer, Manfred: *Digitale Demenz. Wie wir uns und unsere Kinder um den Verstand bringen*, München 2012

–, *Vorsicht Bildschirm. Elektronische Medien, Gehirnentwicklung, Gesundheit und Gesellschaft*, München 2006

Trenkle, Bernhard: »Hypno- und Psychotherapie bei Bettnässen«, in: Mrochen et al. (Hg.): *Die Pupille des Bettnässers* (siehe oben)

Warncke, Marlies: »Familienaufstellungen in einer logopädischen Praxis – Ein Erfahrungsbericht«, in: *Praxis der Systemaufstellung – Beiträge zu Lösungen in Familien und Organisationen*, Wiesloch 1/2001

Weber, Gunthard (Hg.): *Derselbe Wind lässt viele Drachen steigen. Systemische Lösungen im Einklang*, Heidelberg 2001

–, *Zweierlei Glück. Die systemische Psychotherapie Bert Hellingers*, Heidelberg 1993

Winterhoff, Michael: *Persönlichkeiten statt Tyrannen. Oder: Wie junge Menschen in Leben und Beruf ankommen*, München 2010

–, *Tyrannen müssen nicht sein. Warum Erziehung allein nicht ausreicht – Auswege*, München 2009

–, *Warum unsere Kinder Tyrannen werden. Oder: Die Abschaffung der Kindheit*, München 2008

Anmerkungen

1 Thomas Schäfer: *Wenn Liebe allein den Kindern nicht hilft*, München 2002. Einige Fallbeispiele aus diesem zurzeit vergriffenen Buch werden hier wegen ihrer immer noch hohen Aktualität in überarbeiteter Form wiedergegeben.

2 Idris Lahore: »Spiegelneuronen, Quantenphysik, Morphische Felder und Familienstellen«, in: *Praxis der Systemaufstellung*, München I/2009 und II/2008: Interview von Maya Ollier mit Idris Lahore.

3 Überarbeitet übernommen aus Thomas Schäfer: *Wie die Seele uns durchs Leben führt*, München 2011, S. 110 ff.

4 Überarbeitet übernommen aus ebenda, S. 120–124.

5 Das Gesprächsprotokoll dieser Aufstellung findet sich ebenda, S. 128 f.

6 Siehe www.dihk.de/presse/meldungen/2012-05-08-ausbildungsumfrage.

7 »Wenn der Azubi den Wecker nicht hört«, *Südkurier* vom 28. April 2010, S. 2.

8 Zitiert nach Michael Winterhoff: *Persönlichkeiten statt Tyrannen*, München 2010, S. 33.

9 »Unpünktlich und ohne Disziplin«, *Süddeutsche Zeitung* vom 18. Juni 2010, S. 19.

10 Vgl. Jürgen Schindler: *Die Rüpel-Republik. Warum sind wir so unsozial?*, Frankfurt am Main 2012, S. 36 ff. Auch die folgenden Beispiele über Schulen habe ich diesem Buch entnommen.

11 Anne Ancelin Schützenberger: *The Ancestor Syndrome – Transgenerational Psychotherapy and the hidden Links in the Family Tree*, London 1989, S. 36.

12 Thilo hat noch zwei ältere Schwestern, die jedoch absichtlich nicht aufgestellt wurden.

13 J. Mills und R. Crowley: *Therapeutic Metaphors for Children and the Child within*, New York 1986, S. 157; deutsch: *Therapeutische Metaphern für Kinder und das Kind in uns*, Heidelberg 2011.

14 Jay Haley: *Die Psychotherapie Milton H. Ericksons*, München 2010, S. 203.

15 Jay Haley (Hg.): *Conversations with Milton H. Erickson, M. D., Bd. 3, Changing Children and Families*, o. O. 2014, S. 131 ff.

16 Thomas Schäfer: *So wird Ihr Kind bärenstark*, München 2009, S. 104 ff.

17 Das Folgende nimmt Bezug auf Steve de Shazer: *Wege der erfolgreichen Kurzzeittherapie*, München 2012.

18 Franz Ruppert: *Verwirrte Seelen*, München 2002, S. 204 ff.

19 Ausführlich kann man die Deutung dieses und anderer Märchen nachlesen in Thomas Schäfer: *Wenn Dornröschen nicht mehr aufwacht*, München 2008.

20 Ausführlich habe ich die »unterbrochene Hinbewegung« dargestellt in dem Buch *Was die Seele krank macht und was sie heilt*, München 1997 und 2003, S. 116 ff.

21 Mills/Crowley: *Therapeutic Metaphors for Children and the Child within*, a. a. O., S. 64 ff.

22 Uwe Gabert-Varga und Bernhard Trenkle: »Therapeutische Anekdoten bei

der Behandlung von Sprachstörungen«, in: Siegfried Mrochen, Karl-Ludwig Holtz und Bernhard Trenkle: *Die Pupille des Bettnässers*, Heidelberg 2011, S. 157 ff. Hier wurden nur die ersten Sätze des Textes zitiert, der tatsächlich viel länger ist.

23 Ebenda, S. 159.

24 Zitiert nach Bernhard Trenkle: »Hypno- und Psychotherapie bei Bettnässen«, in: Mrochen et al., a. a. O., S. 149.

25 Karen Olness und Daniel P. Kohen: *Lehrbuch der Kinderhypnose und -hypnotherapie*, Heidelberg 2006, S. 186.

26 Jirina Prekop und Bert Hellinger: *Wenn ihr wüsstet, wie ich euch liebe. Wie schwierigen Kindern durch Familien-Stellen und Festhalten geholfen werden kann*, München 2010, S. 97.

27 Marlies Warncke: »Familienaufstellungen in einer logopädischen Praxis – Ein Erfahrungsbericht«, in: *Praxis der Systemaufstellung – Beiträge zu Lösungen in Familien und Organisationen*, Wiesloch 1/2001, S. 49 ff.

28 Sieglinde Schneider: »Was Kinder brauchen«, in: Sylvia Gómez Pedra (Hg.): *Kindliche Not und kindliche Liebe. Familien-Stellen und systemische Lösungen in Schule und Familie*, Heidelberg 2002, S. 25.

29 Olness/Kohen, a. a. O., S. 199 f.

30 Trenkle, a. a. O., S. 140.

31 Beispiele hierzu finden sich in dem Kapitel »Abtreibung« in meinem Buch *Wie aus Leiden wieder Liebe wird*, München 2007.

32 Vgl. Diana Drexler: »Familien-Stellen und Suchtverhalten: Gesammelte Erfahrungen«, in Gunthard Weber (Hg.): *Derselbe Wind lässt viele Drachen steigen*, Heidelberg 2001, S. 218.

33 Gunthard Weber (Hg.): *Zweierlei Glück*, Heidelberg 1993, S. 291 f.

34 Sieglinde Schneider: »Was Kinder brauchen«, a. a. O., S. 155.

35 Prekop/Hellinger: *Wenn ihr wüsstet, wie ich euch liebe*, a. a. O., S. 229 ff.

36 Thomas Schäfer: *Wenn der Körper Signale gibt*, München 2012, S. 176 ff.

37 Das Gesprächsprotokoll dieser Aufstellung findet sich in Thomas Schäfer: *Wie die Seele uns durchs Leben führt*, a. a. O., S. 137 ff.

38 Im Hauptkapitel »Krankheiten und Symptome« finden sich solche Beispiele, über die ich generalisierende Aussagen machen kann, weil ich viele Fälle der betreffenden Art erlebt habe! Bei den unter »Infekte, Fieber« und »Viruslähmung« angeführten Beispielen handelt es sich um Einzelfälle in meiner Praxis, weswegen ich sie unter den »Weiteren Problemen von Kindern« vorstelle.

39 Diese von Bert Hellinger durchgeführte Aufstellung findet sich in seinem Buch *Die Quelle braucht nicht nach dem Weg zu fragen*, Heidelberg 2001, S. 164.

40 Daan van Kampenhout: *Die Heilung kommt von außerhalb*, Heidelberg 2008.

41 Daan van Kampenhout: *Heilende Rituale*, Freiburg 2000, S. 98.

42 Kolja Rudzio: »Ein Kind von Apple«, *Die Zeit* Nr. 44 vom 23. Oktober 2014, S. 10.

43 Marcel Grzanna: »Zeichen der Unruhe«, *Süddeutsche Zeitung* vom 17. März 2015, S. 16: »Die Digitalisierung beschleunigt den alltäglichen Wahnsinn in Chinas Großstädten. Viele Menschen sind inzwischen davon überfordert und müssen in Erziehungslagern von ihrer Onlinesucht kuriert werden.«

Adressen und Kontakte

Allgemeine Informationen über Seminare und Therapeutenlisten im deutschsprachigen Raum

www.familienaufstellung.org
oder
DGfS Deutsche Gesellschaft für Systemaufstellungen
Germaniastraße 12
80802 München
Telefon: 089 38102710

Kontakt zum Autor

Thomas Schäfer
Burgweg 27
78333 Stockach-Wahlwies
Telefon: 07771 919405
Internet: www.familienaufstellungenthoschaefer.de
E-Mail: tho.schaefer@t-online.de